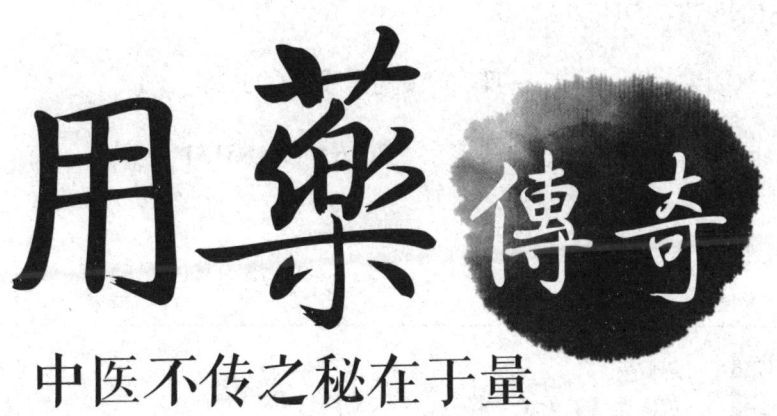

中医不传之秘在于量

王幸福 编著

中国科学技术出版社
·北京·

图书在版编目（CIP）数据

用药传奇：中医不传之秘在于量 / 王幸福编著. —北京：中国科学技术出版社，2016.8（2025.10 重印）

ISBN 978-7-5046-7207-0

Ⅰ. ①用… Ⅱ. ①王… Ⅲ. ①中药学 Ⅳ. ① R28

中国版本图书馆 CIP 数据核字（2016）第 185151 号

策划编辑	焦健姿
责任编辑	黄维佳　王久红
装帧设计	华图文轩
责任校对	龚利霞
责任印制	徐　飞

出　版	中国科学技术出版社
发　行	中国科学技术出版社有限公司
地　址	北京市海淀区中关村南大街 16 号
邮　编	100081
发行电话	010-62173865
传　真	010-62179148
网　址	http://www.cspbooks.com.cn

开　本	710mm×1000mm　1/16
字　数	249 千字
印　张	15.5
版　次	2016 年 8 月第 1 版
印　次	2025 年 10 月第 13 次印刷
印　刷	北京博海升彩色印刷有限公司
书　号	ISBN 978-7-5046-7207-0 / R · 1903
定　价	35.00 元

（凡购买本社图书，如有缺页、倒页、脱页者，本社销售中心负责调换）

内容提要

　　本书是王幸福老师《临证心悟》系列丛书的第四分册，是作者四十余年临床用药的心得体会，经验阐述，独家秘要。全书详解了作者运用 65 种中药的非常规功效和用法。其见解独特，非同一般，用量用法举重若轻，临床效果斐然。所述药物运用，全部来自于临床实践，真实记录，原汁原味，并附有对每种药的独特认识，及药物的使用要点、利弊权衡和医案示例。本书延续了《杏林薪传》《医灯续传》《杏林求真》等作品的写作风格，文字简洁质朴，论述翔实，医案真实可信，理法方药兼备，易学易用，是广大中医师及中医爱好者研习中医的上佳读物。

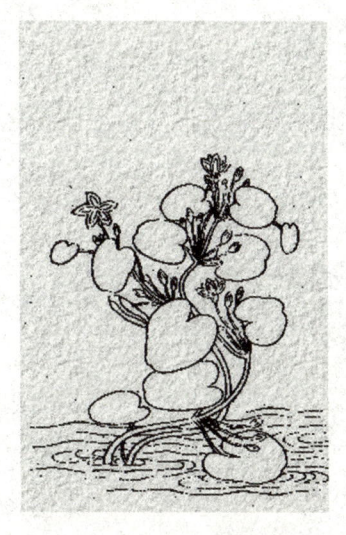 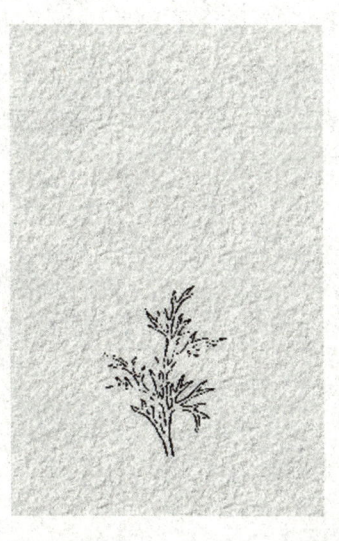 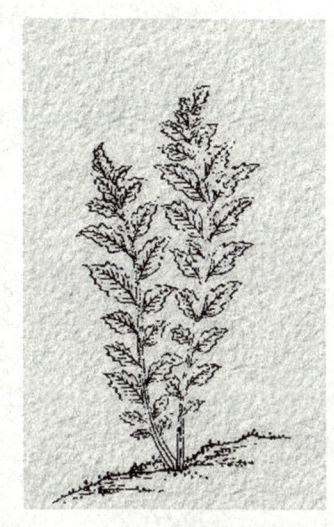

前 言

学中医的人都知道,"理法方药"是中医治疗学的重要环节,但是我觉得,这四个字最重要的还是最后一个字"药"。明了理,立了法,定了方,最后有没有疗效,还要看药用得准不准,量够不够。前三个环节辨得再好,药这个环节处理得不好,不恰当,最后治疗的效果就会不理想,甚至无功而返。"中医不传之秘在于量",这是古人说的,临床实际上也是这么回事。所以,我一生特别注重药物的功效和药量的研究运用,并在这方面有所感悟和体会。

《用药传奇》这本书就是我对用药的认识和总结。其中既有我以往发表过的,关于部分中药临床运用经验体会的汇集和深化,同时又有部分未发表过的新文章,现在一并提供给广大读者,作为参考。此书所述的中药体会,都是我临床上多次反复运用验证过的,确有疗效,可以重复。论述不求其全,仅抓一点,最有体会之处,绝对是真实的临床记录,辨解其药证,详说其药量,力求读者尽快理解掌握运用。

《用药传奇》所谈到的中药仅是我个人的一点认识和心得,不一定正确,只是给读者提供一种思路,一个思考。目的想说,人们对中药的认识和发掘还远远不够,中医药是一个伟大的宝库,我们应该突破现有的认识,不断学习,不断研究,不断探索,不断发掘,争取为人类健康作出更大贡献。

王幸福
乙未年初夏写于古城西安

目 录

用药传奇
中医不传之秘在于量

解毒药 • 清热药 • 泻下药 • 祛风湿药 • 化湿药 • 利水渗湿药

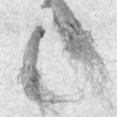

- 一、生地——临门一脚治失眠 …………………………………001
- 二、半夏——老药新用疗失眠 …………………………………008
- 三、夜交藤——资助睡眠的好帮手 ……………………………015
- 四、酸枣仁——人人都知道的安眠药 …………………………018
- 五、川芎——头痛重用有奇效 …………………………………022
- 六、蛤蚧——定喘补肾一妙药 …………………………………026
- 七、炙紫菀——便秘咳嗽之克星 ………………………………031
- 八、蒲黄——治口舌怪病之妙药 ………………………………033
- 九、薏苡仁——清热化痰就找它 ………………………………035
- 十、金银花——清热解毒疗效非凡 ……………………………039
- 十一、水牛角——治疗头面轰热非此不可 ……………………041
- 十二、大红枣——悲伤欲哭它能治 ……………………………044
- 十三、生姜——呕吐不止用它非常灵 …………………………047
- 十四、连翘——治热呕之妙药 …………………………………050
- 十五、桂枝——强心通阳的一味好药 …………………………052
- 十六、五朵云——古代治疗肺癌的有效药 ……………………055
- 十七、升麻——治疗咽喉肿痛的消炎药 ………………………059
- 十八、蒲公英——胃病治疗中又便宜又有效的良药 …………062
- 十九、忍冬藤——清热解毒胜似西药抗生素 …………………066

壹

二十、胡黄连——治疗口疮不要忘了它 …………………………072

二一、绵黄芪——补气之王非此莫属 …………………………074

二二、山茱萸——敛阴止汗之王 …………………………………083

二三、白术——脾虚便秘大量用它能解决 ……………………087

二四、当归——血虚便秘大量使用一轻松 ……………………095

二五、莪术——开胃化食治胃癌 …………………………………099

二六、阿魏——顽固腹胀唯它能解决 ……………………………102

二七、苍术——止泻圣药一用就灵 ………………………………105

二八、仙鹤草——收涩补气集一身的好药 ……………………109

二九、桃花石——严重腹泻就用它 ………………………………114

三十、败酱草——消炎制酸两兼顾的良药 ……………………116

三一、九香虫——理气止痛专治胃腹痛 ………………………118

三二、麻黄——散结止痛第一药 …………………………………122

三三、芍药——缓急止痛它为首 …………………………………130

三四、红藤——少腹疼痛就用它 …………………………………135

三五、细辛——温阳散寒止痛功力强 ……………………………138

三六、鸡血藤——肩周炎疼痛用它最灵 ………………………142

三七、天丁——专治乳腺增生和包块 ……………………………146

三八、霜桑叶——妇科崩漏要靠它 ………………………………149

三九、桃仁——肝病活血它为先 …………………………………152

四十、茵陈蒿——治疗黄疸要重用 ………………………………154

四一、益智仁——尿床重用法最灵 ………………………………156

四二、川萆薢——尿浊味臊多用它 ………………………………160

四三、白头翁——尿道灼热之专药 ………………………………164

四四、土茯苓——痛风尿酸医爱用 ………………………………166

目录

四五、牛膝——淋症治疗莫忘它 ………………………………… 171

四六、楮实子——养阴利水赛阿胶 ……………………………… 174

四七、益母草——高血压治疗显功效 …………………………… 176

四八、竹沥——清热化痰消炎一身担 …………………………… 180

四九、生甘草——解毒最全最快要数它 ………………………… 183

五十、地骨皮——外用能止痒 …………………………………… 189

五一、苦参——力克牛皮癣之要药 ……………………………… 190

五二、败龟甲——补肾引火归元要用它 ………………………… 195

五三、大蜈蚣——结核病用上它好得快 ………………………… 201

五四、天龙——治疗癌症病疗效显著 …………………………… 205

五五、全蝎——疑难杂症不效就用它 …………………………… 210

五六、水蛭——男科阳痿用上它就是好 ………………………… 213

五七、猪肉——滋补阴液之良药 ………………………………… 217

五八、蜂房——治疗乳腺增生有特效 …………………………… 220

五九、五倍子——消除尿蛋白的特效药 ………………………… 225

六十、斑蝥——头癣生发外用它好使 …………………………… 228

六一、红景天——心血管病治疗的藏药 ………………………… 230

六二、夏天无——便宜无毒的吗啡药 …………………………… 232

六三、七叶莲——风湿骨疼一良药 ……………………………… 234

六四、断血流——民间止血的立效药 …………………………… 236

六五、九死还魂草——凉血止血笑堪夸 ………………………… 237

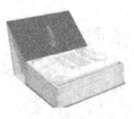 一、生地——临门一脚治失眠

生地是生地黄的简称。一般中医人都熟悉它是一味补益药，补肾名药六味地黄丸的主药就是地黄，但说它是一味镇静治失眠的药，可能知道的人就不多了。实际上对于这一点，现代药理早已有研究成果。

对中枢神经系统的作用，怀地黄有明显镇静作用，其作用部位可能在大脑皮层。其水提液可抑制小鼠的自主活动，并能加强阈下催眠剂量戊巴比妥钠和硫喷妥钠的催眠作用，同时也能对抗安钠咖的兴奋作用。地黄的镇静作用有利于缓解高血压患者的症状，明显改善高血压患者引起的失眠，有效率达94%。有人认为地黄的镇静成分主要为水溶物，口服地黄水煎浸膏剂、醇浸剂或腹腔注射10g/kg，均能对戊巴比妥钠的催眠效应产生协同作用。

对此，大量的临床报道也证明了一点。姬领会中医师曾在书中写到他从《陕西中医函授》1992年第2期上看到的一个病例。该文写道：一中医治疗刘某失眠，月余目不交睫，疲惫烦躁欲死，百治罔效，投以熟地黄500g，肉桂6g，服后酣睡如雷而病如失。后如法炮制运用，临床收到较好的效果。

有一患者，看病后复诊，女性，63岁，严重失眠近1年，白天不困，晚上不睡，心烦得不成。听了别人推荐，来到门诊，我看了舌头，稍红，苔薄白，脉数稍虚。询问之后发现，患者还有严重的膝关节炎，变天就痛得厉害。我说，先给你治疗失眠吧，关节疼痛，你可以用白酒泡辣椒外用试试。

于是，处以生地黄180g，白芍30g，肉桂（后下）10g，3剂。嘱咐每天晚上熬药，连续熬2次，合在一起，临睡前一次服完，这就是"顿服"。由于患者有心烦、易生气的情况，故而，加白芍来滋阴养肝，以缓解这个症状。

今天过来说，晚上9点上床，好像11点半才睡，不过，早上4点多才起来，睡得好香啊。呵呵，睡觉香真是福啊。于是，又让患者按原方再服3天之后，再诊脉改处方。［姬领会医案］

受此案启示，结合现代药理研究，我在临床上进行了大量的验证。

实践证明：生地黄是一味很好的治疗失眠的良药，大量使用无明显的毒副作用。举例示之。

案1 有一失眠近30年的患者，常年靠安定入睡，还睡不好，第二天仍乏困没精神，加之还有其他病，很是烦恼，要求中医治疗。

患者男性，86岁，西安某军队干休所离休老干部。为了先扭转长期失眠这个情况，打破恶性循环，就用了以下这个方子。

熟地黄500g（因患者常年有慢性肠炎，故不用生地黄），肉桂10g。

使用方法：取地黄500g，加适量的凉水煎煮，煎药时不用泡，直接煮就是了。先把地黄放到砂锅里，加水，以水漫过药物两横指（一般的是一横指，因为这里只有一味药，故可以多加点水）为度，放在火上煎煮，火力不要太大，中等就成；等水烧开后10分钟左右，再加入肉桂10g，煎煮10分钟，关火，沥药；再加适量的凉水，煎煮至水开后10分钟，把药液沥出，和第一次煎煮的药液混合。晚上临睡前半小时顿服，也就是一顿把两次煎煮的药液喝完。

患者因第一晚上不保险，又加服了西药，虽说睡着了，但看不出中药的效果。故第二天要求患者不得服西药，以证药效。结果不出意外，熟睡一晚，患者高兴万分，说中医太神奇了，要求继续用药。在服完3剂药后，改而针对病因继续治疗，最终收效。[古道瘦马医案]

案2 胥某，女，67岁，前一段时间体检，查出脑部有一个小胶质瘤，认为得了不治之症，自此忧心忡忡，后发展为整天烦躁易怒，睡不着觉，后在某老中医处吃药半个多月，基本上为酸枣仁一类药，仍然解决不了睡眠问题，白天黑夜无法入睡，人几乎到了精神崩溃的地步，经人介绍求诊于余，要求迅速治疗失眠问题。

刻诊：人憔悴不堪，两眼圈乌青，焦急烦躁，舌红苔黄腻，脉弦

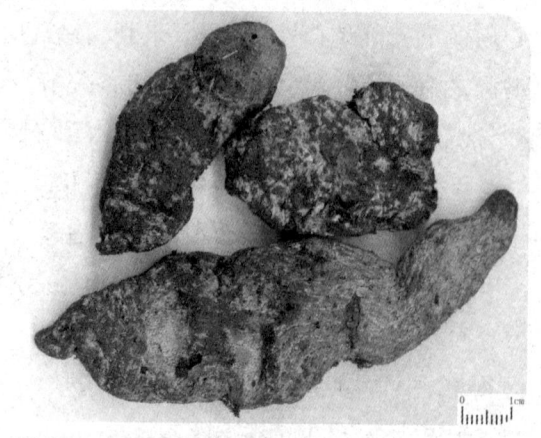

★ 生地－药材

一、生地——临门一脚治失眠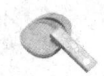

滑有力，手脚心发烫，小便黄，大便黏溏。辨为肝郁胆热，热扰心神。本想用黄连温胆汤，恐缓不济急，于是用大剂生地黄处方。

生地黄 500g，肉桂 10g，蝉蜕 25g，黄连 10g，3 剂，水煎，按上法要求晚上顿服。

结果当天晚上熟睡 7 个小时，3 剂服完，连睡 3 天，患者高兴万分，逢人便赞遇到了神医。后为巩固疗效，改为丹栀逍遥散合温胆汤 7 剂，彻底治愈失眠。
[古道瘦马医案]

案 3　张某，女，60 岁，失眠已经十几年了，一直依靠西药地西泮入睡，但是近 3 天用西药也失灵了，加大剂量也无济于事，已经连续 3 天没有入睡了。人烦躁不宁，精神疲惫。要求用中医中药试试。

刻诊：面显憔悴，两目血丝密布，双手寸关脉浮滑，舌淡红，苔薄白，饮食一般，大便略干，余无他症，迫切要求解决失眠问题。辨证为心肝火旺，神不得安宁。

处方：生地黄 500g，肉桂 10g，百合 30g，知母 10g，蝉蜕 10g，3 剂，水煎 2 遍，取 250ml 左右，临睡前 1 小时服下。3 天后转方。

3 天后复诊，述，第一天晚上喝完药，肠鸣一阵，睡了 2 小时。第二天晚上睡了 6 小时，第三晚上睡了 6 小时。诊得平脉，寸关已不浮滑，火已平定。

转方：黄精 50g，辽五味子 15g，合欢花 15g，山楂 15g，续服 1 周，睡觉时好时差。多年痼疾亦从缓计之。以麦味地黄丸合复方枣仁胶囊长期服用，1 个月后，睡眠渐渐趋于正常。

注：此案例药量仅适用于心火过旺，大便偏秘者，脾弱中虚者不宜用。如果想用，可以把生地黄改为熟地黄。[古道瘦马医案]

生地黄大量运用治疗失眠的作用不用质疑，但是在运用的过程中还是要注意脾胃的强弱。脾虚和寒湿的患者可以改生地黄为熟地黄，或者加干姜和珍珠母，以防止腹泻和胃中不适。

生地黄治失眠的机制，中医文献也有记载，只不过未引起大家的注意罢了。

《金匮要略》防己地黄汤　治病如狂状妄行，独语不休，无寒热，其脉浮。

防己一钱　桂枝三钱　防风三钱　甘草一钱

上四味，以酒一杯，渍之一宿，绞取汁，生地黄二斤，㕮咀，蒸之如斗米饭久，以铜器盛其汁，更绞地黄汁，和分再服。

《金匮要略》百合地黄汤　百合病不经吐下发汗，病形如初者，百合地黄汤主之。百合地黄汤方。

百合七枚，擘　生地黄汁一升

上以水洗百合，渍一宿，当白沫出，去其水，更以泉水二升，煎取一升，去滓，内地黄汁，煎取一升五合，分温再服，中病勿更服，大便当如漆。

此两方虽说没有直接说能治疗失眠，但其证均为精神失常，现代均需要以镇静药治疗，失眠可以说为精神失常的轻症，也须镇静，故治疗同理。大量生地黄镇静治失眠由此滥觞，后世大量养血安神的方子均有地黄就是这个道理。中医、西医殊途同归治失眠。

 附：重用生地黄养血蠲痹除顽疾

我临床上也很喜欢大量用生地黄治疗热痹和虚痹，只要对症，一用就是百十克以上，此胆量和用法是受已故名医姜春华先生的启示。

姜老临证治疗痹证注重以肾为本，善用大剂量生地黄于温散蠲痹、祛风通络药之中，以凉血清营、养血补肾、滋阴润络，尤其治疗反复发作之顽痹，每获良效。

姜老认为生地黄、川乌合用治疗痹证能相辅相成。

根据痹证的病因病机与临床表现，大体包括西医的风湿热、风湿性关节炎、类风湿关节炎、痛风、坐骨神经痛、骨质增生性疾病等。先生积几十年治疗痹证的经验，在辨证论治的基础上，主张扶正固本，强调以肾为本，运用补肾法为主治疗各种类型痹证，并结合中西医结合科研实验研究，将大量具有祛风除湿、散寒止痛、补益肝肾、强筋健骨功效的中药广泛地运用于临床，勤于实践，勇于探索，地乌蠲痹汤就是先生自拟的一个治疗风寒湿热痹的有效方（生地黄60g，制川乌9g，威灵仙9g，蚕沙15g，秦艽15g，乌梢蛇6g，怀牛膝9g，豨莶草15g，五加皮15g，独活9g。方中制川乌先煎15分钟，每日1帖，水煎服，重者1日2帖，分4次服。功能滋阴活血，温经散寒，通络止痛。主治行痹、痛痹、着痹，以及化热伤阴的热痹所致的肌肉、筋骨、关节疼痛、麻木、重着、肿胀、坐骨神经痛、风湿性关节炎、颈椎病、类风湿关节炎等病）。

方中，以大剂量生地黄为君药，生地黄具有滋阴润络、凉血清营、补益肝肾之功，《神农本草经》有其"逐血痹""除寒热积聚""除痹"的记载。先

一、生地——临门一脚治失眠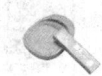

生用生地黄治疗顽痹一般用量在60～90g，最多可用至150g。

其用意有三：第一，生地黄甘寒，入肝肾经，可滋养阴血、补肝益肾，得酸平之淮牛膝、辛温之五加皮协助，共同发挥补益肝肾、扶助正气的作用。

第二，风寒湿三痹中，寒痹和湿痹均需辛温或燥烈之品方可消除，然辛温燥烈之品无不有伤阴耗血之弊。方中的川乌、蚕沙、威灵仙、独活便是此类药物，得大剂量之生地黄，可缓和它们的燥烈之性，双向调节，取利祛弊。

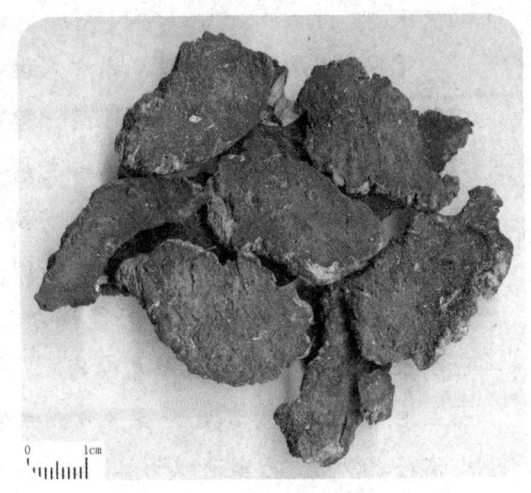

★ 生地 - 饮片

第三，根据《神农本草经》记载，地黄有除痹作用，生者尤良，风寒湿三痹中，行痹需以散风为主，佐以祛寒理湿，但古有"治风先治血，血行风自灭"的理论，更须参以补血之剂。血不足者痹着不行，生地黄补血养血，补养充足，自然流通洋溢而痹行矣。药理实验证实，生地黄可延长抗体存在时间，是促进免疫功能的药物，且又可调节抑制性T细胞的功能，从而阻抑自身抗体的形成，具有保护肾上腺皮质功能的双向调节作用。

案4 杨某，男，46岁。3年多来腰痛如折，右腿冷痛，肿胀麻木，屈伸不利，艰于行走，得温则减，遇寒则甚，气候交变尤易发作。化验：抗"O"750U，血沉15mm/h，诊断为风湿性关节炎。平素恶寒怯冷，口淡不渴，舌苔白而厚腻，脉象按之沉细。证属寒湿入络，凝滞经脉，闭阻营卫。

治拟温经散寒，活血镇痛。药用制附子9g，桂枝9g，生地黄50g，威灵仙15g，晚蚕沙30g，秦艽9g，蕲蛇9g，当归9g，赤芍9g。7剂药后，关节疼痛、麻木、发冷好转。守上方加黄芪30g，乳香、没药各6g，再进14剂，患者下肢活动自如，后用上法调治月余而愈，随访1年未发。

【按】本案为"痛痹"，系由寒湿之邪外袭，凝滞经脉，不通则痛。综观本方配伍，妙在重用生地黄一味。生地黄味苦甘，性寒，滋阴养血而补益肝肾，临床多用于热痹之热灼营阴，或阴虚内热、耗血伤津之证。今先生通权达变，用以治寒湿痹证，是取其滋阴补肾、鼓舞正气之用也。正气乃固卫御邪之动力，但以阴精为之粮资，地黄滋补肾阴，则一身活力由之振奋，祛邪乃能得力，此一也。且地黄能通利血脉，《名医别录》云："生地为散血之专药。"盖通脉之品都具有破瘀攻伐之性，而生地黄散血通脉，既无燥烈伤正之害，又有滋阴柔润之用，并具通中寓补之功效，乃寓通以于养血之中，尽其祛邪之能，正如《本经逢原》所曰："统领他药，共襄破宿生新之功。"此其二也。又据现代药理研究，大剂量应用地黄有激素样作用而无激素的不良反应。方中，威灵仙与当归、桂心配伍，为《证治准绳》神应丸，更加血肉有情之蕲蛇，故治疗风湿腰痛尤佳。

案5 陆某，男，49岁。患类风湿关节炎，小关节变形，疼痛，手足均见凹陷性浮肿水肿，舌淡、苔薄白，脉滑。以防己茯苓汤加活血药。

处方：防己9g，黄芪15g，桂枝9g，丹参15g，当归9g，生地黄90g，蚕沙15g。7剂痛愈。[《姜春华医案》]

【按】本例湿痹为主，若单用防己茯苓汤益气利水，浮肿改变不大；若辅以丹参、当归等活血药物，则浮肿显著减轻。蚕沙治疗痹证，无论风重、湿重均可用之。《本经》云生地黄"有除痹作用"，大剂量用至90g，有类似激素可的松样的作用，而无激素的不良反应。

案6 宋某，女，18岁，农民。1983年10月28日初诊。周身关节肿痛3年，多次在省市医院查治，诊为风湿性关节炎，长期用吲哚美辛（消炎痛）、吡罗昔康（炎痛喜康）、地塞米松等仍反复发作，起居稍有不慎，即发热肿痛加剧。近3个月来。左踝及两腕手指肿痛，不红，屈伸不利，肌肉瘦削，饮食、二便尚可，面萎黄虚浮，舌质淡红，苔白微腻，脉细涩，今

一、生地——临门一脚治失眠

纯用中药治疗。

生地黄50g，黄芪、续断、桑寄生各15g，防己、桂枝、制川乌（先煎）各10g，五加皮12g。3剂痛肿明显减轻，守方继服16剂，痛止肿消，肌肉渐丰，面色红润，为巩固计，再进3剂，半年后随访未发。[《黑龙江中医药》，1986（5）]

【按】痹者，闭而不通之谓也。风寒湿之邪乘虚而入，留滞于内，血气为邪气所阻，不能畅达。故以补益疏通、祛风湿为法。重用生地黄者，盖因本品滋阴养血，善逐血痹，性凉而滑利流通，正切病机。

案7　郝某，女，32岁，产后受风，双下肢关节疼痛不已，血沉风湿因子为阳性。医院诊断为风湿性关节炎。予以布洛芬治疗，当时吃了止痛，过后仍犯，不除根，寻求中医治疗。时诊：中等个子，虚胖面白，脉弦滑兼数，无力，舌红苔薄。言之生完孩子未注意，受了风寒，自此双腿关节疼痛难忍，察双关节怕风、不肿，饮食、二便尚可。血虚受风，郁久化热。

处方：水牛角（先煎）30g，生地黄60g，牡丹皮12g，赤芍30g，忍冬藤30g，海风藤30g，石楠藤30g，生黄芪150g，当归30g，首乌藤30g，生甘草30g，徐长青30g，淫羊藿30g。7剂，水煎服，每日3次。

一周后复诊，双腿关节已不痛了，效不更方，继服5剂，痊愈。[古道瘦马医案]

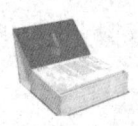

○二、半夏——老药新用疗失眠

半夏味辛性温，体滑而燥，其除湿化痰，和胃健脾，发表开郁，降逆止呕，人皆知之。然其作用远不止此，恐世人埋没，失去一能担当大任之药，现将自己临床多年在其他方面运用的体会公布于众。

半夏治失眠远胜于酸枣仁、首乌藤、合欢花之类。我在临床治疗严重失眠或经常服用大量地西泮（安定）类患者，为了当晚起效，取得患者对中医之信赖，一般都是启用杀手锏——半夏秫米汤，患者服完即可以熟睡。说到这里大家也许不信，用此方治失眠，古往今来验案无数，但是达到百试百验恐不多。

这里有个诀窍，不妨告诉大家。一是大量，二是晚服。大量是1剂少则90g，多则120g，量少则疗效不佳；晚服是白天不要吃，晚饭时吃1次，临睡前1小时吃1次。

记住！临床上很多医师不讲究方法，开了镇静安神药，不交代服法，仍然叫患者按传统服法，每日服2次，上午1次，下午1次，结果很多患者上午服药后昏昏欲睡，或者干脆中午又睡一觉，这样到晚上就很难入睡。

验案 兰某，男，67岁，住西安大学习巷，回民。2010年3月慕名找到我说，失眠几年了，老睡不踏实，一夜只能合眼2～3小时，随后就在床上辗转反侧到天明，心烦意乱，第2天起来头晕脑涨，无精打采，苦恼极了。吃过脑白金、褪黑色素、安神枣仁口服液等一大堆治失眠之药，都不管用，现在只能靠地西泮睡几个小时，恳请一治。

刻诊：面憔悴，舌红苔黄厚腻，脉弦滑迟缓，心动过缓，其余均好，能吃能喝。应该说是痰火郁积、热盛扰神之证，辨证不难。对于这样的患者，久治不愈，如果还用常规药物，开3～5剂药，绝对不会有效，患者肯定会一走了之，不会再回头，而且还会宣传说，王大夫就那么回事了，一般般。所以起手我就用了杀手锏，半夏秫米汤合黄连温胆汤。

〇二、半夏——老药新用疗失眠

处方：清半夏、法半夏各60g，薏苡仁30g，天竺黄30g，枳实15g，陈皮15g，茯神30g，黄连10g，桂枝、甘草各10g（考虑心动过缓，加入桂枝、甘草）。3剂。

服法：每日晚饭时吃1次，少量（煎液的1/3），临睡前1小时将余药饮下，排空小便。

患者听完后说，你这大夫的药，吃法和别人不一样，而且药量这么大，又没有酸枣仁类，能行么？看来还是个老江湖了，久病成良医嘛。我说先试试看，不行我再想办法。患者半信半疑，持药而去。

一天过去没消息，两天过去仍然没有回音，第三天，患者来了，满面春风，一见我就竖起大拇指，说你真行，服了。吃了你的药，当晚不放心，还吃了2片地西泮，结果就睡了6小时。第二天晚上未吃地西泮，光服你的药，仍然睡了6个小时。今天来，一是报告好消息，二是因为明天你不上班，提前把药开下。此患者以后又连续用药1个月余，基本治愈。

这其中还有个插曲，该患者吃了十余天，效果挺好，夜夜入睡，突然中间有一周未来。我曾许愿1个多月治好，怎么吃了十来天药就不来了呢？真好了么？正在纳闷，患者又来了，一进门，脸先红了，冲着我直道歉。不好意思，这周没来，动了个歪脑筋，原嫌你这药贵，我又到其他诊所去看了。并把方子拿出来，说吃了几剂药一点作用都没有，只好又来麻烦你，别见怪。我把方子接过来一看，仍是套方，酸枣仁汤加减。我说不要紧，我原先之所以让你多吃一段时间，是为了形成一个习惯，以便克服顽疾。患者心服口服，说一定听大夫的话，坚持到底。

【按】临床上治失眠，我看大多数大夫都是用酸枣仁汤加减，改换其他方子的很少，在此，将我用大量半夏治失眠的经验贡献出来，给大家提供一条思路。

关于半夏有毒之说，我谈一下自己的认识。

《药典》和大多数同道都认为半夏有毒，很多名医医案也是一再谈到。但我在临床几十年用半夏（包括生半夏），不管用多大量（最大量用过250g，自己尝试），未曾发现有中毒现象。有的大夫为了解毒，加同等量的生姜，我认为效果改变不大。从《黄帝内经》到医圣张仲景的《伤寒论》，记载用半夏都是成升的用，而且很普遍，从未见有中毒的记载，后人不知从什么时候起竟说其有毒。

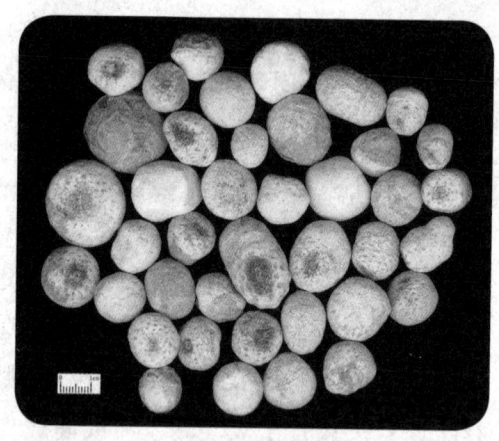

★ 半夏－药材

那么问题究竟出在哪里了呢？实际上半夏和山药、芋头是一类的，仔细观察，它们皮下都有一层黏液类的东西。经常做饭的人都知道，在刮山药、芋头的皮之后，手都会发痒，双手拿到火上一烤就好了。二物煮熟后都不辣口，而且很面、甜。实际上半夏也是这样的，皮下有黏液。君不见《伤寒论》用半夏条下都注一"洗"字么？洗去黏液就是为了去除其刺激皮肤黏膜的作用。因该黏液物质能刺激喉头，使人喉头水肿而引起窒息死亡。这就是半夏有毒之说的缘由。但是该黏液物质一经高温蒸煮就不存在刺激性了。

记住！一定要高温先煮。如果还不放心，不妨自己先从15g吃起，按15g依次递加试一试。要知梨子的味道，先自己尝一尝嘛！我一生尝过的中药达百种，别有风味，更正了书上很多不正确的记载，以后我还会谈到。

除了用半夏治失眠，我还常用其治疗无名肿块和癌症及部分皮肤病，也是屡建奇功，所以希望同道不可小觑半夏之作用。

 附：网友交流

茯神：半夏治失眠效果确实不错。

神奇平衡力：很好的经验，但不知现在的水半夏和旱半夏有没有区别？两种的价格差很多啊。

古道瘦马：是有区别，而且很大，要用旱半夏，水半夏无效。注意！

大内密探：余国俊老师也是重用半夏治疗失眠。

二、半夏——老药新用疗失眠

zcm1962931：重用半夏治失眠，我也曾经用过，有效有不效但没有用到过这么大的量，一般30g，最大用过45g。原因一是量大怕有事，比如肝损伤什么的；二是量大，药房不发。

幼医：要用半夏，就得用生旱半夏，这样才有效果。我常用生旱半夏，用量应该是算大的，一般都是抓一大把。只要临床上需要，非用不可，就大胆用。但是，都是和大量生姜一起用。我一般不单用半夏。

王家祥：半夏禀金秋之气，可以敛浮越之阳，故可以治疗失眠，疗效的确显著。我用过，只是没先生的用量大。今后试试。

Simonzhujing：谈半夏的用量（转载）

本文摘自《中医杂志》1986年10期，是天津中医学院牛元起的关于半夏用量的文章，觉得很好，特摘录其中片段，与大家一起分享。以下是作者原文的摘录。

"古今衡器不同，南北气候、习惯不同，用量难以掌握。据古人用药比例，结合个人诊疗实践，将清半夏的用量分为三类，效果满意，兹简介如下。

对于脾不化湿、酿痰停饮、胃逆呕恶诸证，一般可用9～15g，如二陈汤、旋覆代赭汤、小陷胸汤等方。小半夏汤、半夏厚朴汤等一般也可用15g，但其用量应与生姜互参，基本持平，不能明显高于生姜用量。因和胃化饮止呕是姜、夏相互的作用，并非生姜佐半夏。旋覆代赭汤、厚朴生姜半夏甘草人参汤的姜、夏比例也应如此。

对于心下痞结较甚、呕吐较顽固、逆气冲咽或不寐证，则应投以大量，30～60g，甚至达120g（久煎）。吴瑭就有"一两降逆，二两安眠"的论述。治疗上述重证，不用大量不易显效。笔者有很多病例都是先用常量不效或不理想，原方加大清半夏用量而获显效的。所以只要认证准确，亦可直接用大量，不会有不良反应的，而且能缩短疗程。笔者曾以温胆加秫米汤治疗家母三昼夜目不瞑、不思食、无所苦证；以半夏泻心汤治疗左某心下痞满，气阿为之俯仰证；以生姜泻心汤治疗王某痞满、肠鸣、泻痢证（查为细菌性痢疾），都是迳投清半夏60g，其他药为一般量，一剂即获显效。当然，如果把握不大，可先少用，不效再加量，也是可行的。而且较为稳妥。

对于阴虚气逆、脾虚生湿、胃气呆滞诸证，应以半夏为佐、为使，宜投小量，6～9g。如麦门冬汤、六君子汤等。尤其是肺胃阴虚者，其用量宁小勿大。至于麦门冬汤原方，是以火逆上气为主证，故半夏用量较参、草、粳米为多，但麦冬剂量远远高于半夏（以容量计为7∶1）。这种病因、主证、药量的匹配关系，确实是值得注意的。然而，当今多用以治疗热病后或杂病中的肺胃津伤证而上气不著者，所以半夏剂量亦当大幅度削减。

笔者所言用量，仅是个人的肤浅体会，而且受所处地域之限。临床还当因人、因地、因时具体掌握。"

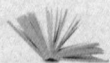 群贤见智录：漫谈半夏

（1）用生半夏好：半夏是一味重要而又常用的中药。早在公元初的《神农本草经》中，就记载它有主治伤寒寒热、胸胀咳逆、心下坚、咽喉肿痛、下气肠鸣等作用。后在张仲景《伤寒杂病论》中，应用甚广。例如在小青龙汤、大小柴胡汤、半夏泻心汤、甘草泻心汤、厚朴麻黄汤、泽漆汤等方中均应用了半夏。详察仲景方中之半夏，无一字提及"法半夏"或"清半夏"者，方中只注有一"洗"字而已，可见仲景方中之半夏乃生半夏。后人忽视此注，方中不敢用生半夏，甚至畏夏如虎。其实，大可不必。所谓生半夏有毒者，乃指其"戟人咽喉"之性而已，非全身毒物也。按陶弘景说："凡用，以汤洗十许过，令滑尽，不尔有毒，戟人咽喉。"可见其毒主要在于对局部黏膜具有强烈的刺激作用。人服生半夏粉可发生口腔、咽喉或消化道肿胀、疼痛、流涎、痉挛、呼吸困难、腹痛、呕吐等症，但汤剂中则不然，经过水煎，其辛辣刺激成分消失，而其药理作用依然如故。我在临床几十年工作中，

二、半夏——老药新用疗失眠

汤方中多用生半夏,而且常用至两许,恒收桴鼓之效,未见其毒人之过。不尔所谓白矾半夏,几经浸泡,矾味浓厚,虽云解毒,实无药性,只存滓粕而已,欲其止呕吐、去心下坚、除胸胀咳逆、开胃健脾、利窍行湿已无能为力,徒有其名。因之我在汤方中必用生半夏,绝不用白矾半夏。生半夏有其良效,不仅可用治心下痞、妊娠恶阻、湿痰咳嗽、胃寒哕逆等症,而且用于黄疸喘满、脾湿饮停诸症,盖以其复有利窍行湿之功故也。总之,生半夏在汤剂中不失为良药,煎煮后无毒而有药效,绝不可将加热煎煮后之半夏仍与未煎之生半夏等同起来,遂矫枉过正。在汤剂中,一概用白矾半夏之渣滓,自以为无毒而保险,实际上所用之清半夏,仅徒有其名,而绝无实效也。然也,否也,明者鉴之。[牡丹江市名医——王廷璋]

(2)半夏治疗恶阻:我的临床体会,对于妊娠恶阻的治疗,应以辨证为依据而选用适当的方药。但半夏止呕,确有殊功,所以对于妊娠恶阻,使用半夏的机会很多。

大凡半夏所治之呕,多为水湿痰饮阻于中焦,使胃失和降而致者。因为半夏既能燥湿祛痰,又长于和胃降逆,而恶阻之由中虚停痰积饮而致者颇为多见。如《妇人良方》说:"妊娠恶阻,由胃怯弱,中脘停痰。"《女科指要》说:"妊娠脾胃虚弱,夹气而痰涎内滞,致病恶阻。"所以我治恶阻,常用《金匮要略·痰饮咳嗽病脉证并治篇》之小半夏汤(半夏10～15g,茯苓20～30g,生姜15～20g)为基本方,随病之寒热虚实而加味,药煎好后,晾温,每10～15分钟呷下半口,半日服完,疗效比较满意,一般1剂或2剂即可见效。

唯我治恶阻及神经性呕吐所用之半夏,多系生半夏,采集后撞去粗皮,阴干后即可,不再用其他方法加工炮制。我之所以用生半夏,是由于现在半夏的加工方法,系用白矾水浸泡,或以半夏与白矾同煮透晾干切片。白矾的化学成分为硫酸铝钾,与半夏同制,有助于治痰而不利于止呕。张锡纯曾经指出:"特是呕者,最忌矾味。"所以他的安胃饮、薯蓣半夏粥等方用半夏,都"淘至无丝毫矾味"才用,名之为"清半夏"。曹颖甫《金匮发微》亦指出，半夏的加工方法太繁，且久经浸泡，去其药味而留其渣滓，欲以止呕，岂能有效？生半夏有毒，是指用它生嚼，或用丸、散、粉剂，其临床表现为口腔及咽喉黏膜烧灼感或麻辣感，胃部不适，恶心、胸闷，舌、咽、口腔麻木肿痛，有的可出现腹泻。但以生半夏作煎剂，无论加用生姜与否，只要煎足1小时，其有毒成分即可被破坏，而止呕作用不受影响。如经过久煮，服后咽喉、舌根仍有不适感者，可嚼生姜一二片，或含咽一匙白糖，即可消除。半夏动胎之说不能成立，妊娠恶阻是可以服用半夏的。[何绍奇]

（3）治痹之秘在于重剂：豁痰重用半夏、南星各60g。按《黄帝内经》十三方中有"半夏秫米汤"治不寐，《灵枢》谓其效曰"覆杯则卧矣"。观《吴鞠通医案》治不寐，每用半夏，少则1~2两，重则4两。余临证用吴氏之量治不寐数十年，取效甚捷，从未发生过不良反应，可证古人早已掌握半夏镇静之功也。多年临证体会，半夏不同之用量有不同之功效，如6~12g，具有和胃之功；10~20g，则有降逆止呕、化痰畅中之效；若30g，能安神疗不寐；60g以上，又具有镇痛之效。[天津名老中医——王士福]

○三、夜交藤——资助睡眠的好帮手

○三、夜交藤——资助睡眠的好帮手

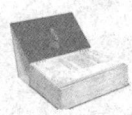

每当我提笔在处方上写下夜交藤这几个字时，就感叹中国的国医前辈先生太聪明和实际了。不但发明了中药，而且还将其主要功能直接体现在药名上，方便后人。在治疗失眠证中，夜交藤是我使用的几大王牌药之一，每每使用，即得佳效，失眠者在用后都会迅速改变不能入睡的痛苦状态。

夜交藤即首乌藤，为何首乌之藤茎。味甘，性平。归心、肝经。养心安神，祛风通络。在诸多安神药中，夜交藤催眠作用尤佳。盖阳入阴则寐，夜交藤入心、肝二经血分，功擅引阳入阴，养血安神，故用于血虚所致失眠者，最为合适。

此药比起酸枣仁一点也不逊色，且价格便宜，易于得到。在临床上，由于酸枣仁的价格昂贵，我已逐渐改用夜交藤来治疗失眠症多年，并深感其作用强大。用得好，常常能取得一剂知、二剂已之效。但是怎样才能用得好，起效快？这里一个诀窍就是大量！少则30g，大则150g。否则难以取得理想的效果。我临床起步都在50g，夹在对证方中，无不收到速效。这一点不是胡说，诸位同道不妨一试。此药无毒性，很安全。现举一例示之。

验案 郭某，男，39岁。有乙型肝炎家族病史，现本人为小三阳，无肝硬化，经常因肝区不适在我处应用中药调理。一日告知我，最近睡眠特别不好，入睡困难，半夜2点钟还睡不着，勉强睡着也是噩梦纷纭，第二天乏困无力，心情烦躁。要求先解决一下这个苦恼。我说不妨先吃两片安定，答曰：

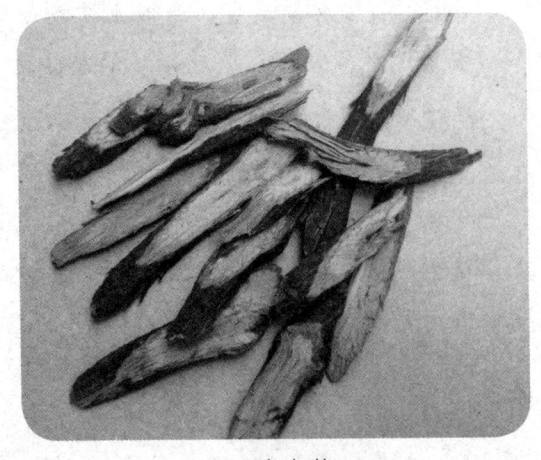

★ 夜交藤

不想吃，肝不好，西药还是免了吧。你给开几服中药吧。

刻诊：人高大魁梧，面色红暗，色泽光润，舌红苔黄厚腻，小便黄，大便不干，饮食正常，脉弦滑大，肝区微胀痛。

辨证：肝胆湿热，热盛神伤。

处方：甘露消毒丹加减。

藿香10g，豆蔻6g，石菖蒲

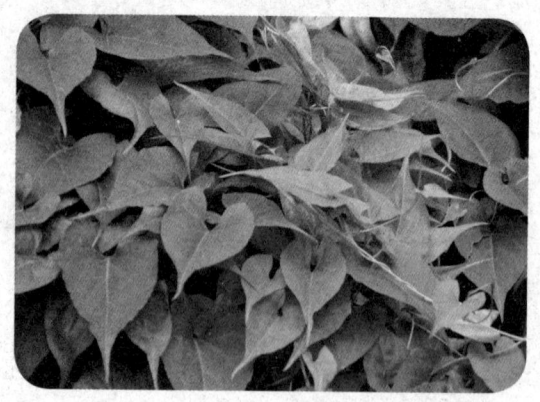

★ 夜交藤

10g，滑石粉30g，茵陈30g，川木通12g，连翘30g，黄芩30g，射干10g，浙贝母15g，薄荷10g，丹参50g，炒酸枣仁30g，珍珠母50g。3剂，水煎服。

3日后复诊，述之效果不大，仅小便利些，肝区不太痛了。再次要求想想办法，尽快解决失眠多梦问题。重审上方，我认为基本对证，只是安神药不效。于是，将上方中炒酸枣仁去掉，换上夜交藤60g，白薇30g，再服3剂。结果，患者后告知当晚10点钟就睡着了，一夜未醒至早晨6点，噩梦已大为减少。效不更方，又服5剂，平安。

【按】此案中甘露消毒丹是清热利湿的名方效方，我常用于临床中治疗湿热证，不分病种，故不再解释。要特别指出的是前方用炒酸枣仁不效，及时换上夜交藤就立即起效，白薇止梦，这是要点，望注意。切记，夜交藤要大量。白薇止梦我是从已故医家祝谌予先生那里学的。祝老说：多梦加白薇。很多的患者，特别是肝炎患者，老是乱梦的那些患者。白薇是清肝热的，白薇这味药治疗乱梦纷纭确实非常之好用。[名老中医传略·学术·传人丛书——祝谌予] 我临床治失眠证，常用半夏、茯神、酸枣仁、黄精、夜交藤、五味子等药，其中半夏和夜交藤最多，效果也最显著，所以不厌其烦地推荐给大家，希望诸位同道用之。

〇三、夜交藤——资助睡眠的好帮手

群贤见智录

（1）朱良春教授常重用夜交藤 30～60g 治疗不寐，每每应手。朱教授认为夜交藤入心、肝二经血分，功擅引阳入阴，且善于养血，对血虚所致之失眠最为适宜。其他各种原因所致的失眠，亦可用为佐使之药。在诸多安神药中，以夜交藤催眠作用最佳，唯其用量宜大，少则不效。[《朱良春用药经验集》]

（2）浙江省精神病院重用夜交藤 90g 治疗精神分裂症 95 例，效佳。药用何首乌、夜交藤、大枣，每日 1 剂，水煎分 2 次服。[医学研究通讯，1976（4）：30]

（3）夜交藤功擅通补心肝之血而交合阴阳，舒活经络，故常用以治疗头痛、头晕、失眠、烦悸、身痛肢痛、痹证、疲劳综合征、纤维肌痛综合征、皮肤瘙痒等病证，为"安神三药"之一，用量为 30～150g。[黄和医师]

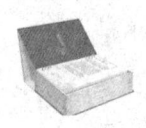

〇四、酸枣仁——人人都知道的安眠药

提起酸枣仁这味药，一般中医都知道，安神养血治失眠，但是用好的却不多。我曾经在星月医院工作过一段时间，有一次我的同事治一位妇女失眠，辨证正确，用药也不错，开的酸枣仁汤，吃了一个星期仍不见效，就问我方子有什么问题，我看后说，辨证用药都不错，但是主药酸枣仁用的不够。她原先用的是10g，太少，师姐问我用多少合适？我说加个0吧，她吃一惊，100g太多吧，会不会出问题？我说不会的。于是谨慎地开了3服药，以观疗效。结果3天后患者复诊，进门就说，这回的药对症，头一服药吃完就睡着了，真好！师姐听后会然一笑。说这个故事，就是强调酸枣仁使用一定要大量，否则疗效不佳。

对于这问题，已故山东名老中医刘惠民和重庆名老中医马有度均有撰文论述。

马老在《感悟中医》中有一篇文章谈酸枣仁的运用，写得相当好，经临床验证也确实是这么回事，所以我也就不再劳神絮叨了，直接转录推荐给大家，希望大家一读。

酸枣仁，是治疗虚烦惊悸、夜不安眠的良药。历来认为，炒酸枣仁才能治失眠，生酸枣仁只能治多眠，如《本草图经》指出："睡多，生使；不得睡，炒熟。"究竟是不是这样？以往，我用酸枣仁治失眠，一向遵照惯例用炒制品，或入汤剂，或单用粉剂，睡前吞服，均有效果。后来亲自到中药房参加配方工作，才发现中药房屡次所配酸枣仁都是生品，因而悟出生酸枣仁也能安眠。我素来夜寐欠安，于是自用生酸枣仁粉6g睡前吞服，果然奏效。后来在编著《医方新解》过程中，又见《中华医学杂志》和《药学通报》所载动物实验报告，证明炒酸枣仁和生酸枣仁均有镇静作用，因而对生酸枣仁也能助眠更加深信不疑。

那么，用酸枣仁治失眠，究竟生酸枣仁与炒酸枣仁何者为优？古今许多医家的经验都提示熟者为优。例如，李时珍说："熟用，疗胆虚不得眠。"近人

〇四、酸枣仁——人人都知道的安眠药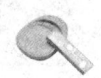

焦树德也说："我治失眠是用炒枣仁，最好是新炒的。"于是我又自用炒酸枣仁粉 6g 睡前吞服，安神效果确较生品为优。动物实验也证明，炒酸枣仁的镇静作用优于生酸枣仁。说明古人用炒酸枣仁配入归脾丸、天王补心丸等传统名方，确有道理。

我一向以为城市人容易失眠，1959 年下乡除害灭病，才知道农村干部中的失眠患者也为数甚多。边远农村，缺医少药，连我这个未出茅庐的"娃娃医生"竟也有人上门求治，我首先想到的方子，自然是医圣的名方"酸枣仁汤"。但汤剂价格较贵，便将其主药酸枣仁炒香研粉，并嘱患者自采夜交藤、鸡血藤煎汤送服，果然获效。初战小胜，心大喜，便自称为"枣仁双藤方"。以后每遇虚烦不得眠者，或用此方，或酌情配伍，大多获效。

1969 年带领学生下乡巡回医疗，发现农村痛证甚多。仓促之间，每用醋炒延胡索粉 6g，开水送服，日服 2～3 次，多有良效。有些患者求效心切，往往倍用顿服，不仅疼痛迅速缓解，而且昏昏入睡，因而悟出延胡索似有安神之效。

为了弄个明白，于是查阅历代本草文献，但均未见延胡索有安神功效的记载；又查古今医案，也无用来治疗失眠的报道。后来，从一份内部资料中得知有人将延胡索的有效成分试用于失眠患者，确有一定效果。此后，每遇烦不得眠者，便在"枣仁双藤方"的基础上，再加延胡索粉，果然收效更捷，而且头昏、头痛的症状也迅速缓解。欣喜之中，又自称为"双粉双藤方"。有的患者，无法煎药，便减去双藤，仅用双粉，同样获得良好的安神效果。对于其他类型的失眠，在对症处方之中，加入双粉，疗效更佳。

这些零散的经验提示，酸枣仁和延胡索在安神方面似有协同作用。于是我便约请四川省中药研究所药理研究室进行药理实验。果然，酸枣仁的浓煎液和延胡索的有效成分在镇静催眠方面确有协同作用，随着酸枣仁剂量的增加，其协同增效尤其明显。实践和科学分析酸枣仁，安神不虚传。

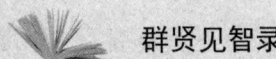

群贤见智录

（1）刘惠民：刘惠民教授为著名中医学家，在治疗失眠时，常伍用酸枣仁 30～75g。刘老曾专门撰文谈酸枣仁的功用与用量：余善用酸枣仁，临证不论何疾，只要伴有心烦不眠之症，可用之。酸枣仁镇静安神的作用，早为历代医家所重视。远在汉代，张仲景即应用酸枣仁汤以治疗"虚烦不得眠"。后世医家对酸枣仁的作用也屡有阐述，认为本药有养心宁神的作用，故亦多用于治疗不寐等症。近代许多药理学家经过实验证实，酸枣仁确有较好的镇静安眠作用。可知古今医者对酸枣仁的药理作用尽管探讨途径不同，但对其镇静安眠功能已无异议。然而用量方面，古今医者单剂用量极小，未有超过15g者，晚近更有人提出，本药如一次用量超过50粒，即有发生昏睡、丧失知觉、使人中毒的危险。余根据《名医别录》酸枣仁能"补中，益肝气，坚筋骨，助阴气，能令人肥健"的记载，并结合本人多年来用药的实践经验，认为酸枣仁不仅是治疗失眠不寐之要药，且具有滋补强壮作用，久服能养心健脑，安五脏，强精神。并认为"酸枣仁用至50粒即有中毒"的说法不足为凭。余治疗神经衰弱、酸枣仁为必用之品，其用量除根据体质强弱、病情轻重而酌定外，一般成人一次用量多在30g以上，甚至可达75～90g，用量5～6倍于他人。实践证明，只要配伍得宜，大多可应手取效，且无不良反应。余之经验，在神经衰弱的治疗中，如能根据病情和体质酌情应用重剂酸枣仁，实乃取得良好效果的关键。反之，墨守成规，迷于用多中毒之说，则常因病重药轻，杯水车薪，乃延误病情。总之，正由于余善用酸枣仁，友人将此与张锡纯善用石膏并提，说余用酸枣仁，犹如张锡纯善用石膏也。在酸枣仁的用法上，余常喜欢生、熟并用，乃宗《本草纲目》"熟用疗胆虚不得眠……生用疗胆热好眠"的论述。余认为酸枣仁生、熟之差，在作用上有兴奋或抑制的不同作用之故。[《名老中医医话·刘惠民医话》]

(2) 韩金华：大剂量酸枣仁治疗眩晕。梁某，男，54岁，1997年3月26日初诊。患者自诉患本病已3年余，不定时发作，发作前无明显诱因。经某医院神经科检查无异常发现，耳鼻喉科检查鼓膜正常，确认为梅尼埃病。今早起床时突然眩晕，感觉天旋地转，人欲跌倒，头昏脑涨，眼不能转视，耳鸣，恶心呕吐。检查见患者面色苍白，

〇四、酸枣仁——人人都知道的安眠药

两眼有水平样震颤，听力正常，心率80次/分，血压160/95mmHg（21.2/12.7kPa），舌质淡，苔白稍腻，脉滑兼弦。证属肝阳上亢化风，痰湿壅遏清窍。治宜平肝利湿，安神定志。

处方：酸枣仁90g，泽泻30g，焦白术15g，茯苓9g，女贞子9g，川芎9g，五味子9g，怀牛膝9g，代赭石20g。每日1剂，水煎服。

服药3剂眩晕呕吐止，耳鸣、眼球震颤消失，诸症好转，再予原方3剂，诸症消失告愈。[大剂酸枣仁加味治疗梅尼埃病55例，光明中医，2001，16（2）：49]

（3）黄和：黄医师惯用重剂酸枣仁治疗心悸、不寐、胃脘痛、多汗等证，一般用量为30～60g，多则100～250g。治疗失眠时，常据证以酸枣仁配伍合欢皮（花）、夜交藤，名之为"安神三药"。酸枣仁滋养阴血而安神，合欢皮（花）解郁清热而安神，夜交藤交合阴阳而安神，三药相伍对失眠疗效颇佳。黄医师认为，酸枣仁甘酸性平，养肝心之血，安宁心神，镇静催眠作用效佳，为治疗睡眠障碍之佳品。用量小则效微，非重剂使用难得立竿见影之效，无论虚证实证，均可配伍运用。临证应用以新炒制者效佳，久存之品效弱。[《中药重剂证治录》]

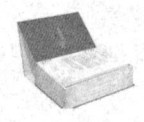

〇五、川芎——头痛重用有奇效

关于治疗头痛一证的方药很多，但是有一种药却是很多名老中医都爱用的，即川芎。我在临床上也爱用，但是用量不同，有用量小的，有用量大的。到底用哪个量有效呢？我的体会是大剂量，即30～50g，疗效明显。有时简直真如古人形容的"一剂知，二剂已""效如桴鼓"。这方面治疗成功的例子很多。现再转录两篇比我更优秀的文章，以供参考。

案1 偏头痛张某，男，20余岁，工人。患偏头痛数年，二三个月辄一发，发则疼痛难忍，必以头频频用力触墙，始可稍缓。数年间遍尝中西药不效。刻下正值发作，患者不断以拳击其头，坐立不安，呻吟不已，汗下涔涔，脉沉伏，舌质正常，苔薄白，余无异常。我想头痛如此剧烈，必因气血瘀滞，发作时得撞击而暂舒者，气血暂得通行故也，通其瘀滞，其痛或可速止。乃用《辨证录》之散偏汤出入。川芎15g，柴胡10g，赤芍12g，香附6g，白芥子6g，郁李仁10g，荆芥、防风各10g，白芷6g，甘草3g。3剂，每日1剂。

原方川芎用一两（30g），嫌其过重，故减其半。数日后邂逅于途，彼欣喜见告云："当天服一煎后，其痛更剧，几不欲生，一气之下，乃将3剂药合为一罐煎之，连服2次，不意其痛若失，目前已无任何不适。"

川芎为血中气药，气味辛温，善行血中瘀滞，疏通经隧，而一剂用至45g之多，得效又如此之捷，实阅历所未及者。我之用大剂量川芎治偏头痛，即自此案始。偏头痛多属实证，但有寒热之辨。川芎辛温善走，只可用于寒凝气滞、气滞血瘀之证，用于热证，则不啻火上加油矣。阴虚有火，阳虚气弱，用之不当，亦有劫阴耗气之弊。[《读书析疑与临床得失》]

血管性头痛验方：

血管性头痛临床较多见，我的学友于宝锋大夫（内蒙古呼伦贝尔市人民医

五、川芎——头痛重用有奇效

院中医科）在王清任活血通窍剂通气散的基础上加味而组成颅痛宁煎剂一方，曾经做过 5 年临床（及实验）研究，结果总有效率达 96.3%。我多年来将该方验之临床，也基本是屡用屡效，现将他对该病的认识及该方的组成、用法等摘录有关部分，介绍给大家，供同道们临床参考。

血管性头痛是由于发作性血管舒缩功能不稳定，以及某些体液物质暂时性改变所引起的疼痛，其病因尚未明了。近年来研究发现，该病与内分泌失调或水盐代谢障碍，以及精神紧张等因素有关。血浆中 5-羟色胺（5-HT）含量下降，引起脑血管扩张及动脉血管壁内缓激肽的蓄积，使血管壁中痛觉受体的痛阈降低而致疼痛。可见，脑血管扩张及动脉血管壁内痛阈降低是血管性头痛的主要机制。

血管性头痛属中医之头痛，其病因不外六淫、七情、劳倦所伤，而致脏腑功能失调，产生气滞、痰浊、血瘀等病理产物，阻于脉络。由于脑络痹阻、清窍不利而致头痛，故投以通窍散结、行气活血之法，使其脑络清窍通利则痛自止。

颅痛宁一方取柴胡、香附、川芎组成通气散，以其通关开窍、行气解郁之妙，再加葛根、白芷、蔓荆子、羌活疏风止痛，荜茇散寒止痛，䗪虫、全蝎逐瘀息风、通络止痛。以上诸药共奏疏风通窍、行气活血、逐瘀止痛之效。本研究临床及实验结果（本文略之）均提示，颅痛宁能调节脑血管舒缩功能，明显改善脑血流，从而起到镇痛作用。

颅痛宁方药组成及服法：柴胡 20g，香附 25g，川芎 50g，葛根 50g，䗪虫 20g，全蝎 10g，蔓荆子 25g，荜茇 25g，白芷 20g，羌活 15g。每剂煎取

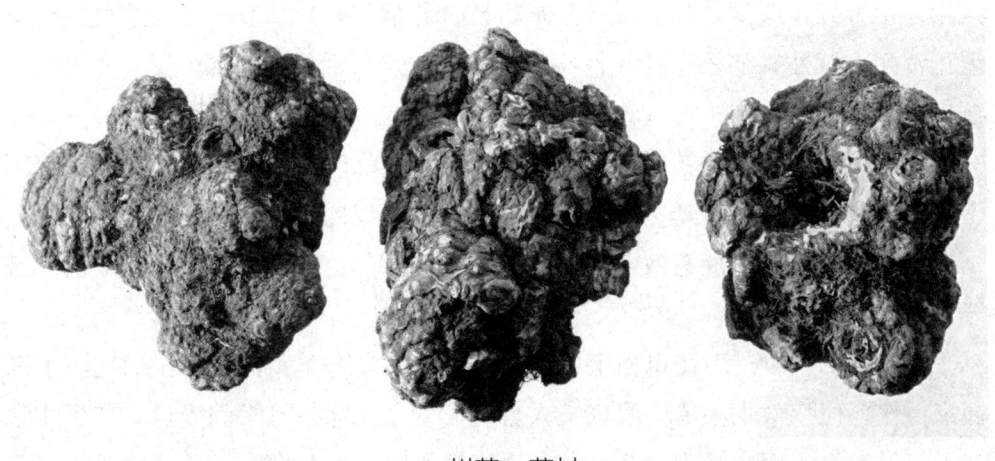

★ 川芎 - 药材

用藥傳奇
中医不传之秘在于量

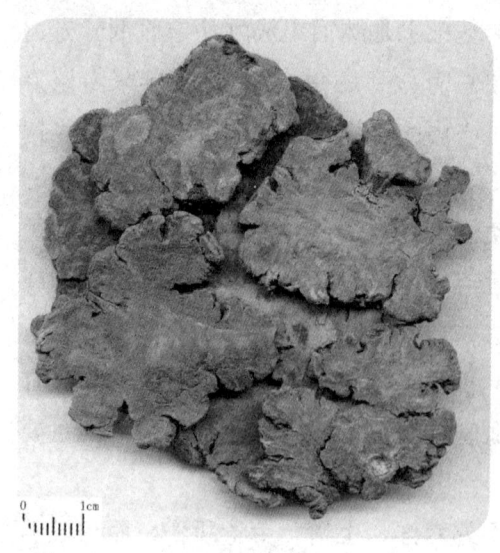

★ 川芎 - 饮片

300ml，每次150ml，每日2次，早、晚分服。7日为1个疗程。据病情可连续服用3～5个疗程。

注：临床应用时一定要结合具体患者情况灵活加减。

关于治疗血管性头痛的补充，在《血管性头痛一验方》中，介绍了我的学友于宝锋所研制的颅痛宁煎剂。其实，在临床上还有一个方也为我所常用，那就是散偏汤。

该方出自清代陈士铎的《辨证录》，其组成为川芎（30g）、白芍（20g）、白芷（10g）、白芥子（5g）、柴胡（10g）、制香附（10g）、郁李仁（10g）、生甘草（5g）。（注：括弧内为我所常用的剂量，仅供参考）

体会：散偏汤因方中之川芎能上行头目，下行血海，为治疗头痛之要药。走而不守，性善疏通，为血中气药，不仅能化瘀通络、止痛，且因其具辛香走窜之性，加之有白芍润养，以及柴胡、香附等疏肝理气，还有白芷、白芥子亦有辛散作用，故能疏通气之郁滞，而调整血行之不畅，因此非常适合于因忧思恼怒、气郁不舒、血行不畅致瘀痰内生、阻滞脑络所引发的血管性头痛。

因其方中合有芍药甘草汤，致该方缓急解痉止痛为其所长，故临床灵活加减用之于神经性头痛，如三叉神经痛、枕神经痛等，疗效也不错。当然，临床无论治疗血管性头痛还是神经性头痛，都要注意灵活加减，如气虚，加黄芪；血虚血瘀，加丹参；痛久不愈，加虫类药以搜风解痉，如蜈蚣、全蝎等。

总之，要依据患者具体情况斟酌用药。其实临床上还有很多方剂都是可用于血管性头痛的，如龚廷贤的清上蠲痛汤和王清任的通窍活血汤等，其关键还是在于方药要对证才能有效，即无论选用哪个方剂也要结合具体情况灵活加减才行。

最后再说一下，现在市面上常见的正天丸、复方羊角冲剂，虽然比不上汤药来得快，但疗效也不错。我家夫人就有血管性头痛，且常因受风、劳累或睡眠不好时发作，而她嫌服汤药太苦、太麻烦，所以这两样中成药就成了我家药

五、川芎——头痛重用有奇效

箱里的常备之品。

案2 王某，男，56岁。2012年7月的一天骑电动助力车，因下雨路滑，为了避让行人紧急刹车被摔下，头右侧着地，当时就感头矇不清，十余分钟后才站起来，事后除了外伤疼痛外，认为是跌打损伤，就用了一些红花油之类的外涂用品，内服了一些跌打损伤的药，满以为过几天就会好了。

谁知几天后，外面表皮是不痛了，白天也没有明显感觉，但是出现了新问题，每天晚上后半夜开始噩梦纷纭，直至清晨4～5点，右侧头痛难忍，无法再睡而醒，起床后持续3～4小时转缓。白天记忆力下降，心情不好。连续近1周，把人折腾得痛苦不堪。

原想是跌打损伤，多吃点活血化瘀的三七、土鳖虫之类药就行了，谁知越吃越不管用，这才认真思考起来，看来不是简单的问题，应是轻微的脑震荡。怎么办？曾想用通窍活血汤加减，健脑开窍，活血通瘀，觉得太复杂，不如先用单味药看看，省事。

分析此证，除了噩梦纷纭、记忆力下降，突出症状是头痛致醒，也是最痛苦之处，理应"擒贼先擒王"，抓主症，用治杂病之法，头痛专药川芎，大刀阔斧，单刀直入。于是用川芎颗粒6袋（相当于饮片60g），一次冲服，服后1小时内头部涨憋，血压上升，其后诸证消退，头脑清醒，再无噩梦头痛，真是快捷，一次解决问题。[古道瘦马医案]

【按】此案给我的启示是，对于病证单纯，病因简单，主症突出的，可以考虑抓住一点，不及其余，重用单方或者专药，直捣黄龙，也许是一个好方法和快捷有效的思路，临床上我经常这样用，常收佳效。

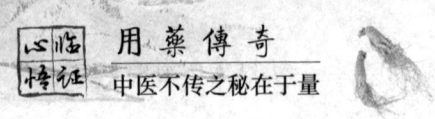

〇六、蛤蚧——定喘补肾一妙药

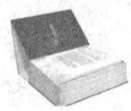

曾听一位四川籍的老人讲过，过去云、贵、川地区的达官贵人上山求神拜佛，常常是坐滑竿（即竹轿子）上去。抬滑竿的人都是穷苦人，吃不饱，穿不暖，上山本来就够费劲了，还要再抬个大活人，肯定是气喘吁吁，但为了生计还是要做。怎么办？劳动人民是聪明的，知道蛤蚧有补气定喘的功能，于是抬滑竿的人就把蛤蚧尾含在嘴里，巧妙地解决了气喘吁吁、肺气不足的问题。生活中用蛤蚧解决气喘吁吁的问题，实际上是来源于临床上治疗哮喘的广泛运用。

蛤蚧为壁虎科动物蛤蚧除去内脏的干燥体，主产于我国广西、云南，广东亦产。全年均可捕捉。剖开除去内脏，拭去血液（不可用水洗），以竹片先从横面撑开，再用一长竹条撑住下腭延至尾末端，用微火焙干，两只合成一对。味咸，性平。归肺、肾经。补肺益肾，纳气平喘，助阳益精。

"自古即得仙蟾名，形影相随蛤蚧声。补肺滋肾治咳喘，赴汤蹈火结伴行。"这是一首描述中医虫类药蛤蚧的名称、习性、主治和入药特点的本草诗。蛤蚧是壁虎科动物，又名仙蟾、大壁虎，是爬行类壁虎科动物中唯一野栖的种类。它性喜雌雄相伴，常常相随而行。雄性的鸣叫声似"蛤"，雌性的鸣叫声似"蚧"，一唱一和，故称之为"蛤蚧"。

蛤蚧头略呈三角形，口内有细齿，尾圆而细长，遇危险时尾部有自断性，以断尾保身。足有吸盘，善在石缝或树洞中爬行，动作敏捷，昼伏夜出，以昆虫为主食，有时也捕食壁虎等小动物。冬季藏于洞穴中，春暖花开时四出活动。有趣的是小小蛤蚧一旦"结婚"，就一夫一妻制，如同鸳鸯形影不离，情丝连绵，"爱情"坚如磐石。如一方被捕，另一方将不顾一切扑上前去，紧紧抱着"伴侣"不放，因此常双双被擒。故中药店出售的蛤蚧均为成对包装。传统认为，配对蛤蚧疗效尤佳。中医学认为，蛤蚧药力在尾，所以药用蛤蚧多保留其尾部。

蛤蚧为名贵中药，药效显著。李时珍在《本草纲目》中说："蛤蚧补肺气，

〇六、蛤蚧——定喘补肾一妙药

定喘止渴,功同人参;益阴血,助精扶羸,功同羊肉。"中医药理认为,其具有补肺滋肾、止咳平喘的功效。常用于虚劳、咯血、消渴、阳痿、早泄、久泻、尿频、遗尿等症。对于此药,我常常用于虚喘,每每起效迅疾,立挽狂澜,是我特别偏爱的一味药。蛤蚧的功效很多,我仅举在哮喘中运用的几例以示之。

案1 张某,女,28岁。整日胸闷,气短,乏力,喘不上气来。曾在多家医院治疗,效果不佳。也看过不少中医,吃过很多中药,药效平平。经人介绍来诊。

刻诊:面色泛黄,说话有气无力,舌淡苔薄白,脉沉濡细无力,饮食一般,二便正常,无咳嗽痰饮。月经基本准时,但量偏少偏淡。突出症状就是动则喘憋,平时疲惫不堪。

自诉吃过补中益气丸、六味地黄丸、气血和胶囊、阿胶补血露一类药物,都没有治好,特来就诊。经过辨证,我认为是肺肾两虚,气血不足。

处方:生黄芪30g,太子参15g,茯苓12g,白术10g,当归12g,川芎10g,熟地黄60g,白芍10g,炙甘草10g,蛤蚧1对。5剂,水煎服。

当我在写处方时,患者插话说,你这些药我都吃过,别的中医也都是开这些药。我说你别着急,我还没有写完呢?当写下蛤蚧1对时,问曰:吃过这药么?说没有。熟地黄60g,用过这么大的量么?其哑口无言,一笑了之。

1周后复诊:说吃了2剂药后就不喘憋了。现在已不太乏困,请继续治疗,同时问需要吃多长时间。我说40天左右。后以麦味地黄汤加蛤蚧、八珍汤加蛤蚧,一周一交替,服药50天左右,停汤药,喘憋、乏力痊愈。后以麦味地黄丸、补中益气丸隔日交替,再服用2个月善后。[古道瘦马医案]

案2 常某,75岁,患有高血压、糖尿病、肺源性心脏病(肺心病)等。其中的肺心病是由慢性支气管炎发展而来得的。气管炎乃几代遗传,其外祖父及长辈均因此病引起呼吸衰竭在50多岁去世。虽说和医疗条件差有关,但寿命短是不争的事实。基于此,从2002年以来,我在治疗该患者的疾病时,均配一料以大量蛤蚧为主的胶囊服用。几年来,患者除因高血压和糖尿病住过几次院外,肺气肿、气管炎、哮喘在冬春季几无所患。我认为,这也是蛤蚧的功劳。

案3 芦某,女,65岁。慢性气管炎兼肺气肿、哮喘十多年,每年一入冬,遇外感即引发哮喘，胸闷，气短，咳嗽，痰多。急性期我用射干麻黄汤加减治之，1周后即诸症平息，转以散剂服之，配方为蛤蚧300g，加紫河车粉、生水蛭、川贝母、蜈蚣、甘草、桔梗、陈皮等，重用蛤蚧。3个月一冬天过去，未再复发。第二年秋末开始再服一料。以后未见旧疾再犯，老人甚是高兴。[古道瘦马医案]

案4 男，42岁。一房地产老总，自幼患支气管哮喘，多方寻医，久治不愈，经人介绍求诊我处。刻诊：中等个子，面略黑，泛油，人胖。查见胸闷，气短，咳嗽，痰中带血，西医诊断为支气管扩张性哮喘，观舌暗红，苔厚腻，饮食二便尚可。中医辨证为痰热阻肺，湿热蕴结。处甘露消毒丹加白及，10剂，诸症平息。后转为散剂，其方为蛤蚧300g，加紫河车粉、牛黄粉、生水蛭、川贝母、蜈蚣、甘草、桔梗、陈皮等，重用蛤蚧，制成胶囊服用一冬，支扩哮喘痊愈。追访未见再犯。[古道瘦马医案]

这些年在临床上我用蛤蚧治虚喘患者比较多，而且疗效也比较显著，比起冬虫夏草类药物，可以说蛤蚧物美价廉，功效不差。特此为它写上一笔。

附：名医王三虎论蛤蚧（王三虎《中医抗癌临证新识》）

在笔者治疗大病重病最喜欢用的药中，可以说得力的是人参，广泛的是柴胡，擅长的是蛤蚧。

笔者自1993年以大剂蛤蚧治愈白水县某患者顽固性哮喘后，用蛤蚧治疗哮喘的情况非常多，用量也大，一般是重病每日1对，轻病每2～4日1对，既不炮制，也不去头足（古人认为要去头足），每每出奇制胜。

有一年暑假回故乡，竟因为笔者的原因导致合阳县城蛤蚧短期脱销，也算一桩趣事。特别是治疗合阳县百良镇陌东村人雷某（男，27岁）的哮喘持续状态，和其他2个病例一起，被《中国中医药报》冠以"王三虎急重症医案三则"的巨幅标题给予刊载。

按：原文如下。

"患者素有支气管哮喘宿疾，20天前因劳累、感冒又发。当地用抗生素及平喘药，症状日渐加重，于1997年9月3日到某县中医院住院治疗。经中西医治疗15天，症状更加严重。已下病危通知3次。

〇六、蛤蚧——定喘补肾一妙药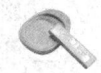

1997年10月18日准备到西安治疗。但因患者衰竭已甚，恐经不起长途颠簸，随即专车到西安邀请笔者会诊。内科主任陪同检查患者后，查阅以往3次会诊记录，各专家均从西医角度提出过不同的诊疗方案，几乎用过各种消炎平喘西药，但未见讨论中医辨证论治有何得失。中医从入院到今均按'热哮'应用越婢加半夏汤。自忖笔者尚有用武之地。刻诊：张口抬肩，喘息短气，喉中痰鸣，不能平卧，大汗淋漓，时感烦躁欲死，面色晦暗，口中干咳欲饮，痰黏而色黄，小便黄而少，大便偏干，舌质红，舌苔花剥，脉弱尺甚。热哮辨病辨证无误，肾亏虚早已存在，如今大汗淋漓，阴亏太脱，又兼肝火犯肺，此时不用人参等扶危救困之王牌药，更待何时？乃以参蛤散、射干麻黄汤、黛蛤散加味，大剂给药。

处方：人参12g，蛤蚧1对，熟地黄40g，山茱萸15g，射干12g，炙麻黄8g，细辛3g，五味子20g，半夏10g，生姜5g，炙紫菀12g，炙款冬花12g，大枣6枚，小麦50g，青黛（包煎）5g，蛤粉20g，白果12g，生龙骨、生牡蛎各30g。水煎服，每日1剂，早、晚分服。

上方1剂后即感症状减轻。连服7剂后，哮喘持续状态完全缓解出院，后来西安诊3次，减蛤蚧为3剂1对，去黛蛤散，或加胆南星、瓜蒌、枇杷叶等，宿疾也大为减轻，可从事轻微的体力劳动。2001年5月，除天气寒冷、感冒偶有咳嗽气喘外，基本正常。

按语：本案要抓住肾不纳气、气阴两脱这一关键病机，同时兼顾肝火犯肺，用了人参、蛤蚧、熟地黄、山茱萸等要药，五味子、生龙骨、生牡蛎、白果敛汗固脱，方能挽狂澜于既倒，救困危于顷刻。

在肿瘤临床上，笔者根据蛤蚧"补肺肾，定喘嗽"的功能，用于晚期肺癌等所致的咳嗽气喘、短气不足以息等，也能收到较好效果。

其实，《海药本草》谓蛤蚧"主肺痿上气，咳嗽咯血"，就是肺癌及其常见症状的描述。《博济方》的蛤蚧散，由蛤蚧1对，以及人参、茯苓、知母、贝母、桑白皮、杏仁、生姜组成，"治患肺痿咳嗽"。著名医家李时珍，则对蛤蚧大为推崇："昔人言补可去弱，人参、羊肉之属。蛤蚧补肺气，定喘止渴，功同人参；益阴血，助精扶羸，功同羊肉。近世治劳损痿弱，许叔微治消渴，皆用之，俱取其滋补也。刘纯云：气液衰，阴血竭者，宜用之。何大英云：定喘止嗽，莫佳于此。

为什么有如此大的效力呢？因为蛤蚧既能补人体之阴液，又能通调水道，防止水不利而成痰饮，有利而无害，与"燥湿相混致癌论"的立意相当吻合。像这样一药两用的好药只恨太少了。缪希雍在《本草经疏》中作了如此阐述："蛤蚧属阴，能补水之上源，则肺肾皆得所养，而劳热咳嗽自除矣；肺朝百脉，通调水道，下输膀胱，肺气清，故淋漓水道自通也。"可见吾道不孤。

其实，蛤蚧作为补药的基础是精微物质的含量丰富多彩，有肌肽、胆碱、蛋白质、鸟嘌呤，以及谷氨酸等14种氨基酸，5种磷脂成分，9种脂肪酸，以及钙、磷、锌等18种元素。现代药理研究表明，蛤蚧具有免疫增强作用、平喘作用、抗应激作用、抗炎作用、雌性激素样作用、雄性激素样作用和延缓衰老作用。

蛤蚧的药力主要集中在尾巴上，以体大、肥壮为上，尾全、不破碎者为佳。要鉴别蛤蚧的真假，用李珣的话说："口含少许，奔走不喘息者，为真也。"《日华子本草》谓蛤蚧："凡用去头、足。"《雷公炮炙论》说："其毒在眼。"笔者用了那么多都未去头足，也未见出现中毒症状。《中华本草》谓："蛤蚧毒性低，未能测LD50。蛤蚧醇提物灌胃最大耐受量＞135g/kg。""广西蛤蚧头和尾部醇提取液腹腔注射24g/kg生药量，未见毒性反应。"

 附：网友交流

绿衣：如果蛤蚧尾研磨细粉吞服，身体部分水煎，效果会不会更好？

古道瘦马：现在的蛤蚧多数是家养的，尾巴油性大，很不好研末，这是其一；我试过研末的效果，由于量太小，只有长期慢服有效，要想速效，还是整个水煎快。

○七、炙紫菀——便秘咳嗽之克星

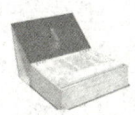

紫菀，味辛，苦，性温。有润肺下气、止咳化痰之功。这是大家都知道的。但是在临床上有时有效，有时疗效欠佳。为什么呢？实际上是没有很好掌握此药的特性。紫菀味辛而润，专长开泄肺郁，宣通二便，且肺与大肠相表里，两者关联很大。肺通则大便通，反之大便通，肺亦通。小便亦然。此理最早我还是从古人医话悟出。

蔡元长苦大肠秘固，医不能通，盖元长不服大黄等药故也，时史载元，未知名，往谒之，阍者龃龉久，乃得见，已诊脉，史欲示奇，曰："请求二十钱。"长曰："何为？"曰："欲市紫菀耳！"史遂市紫菀二十文，末之以进，须臾遂通，元长大惊，问其况，曰："大肠，肺之传送，今之秘无他，以肺气浊耳，紫菀清肺，此所以通也，此古今所未闻。"[《北窗炙輠录》]

李士才治王郡守，痰火喘盛，咳正甚时，忽然小便不通，自服车前、木通、茯苓、泽泻等药，小腹胀满，点滴不出。李曰：右寸数大，是金燥不能生水之故，惟用紫菀五钱，麦冬三钱，五味子十粒，人参三钱，一剂而小便涌出如泉。则咳亦止。[《续名医类案》]

从上述两则医话中，我悟出了紫菀一药止咳，如伴大小便不利，

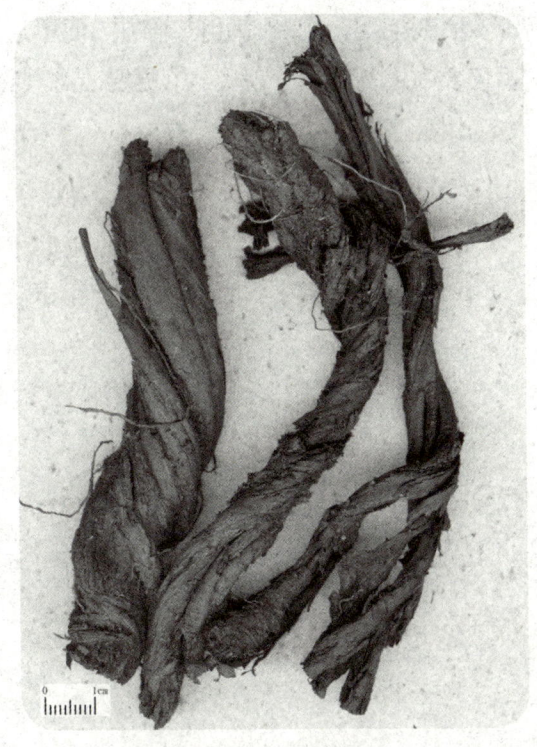

★ 紫菀－药材

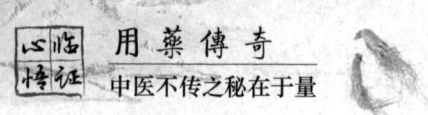

用之最效，也为合理。

事实如何呢？实践是检验真理的标准。我曾治新疆一82岁老妇，其子电话告诉我，母亲咳嗽半年之久不愈，痰不多，吃了不少中西药均无效，特请我予以治疗。我问饮食二便如何？答曰：吃饭尚可，但是大便艰难，干结，一周难解一次。闻之，心中有数，此肠中不通，肺气郁结上逆而咳，易治耳。

处方：紫菀100g，款冬花30g，白前15g，前胡15g，杏仁15g，桃仁15g，厚朴30g，桔梗10g，生甘草10g。3剂，水煎服，每日3次。

3日后其子复电，大便通，一日一次，咳嗽顿止，仅余微痰。又紫菀50g，合千金苇茎方5剂，半年咳嗽治愈。

又治一2岁男孩，咳嗽1个月，有痰，中西药杂进不愈，求治于余。仅问大便通否？家长告曰：4～5天一次，又干又臭，我答好治。此乃大肠不通，肺气不降而咳。通大便，开肺气。

处方：麻黄6g，杏仁12g，桃仁10g，生石膏30g，生甘草10g，紫菀60g，鱼腥草30g。3剂，吃完，便通咳止。

实践证明，用紫菀止咳兼顾二便不通，最有效，临床不可不知。一个中医不仅要知道药物的一般特性，更要熟悉其特长，扬长避短，将其发挥到淋漓尽致，方为用药高手。

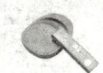

○八、蒲黄——治口舌怪病之妙药

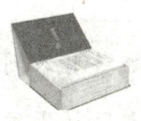

蒲黄为香蒲科草本植物水烛香蒲、东方香蒲或同属植物的干燥花粉。蒲黄之花粉为黄褐色之粉末。夏季端午节前后花将开放时采收蒲棒上部的黄色雄性花穗，晒干后碾轧，筛取细粉。药材以颜色鲜黄、光滑、纯净者为佳。

蒲黄入药始载于《神农本草经》，列为上品。蒲黄味甘，性平，归肝、心包经，有止血、化瘀、通淋之功能。用于吐血、衄血、咯血、崩漏、外伤出血、经闭痛经、脘腹刺痛、跌仆肿痛、血淋涩痛。蒲黄的常用量为5～10g，用于汤剂时需包煎。研末冲服，每次3g。止血多炒用，散瘀止血多生用。孕妇应慎用。

我临床上很喜欢用蒲黄，主要分为三个方面：一是少腹瘀血证，如用于妇科痛经的失笑散；二是用于胃溃疡之类，收敛止血止痛；三是用于口腔中溃疡瘀斑之类及眼底出血。疗效都很好，比起三七粉，又便宜又好使。

验案 董某，女，60岁。有慢性肾病，找我专看舌及口腔溃疡。说是在一个老中医那里看肾病，吃了1个多月的药，吃的满嘴都是血疱和溃疡。其伸出舌头一看，吓我一跳，这么多年我还没有见过这样骇人的舌头，满舌头的大小血疱和瘀斑，有十几个，口腔两侧也有大小不等的溃疡。吃稍硬点食物就擦起个疱，现吃不成饭、喝不了水，痛苦之极。说老中医也没有什么办法了，只好来找你了，因前年在你这里吃过几剂药，还不错。再把脉，脉象弦细数。大便略干，小便稍黄，腰痛。一派火热之毒，想必是前医用热药过多，造成血热脉溢。方用犀角地黄汤合潜阳丹加蒲黄，散血凉血，引血下行。

处方：水牛角（先煎）100g，赤芍12g，牡丹皮12g，生地黄50g，制附子6g，黄柏30g，砂仁3g，制龟甲15g，生蒲黄（包）30g。5剂，水煎服。每日服3～5次。

1周后复诊：血疱已平，成瘀斑。效不更方，前方水牛角减为60g，加炒杜

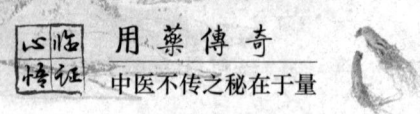

仲 30g，续服 7 剂。

三诊：口腔溃疡已愈，舌上瘀斑消退 2/3，已能吃饭喝水。继续 7 剂，瘀斑消净，舌复常态。

【按】此案点睛之处在于用了关键之药——生蒲黄。也许有人问，你怎么能想到用这味药？不瞒大家说，这得益于我平时爱看医话医案，多了就记住了，需要时就会从脑海里蹦出来。所以我经常跟学生说要多看医话医案，好处多多。此案治疗受启发于以下医话。

宋代医学家许叔微在《类证普济本事方》中记载，有一士人之妻，夜间忽然舌肿满口，不能出声。其丈夫急忙外出访医，请来了一位名医，用蒲黄频频掺舌上，至天亮时即获痊愈。

无独有偶，据《芝隐方》记载，南宋度宗皇帝赵禥欲外出赏花，谁知次日清晨，忽然舌肿满口，不能言语，不能进食。度宗及满朝文武十分焦急，急召御医入宫治疗。蔡御医用蒲黄、干姜末各等份，干搽舌上，数次而愈。

以上两则舌胀失音的病例，均通过用蒲黄搽舌的方法治疗取得较好的疗效，其实这正是得益于蒲黄具有化瘀活血之功，用药针对病机，故疾病得治。实际上，外用之理即内用之理。我平时除了用于口舌之疾，也常用于眼底眼结膜出血。20 世纪 90 年代，有一次我因工作劳累导致右眼底出血，视物不清，即用生蒲黄粉 10g 泡水喝，1 周后即愈。平时看病遇到上火眼结膜出血的患者，我也叫用泡茶的方法喝生蒲黄粉，三五日即愈，屡用屡验。故写出来供大家参考用之。

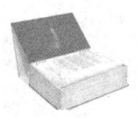 # 〇九、薏苡仁——清热化痰就找它

薏苡仁，不就是既能煮稀饭美容，又能当中药用的极普通的一味寻常药嘛，怎么到了你手里就成了妙药？我想大家在没有看完全文一定会这样想，不奇怪。我会让大家相信的。先看一则引起我认识改变的医话。

钟新渊在《薏苡仁清痰》一文中说："1983年9月末，我得了一次感冒，初愈后，每日清晨仍咳黄色浊痰，历时1周，有增无减。我担心痰浊不清，引起他病。暗自思量，找一味善药来清除痰源。黄色浊痰是湿热酿成，我就选用薏苡仁清化。每日取薏苡仁50g煮粥，连吃3日。果然，咳痰逐日减少，尿量增多，湿热从下泄去。我素来脾肾不足，苡仁淡渗寒滑，虽然有利于清化痰热，但却使我溲时余沥点滴，有时自流而难于约束。可见善药也非十全。于是，在苡米粥中加入10枚红枣，连吃4日，痰浊尽去。从此以后，我对肺热痰浊重者，常用苡仁治之，效果多佳。"[《长江医话》]

无独有偶。一日，我刚好感冒，并引起了支气管炎（系先天遗传，平时很少犯，只是在检查身体时，拍胸片发现肺纹理较粗乱），发高热，咳嗽，吐浓痰，浑身无力，脉浮滑数，舌淡苔白。同时，我母亲也患感冒，发热，咳嗽气喘（因有慢性肺心病兼肺气肿），大口吐痰。为了试验薏苡仁化痰的作用，我决定让母亲住院行西医治疗，我在家用薏苡仁治疗。由于印象较深，现在还记得当时治疗情景。

我用生薏苡仁500g，高压锅压30分钟，煮了3大碗，每1小时喝250ml左右。该米汤微酸微涩，喝下去以后，30多分钟就要小便一次。从上午喝起，一直到下午5时左右，高热开始退却，痰大量减少（其前高热一直不退，家人曾劝我去输液，我执意不去）。结果又服2日薏苡仁汤，完全治愈。既神速，又省钱。而我母亲整整在医院住了半个月，其间用进口头孢类抗生素，1周后才控制住气管炎。

没有比较就没有鉴别,没有实践就没有真知。从此以后,我对薏苡仁这味药情有独钟,高看一眼。在治疗上呼吸道感染引起的气管炎、肺炎、肺脓肿等以痰多而稠为主的各种证候时,首选之药就是薏苡仁。这里要强调是大剂量、生用,不得低于50g。为了防止小便滴沥不畅,伤了阴气,应中病即止,或配入大量大枣,取葶苈大枣汤之意。看到这里,各位还认为薏苡仁是寻常之物么?它不神妙么?

另外,谈点题外之话。我为什么要引用上述医话呢?并不完全是为了佐证我的观点,其重要的意义在于告诉青年中医同志们,学中医,不要光研究理论(不要理解错了,不是不学中医理论),要多看具有临床经验的中医之医话医案,并尽量记在脑子里,这比多记方子、多记药实用得多。理论是抽象的,医案是具体的。医案是活生生的"模特",人的大脑很容易记住鲜活的形象的东西,这是科学。如果有大量的医话医案在脑,一旦遇到疑难病证就会与之迅速建立起联系而胸有成竹,泰然处方。这就是古人说的"博涉知病"。多年来,我一直以这样的思路和方法学习临证,受益匪浅,现整理出来供大家思考。

 附:网友交流

却波渔翁:薏苡仁为化浊良药,我治鼻窦炎首选之。

唐氏中医:薏苡仁胜过灵芝草,药用价值及营养价值高,常吃可以延年益寿,返老还童。利湿健脾止泻,舒筋除痹,清热排脓。可用于脾虚腹泻,肌肉酸重,关节疼痛,水肿,脚气,白带,肺脓疡,阑尾炎。常用量9~30g。现代药理学研究,其还有以下功效:①对心血管的影响。抑制呼吸中枢,使末梢血管,特别是肺血管扩张。②抗肿瘤。尤以脾虚湿盛的消化道肿瘤及痰热夹湿的肺癌更为适宜。③增强免疫力和抗炎作用。薏苡仁油对细胞免疫、体液免疫有促进作用。④降血糖。可起到扩张血管和降低血糖的作用,尤其是对高血压、高血糖患者有特殊功效。⑤抑制骨骼肌的收缩。薏苡仁可抑制骨骼肌收缩,缩短其疲劳曲线;能抑制横纹肌之收缩。⑥具有镇静、镇痛及解热作用。对风湿痹痛患者有良效。⑦降血钙、延缓衰老,提高机体免疫力。此外,

〇九、薏苡仁——清热化痰就找它

还可用于治疗水肿、脚气、小便淋漓、湿温病、泄泻、带下、风湿痹痛、筋脉拘挛、肺痈、肠痈、扁平疣。

桑寄生：薏苡仁甘寒健脾祛湿，寒以清热，甘以健脾，脾健则生痰无源。

华山药工：薏苡仁化痰看来还是在量上。

1055：我经常喝薏米红豆汤，是否也应该加点大枣。我好像湿比较重，脸肿、腿脚肿、腹胀。喝了红豆薏米汤后，觉得人轻松多了，小便也比以前多了，这种情况是不是也该加点大枣啊！　　古道瘦马：是的，应加大枣好些。

荒岛观潮：气管炎、肺炎、肺脓肿等以痰多而稠为主的各种证候，首选之药就是薏苡仁，它是可以去浓浊之物。医话是先生们的心血凝结，最为珍贵。

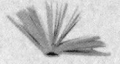 **群贤见智录**

（1）程广里治疗坐骨神经痛，常在方中重用薏苡仁60～100g，取得良好疗效。[中医杂志，1982（7）：45]

（2）马骥教授曾治愈1例患痢疾后经常凌晨腹痛、腹泻10余年之患者，证属湿热停滞，药用白头翁、黄连、黄柏、秦皮、薏苡仁、木香、白芍、甘草，方中重用薏苡仁100g。[《马骥临证经验辑萃》]

（3）陈景和教授认为，薏苡仁健脾祛湿，缓急止痛，为治湿痹之要药，但须重用方能收效显著，少用则效果明显。每剂用量为100～200g。[《古今名医临证金鉴·痹证卷》]

（4）钱远铭教授擅用清热化痰、排脓祛瘀之千金苇茎汤（芦根、冬瓜子、薏苡仁、桃仁）治疗急、慢性肺部感染性疾病。本方由于性味清淡，故剂量宜大，小则无效。特别在急症重症中尤应如此。一般薏苡仁可用50～200g。[《古今名医临证金鉴·咳喘肺胀卷》]

（5）谢远明教授常用生薏苡仁治疗各种痈（肺痈、肠痈等），疮

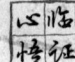

疡，急、慢性肾炎，膀胱炎，水肿，湿，泄泻，消化道肿瘤，扁平疣等。应用指征为腹泻，水肿，痈肿，舌质淡，舌体胖或有齿痕，苔厚腻，脉弦滑。用量为30～120g。临床配芦根、冬瓜子、桃仁，治肺痈；配桃仁、牡丹皮、赤芍、红藤，治急性阑尾炎；配制附子、败酱草、红藤，治慢性阑尾炎；配川芎、麻黄、桂枝、羌活、独活、苍术、制川乌、黄柏、甘草、生姜，治湿痹。[《方药传真》]

（6）黄和医师认为，薏苡仁健脾和中，祛湿浊，疏经脉，利关节，止疼痛，安心神。临证常配萆薢治痛风，配土茯苓治湿滞头痛，配板蓝根治扁平疣，配半夏治失眠，配伸筋草治筋脉拘挛疼痛，配败酱草治乳腺炎，配天南星、半夏治关节肿痛，配苍术、茯苓治浮肿，配白芷、白花蛇舌草治痤疮。用量为30～500g。

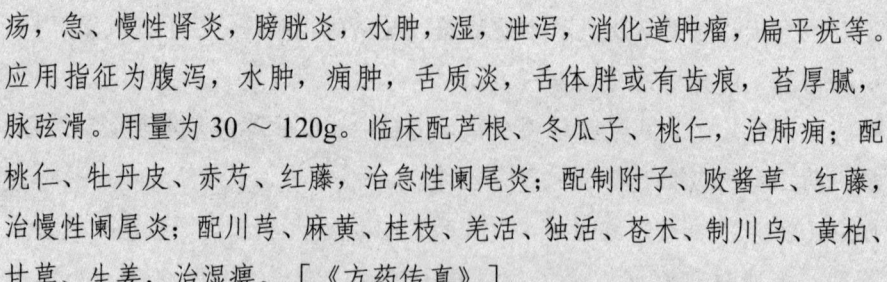

一十、金银花——清热解毒疗效非凡

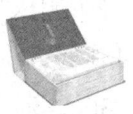

金银花又名银花、双花、二花、二宝花,为忍冬科属植物忍冬的花蕾,生于丘陵、山谷,林边也有栽培的 全国大部分地区都能生长。产在河南的叫"南银花",产在山东的叫"东银花"。主要功效为清热解毒,消痈疗疮。

我们常用的著名方剂银翘解毒散中的主药之一就是金银花,一般常用的辛凉解表药也离不了它。想必这一点大家都很熟悉了,而且也会用,但在重症大病中敢不敢启用它为主药,大刀阔斧,独担先锋,我想这样的人应该不多,因为这方面的医案不多,可以为证。大家不要小看这味药,不要仅在感冒发热时用,更要敢于在一些火毒热证中去用,如常见的疮疡痈肿等,见证只要是红肿热痛、火毒壅结,就大量重剂使用,无有不效,速收一剂知、二剂已之功。现举我近期治疗一案示之。

验案 李某,女,26岁,1周前,鼻梁旁被不知名小虫叮咬,用手指挠破,没有注意,第二天迅速感染,右半个脸肿大变形为阴阳人,甚是骇人,高热40℃,显然是细菌感染,因在面部,由于特殊的生理结构,有导致败血症之势。其母速带其到两家大医院就诊,遗憾的是年轻大夫竟不识为何证,只知消炎用抗生素,注射大量激素退热,给予盐酸左氧氟沙星,结果一天后热退,右半个脸继续肿大,无奈又转诊医学院一老教授,断为蜂窝织炎,又用大量抗生素,结果面肿稍退,但是变症

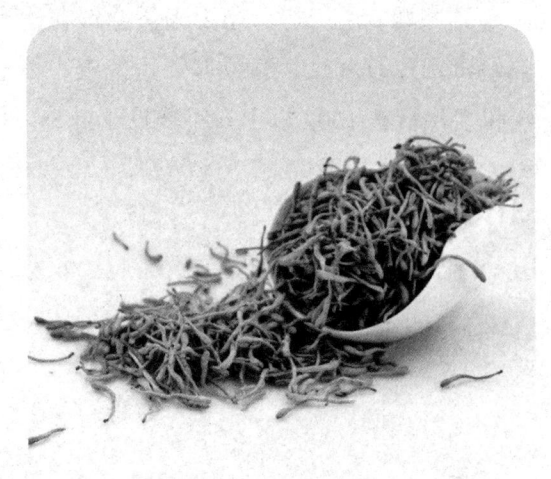

★ 金银花

蜂起。腰痛，尿血，蛋白+++，小便赤涩，显然是药物伤了肾，吓得母女一家人急忙出院找到我。因其母是常年在我处看中医，故笃信中医不移，要求我予以治疗。面诊右半个脸肿大，左右明显不对称。舌淡苔白干，脉细数，纳呆，小便涩痛量少，大便不多。体温38.5℃，余无明显突出之症。此乃少阳火郁，热毒蕴发，似中医大头瘟证。处以小柴胡汤加五味消毒饮加当归补血汤。

处方：柴胡30g，黄芩30g，金银花120g，野菊花30g 连翘30g，蒲公英60g，紫花地丁30g，当归10g，生黄芪30g。3剂，嘱3日后复诊。结果一剂热退，三剂后肿消，脸平如初，还一女子娇容。仅留皮下硬，微痛。

续方：生黄芪30g，当归10g，金银花60g，野菊花30g，连翘30g，蒲公英60g，紫花地丁30g，玄参30g，浙贝母30g，生牡蛎30g。5剂，痊愈。

此案之所以能快速控制病势，关键在于及时大量重用金银花，起手就是120g，迅速扑灭"火"势，量小不行，杯水车薪，这是我多年的经验。我治乳痈、肠痈等痈疮症都是重剂频出，屡屡收效。此时不可犹豫，慢条斯理，贻误战机。上案如不是误诊耽搁，病发之初即用大量青霉素，估计亦可治愈。无奈现在的医生可能嫌药贱不赚钱而用"左氧氟沙星"之类，据患者说3天化了5000多元，还险些丧命。呜呼！哀哉！

重用金银花治大症古今皆有，清代著《洞天奥旨》的陈士铎、当世的山西名医白清佐均是擅用大剂金银花的高手，诸位有兴趣不妨翻阅上述贤德之士的遗作习之，定有受益。

另，再多说一句，在用大量金银花治重症时，要尽量贴合此药的特性，清热解毒，疏散风热。病位偏上、偏表、偏散是首选依据，偏下则用大黄之类。用量要保持在100g以上，不要低于此量，此乃我的经验。

十一、水牛角——治疗头面轰热非此不可

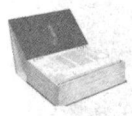

20世纪80年代我很爱看央视的《动物世界》节目,自然界的动物千奇百怪,各显神通,适者生存,弱肉强食,把我看得目瞪口呆,废寝忘食。尤其是非洲的犀牛热情奔放,凶猛无比,给我留下了深刻的印象。特别是头上用于战斗的一对牛角,使我联想到了犀角地黄汤。这首《千金要方》中的名方,治疗热入营血的神奇作用,自我学中医的时候就知道,古时很多名医医案中都讲到,热盛神昏时,几分犀牛角就可立即挽回一条生命,其灵验作用使我羡慕不已。为医者,做梦都想有一支犀牛角,在大症重病中一显身手,一举出名。无奈由于其珍贵,又是濒临灭绝的世界性保护动物,至今看病几十年了,我也没有见过犀角,更不要说使用了。

然而记得上帝说,命运为你关闭一扇窗,必为你打开另一扇门。是的,中国人聪明,犀牛角不让用了,就找同类的替代,常见的水牛角就成了代用品。

犀牛角清热、凉血、安神、降逆,用几分即可,水牛角行么?用多少合适?实践证明可以替代,但几分甚止几十克显然是不行,很难达到清热凉血安神的作用,这从运用犀角地黄汤验案不广泛就可以说明。要想起到同等作用,只有加大用量,不是十克八克,而是50g、100g,甚至是200g,这是我的经验。这个量没有什么严重的不良反应,仅个别人有腹泻现象。

犀角地黄汤不仅用于温热病中的营血证,这方面我想大家都会,而且还可以用于疑难杂病中。今举一病,临床并不少见,即面部双颧发热,女性居多,非痨病、更年期之发热。这方面的验案不多,而且从我接触的患者来看,都是四处就医,久治不愈的,说明是难治的病。对这种病的治疗我也是摸索了很长时间才找到方法和有效的药。这个病不分年龄大小,女性居多,偶见男性。其治疗的主方就是犀角地黄汤,主药就是水牛角。

【验案】 马某，女，48岁，2006年8月初诊。病史有家族性高血压，心烦，头晕，双颧发热，外观有红斑，饮食正常，大便偏干，月经还未完，舌淡苔白厚腻，脉寸关浮滑、尺不足。主诉双颧发热，已有多年，四处求诊，屡治不愈，有诊断为红斑狼疮者，但检查未见红斑狼疮细胞因子，故此病不成立。我初按阴虚火旺、虚阳上浮治疗，先用桂枝龙骨牡蛎汤，不效；继之柴胡加龙骨牡蛎汤，不效；再之用二仙汤加龙骨、牡蛎又不效；再之用知柏地黄汤还是不效。一时黔驴技穷，束手无策，告知患者停诊一周，容我好好研究再治。患者允之。

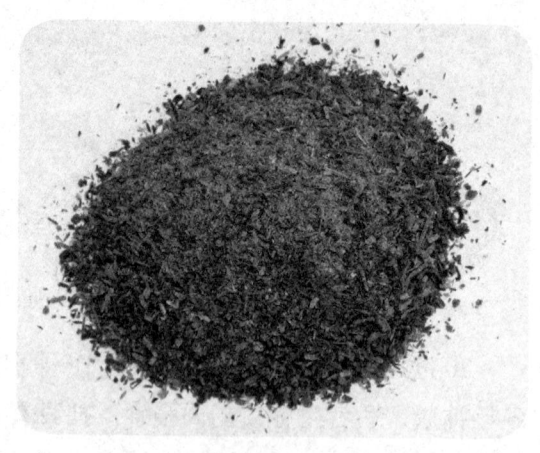

★ 水牛角-药材

此后，回房闭门，读书思过，一日偶看到一则犀角地黄汤治皮肤病验案，大量使用水牛角一举扭转病势，迅速治愈，取水牛角清热凉血、引火下行之效，心中为之一亮，何不借此一用，治疗双颧发热症？上案在治疗过程中潜阳、滋阴都用过，不效，为何不用清热凉血一法？况该患者又有高血压，水牛角也有引火下行之作用。想到此，即打电话通知马某前来治疗。第二天患者如约而至，我处以犀角地黄汤加减。

处方：水牛角100g，牡丹皮10g，生地黄30g，赤芍15g，生龙骨30g，生牡蛎30g，女贞子30g，墨旱莲30g，怀牛膝30g，焦杜仲30g。5剂，水煎服。

1周后复诊，患者一进门就兴高采烈地告诉我，发热已见轻，不是天天发了，要求继续治疗。药中病机，我心中亦是欣喜，效不更方，前方加大水牛角至200g，治疗2个月，彻底治愈，意外的是高血压亦治愈，真不可思议，要知道她可是家族性高血压啊。

此案中有一点要说明，方中的水牛角甚为重要，量小、量大效果不一样，在治疗的过程中我有意减小水牛角的量，发热症状就复发，再加大又有效。其量控制在100～200g最好，低于这个量不好。自从治好此例患者，我每年用此法治三五例此类病例，年龄有20多岁的，也有30多岁的、50多岁的，屡用屡验。

十一、水牛角——治疗头面轰热非此不可

群贤见智录

（1）雷在彪医生常用水牛角60～120g，配伍他药，治疗过敏性紫癜，效佳。[广西中医，1987（6）：9]

（2）陈楚玺医生用犀角地黄汤加味治疗蛛网膜下腔出血20例，药用水牛角、生地黄、赤芍、牡丹皮、大黄，方中重用水牛角100g以代犀角。[《神经精神疾病效方430首》]

（3）金润泉教授是吉林名医，常在辨证方中配用水牛角15～100g，治疗血管性头痛证属肝阳上亢者。[《方药传真》]

按：犀角珍稀难得，临证多用水牛角代之。水牛角苦寒清热，主入血分，且善通脑络、醒脑窍，具泻火解毒、凉血止血之功。唯其气味俱薄，药力较弱，故用量宜大。

（4）黄和医师认为水牛角长于清热解毒、凉血止血，有抗炎、解热、降低毛细血管通透性、增加血小板、兴奋垂体-肾上腺皮质功能之作用，故对血小板减少性紫癜、肝炎、过敏性紫癜、类风湿关节炎、系统性红斑狼疮、白塞病等属热毒证者有较好疗效，如能配合其他中药使用，可望提高疗效。用量为60～250g。

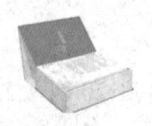

十二、大红枣——悲伤欲哭它能治

大红枣儿甜又香，送给亲人尝一尝。一颗枣儿一颗心……这首陕北民歌打小我们就会唱，其中大枣的美好象征、丰富营养也伴随着我们一路走来，从年轻到暮年，使人难以相离。但是在一般人的印象中，大枣除了香甜可口、美好祝福外，可能认为也没有什么特别的地方。其实不然，大枣在中医看来是一味难得的好药。从医这么多年，我不知用大枣治好了多少疑难杂证，为多少人解除了痛苦，真觉得应该好好表表它的功劳。

《神农本草经》讲大枣味甘，平。主心腹邪气，安中养脾，助十二经。平胃气，通九窍，补少气、少津液，身中不足，大惊，四肢重，和百药。

《本草经疏》讲大枣能补脾和胃，益气生津，调营卫，解药毒。治胃虚食少，脾弱便溏，气血津液不足，营卫不和，心悸怔忡。妇人脏躁。

现代科学研究认为红枣有如下作用。

（1）增强人体免疫力：大枣含有大量的糖类物质，主要为葡萄糖，也含有果糖、蔗糖，以及由葡萄糖和果糖组成的低聚糖、阿拉伯聚糖及半乳醛聚糖等；并含有大量的维生素C、核黄素、硫胺素、胡萝卜素、烟酸等多种维生素，具有较强的补养作用，能提高人体免疫功能，增强抗病能力。

（2）增强肌力，增加体重：实验小鼠每日灌服大枣煎剂，共3周，体重的增加较对照组明显升高，并且在游泳试验中，其游泳时间较对照组明显延长，这表明大枣有增强肌力和增加体重的作用。

（3）保护肝脏：有实验证实，对四氯化碳肝损伤的家兔，每日喂给大枣煎剂共1周，结果血清总蛋白与白蛋白较对照组明显增加，表明大枣有保肝作用。

（4）抗过敏：大枣乙醇提取物对特异反应性疾病能抑制抗体的产生，对小鼠反应性抗体也有抑制作用，提示大枣具有抗变态反应作用。

（5）镇静安神：大枣中所含有黄酮-双葡萄糖苷A有镇静、催眠和降压作

十二、大红枣——悲伤欲哭它能治

用,其中被分离出的柚皮素-C-糖苷类有中枢抑制作用,即降低自发运动及刺激反射作用、强直木僵作用,故大枣具有安神、镇静之功。

(6)抗癌,抗突变:大枣含有的桦木酸、山楂酸等均发现有抗癌活性,对肉瘤S-180有抑制作用。枣中所含的营养素能够增强人体免疫功能,对于防癌抗癌和维持人体脏腑功能都有一定效果。

以上论述充分说明大枣功能多多,在这方面,医圣张仲景是高手,其在《伤寒杂病论》中运用大枣的方剂比比皆是,简直达到了出神入化的地步。诸如十枣汤、桂枝汤、炙甘草汤、当归四逆汤、甘草小麦大枣汤等,无不显示出大枣的非凡作用。这里我仅从中医的角度谈一谈大枣养血安神、平定情绪的作用。

我特别喜欢和擅用甘草小麦大枣汤,治疗一些精神抑郁情绪不稳的病证。在这方面西医除了给些镇静类药外,而且不良反应很大,别无他法。但是中医治疗这方面的病证却是很有特色,其中主药就是大枣。现举一例示之。

2008年5月,曾治一患者郭某,女,58岁,西安南郊人。开始找我看胃病,爱生气,胃胀痛,我用柴胡疏肝饮合平胃散治愈。后其丈夫提出能否治一下爱哭的毛病,说其妻每当与姐妹打电话时,总是控制不住情绪要哭泣,已有十余年了,也去了不少医院,给些镇静安神的药,效果不明显,一直治不好。我笑笑说问题不大。为什么敢这样夸口,实缘于我常读仲景之书,《金匮要略》中讲:妇人脏躁,喜悲伤欲哭,象如神灵所作,数欠伸,甘麦大枣汤主之。

就是说妇女患脏躁症,容易悲伤想哭,动作言语都不能自主(精神失常),连续打哈欠、伸懒腰,要用甘麦大枣汤主治。

甘草三两 小麦一升 大枣十枚

上三味,以水六升,煮取三升,温分三服,亦补脾气。

仲景早已有治法,我也在临床中屡用此方治疗这种妇女欲哭之证,效如桴鼓。可以说是胸有成竹,十拿九稳。于是开出上方加酸枣仁30g。并告之,其中大枣要15枚,一个不能少。患者持方后,一看就这几味药,满脸疑惑地问,能行么,就这一把麦子、十几个枣就能治病?我说,你吃一星期看看再说,不行我再给你调方子,患者持药而去。一周后复诊,说好多了,现在犯得不勤了,你这偏方还真管用。我哭笑不得,医圣的经方怎么就成了偏方。又续方15剂痊愈。

【按】我在临床上用此方治此证，甚多。有产后血虚，欲哭不止；有精神受挫，欲哭不止；有更年期欲哭不止等等。一句话，只要是情绪不稳，悲伤欲哭，就可以用此方，并要特别交代，大枣15个以上，一个不能少。诸君切莫轻视大枣一物。临床上，大枣通肠治便秘也甚好，我常用桂枝汤加重大枣治之，此是后话。

附：网友交流：甘麦大枣治愈脏躁二例

脏躁一症，首见于《金匮要略》，皆由忧思日久，神明不宁而成。仲景之甘麦大枣汤，实为治疗脏躁千古不易之良方。我于1998年经朋友介绍，诊治一女患者，60多岁，终日哭啼，精神失常，语多而无伦次，见人辄讲述其事，终日喋喋不休，夜眠则惊惕常作，此外别无他症。已服精神专科镇静药，全不见效。我诊其脉细软，视其舌质淡，苔则薄白。这不就是仲景《金匮要略》所载的脏躁证吗，用甘麦大枣汤加味。淮小麦30g，炙甘草9g，大枣30g，石菖蒲6g，炙远志6g，珍珠母30g，龙齿12g，丹参9g，酸枣仁15g，麦冬15g，茯苓15g，先试3帖。效果甚佳！照方加减治疗1个月左右，患者好了，家人感谢欢喜！我也高兴。没想到多读古书于临床有如此进益，心也安慰矣！

另一位西医朋友，他弟妇年三十许，产育几天后忽病哭笑无常，时而悲泣，伤感不已；时而嘻笑怒骂，亲疏不避；连亲生儿也不理不睬。朋友多方治疗无效，曾往人民医院就诊，已治数月不应，打算要往广州大医院求治。刚巧我去他家，朋友把情况说给我听。我说此症显然是《金匮要略》之脏躁，仲景曰："妇人脏躁，喜悲伤欲哭，象如神灵所作，数欠伸。"正与此例病情相符。朋友大悟，说其弟妇因吃药太多，已经不敢吃苦的中药了，一闻是中药就扔掉。我说，我们先用大麦和大红枣加白糖煎汤，不苦，就说是五果汤给她吃。果然，她慢慢接受了。清醒后即以甘麦大枣汤加入养血柔肝、宁心安神之品。淮小麦30g，甘草4.5g，大枣7枚，当归9g，百合15g，党参9g，炒酸枣仁9g，生地黄10g，茯神9g，合欢皮15g，服至十多帖，诸症悉蠲。[《医生圈——金鉴》]

十三、生姜——呕吐不止用它非常灵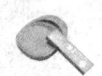

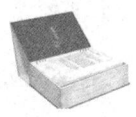 # 十三、生姜——呕吐不止用它非常灵

谈起生姜可以说是无人不晓，路人皆知，但是作为一种中药，重用生姜治病可能知道和会用的人不多。其实生姜是一味有很大作用的好药，用得对，在临床上经常能起到治大病、医大疴的作用，所以有必要为其浓彩重抹地说一说。

生姜古称百辣云、因地辛，又有炎凉小子之称，关于生姜之出典，按照王安石《字说》云："姜能疆御百邪，故谓之姜。"公元3世纪，我国的生姜传入日本，被称作"吴国山椒"。生姜可谓是极为常用的调味品，正如明·李时珍所说："生啖，熟食，醋、酱、糟、盐、蜜煎调和，无不宜之，可蔬可和，可果可药，其利博矣。"

诸如"一杯茶，一片姜，驱寒健胃是良方""早上三片姜，胜过饮参汤""每天三片姜，不劳医生开处方"等等，民间有关生姜的俗语和传说更是举不胜举，无非说明常吃生姜具有温中暖胃、祛病养生的作用，但是生姜更大的作用还在于治病。如果是学中医的，而且还熟悉《伤寒论》《金匮要略》的话，就会知道仲景在治腹胀、呕吐、厥寒时，无不把生姜作为重要的药物来用。

《伤寒论》66条原文：发汗后，腹胀满者，厚朴生姜半夏甘草人参汤主之。

仲景治腹胀重用生姜半斤。

《金匮要略》原文：病人胸中似喘不喘，似呕不呕，似哕不哕，彻心中愦愦然无奈者，生姜半夏汤主之。

半夏半升　生姜汁一升

上二味，以水三升，煮半夏，取二升，内生姜汁，煮取一升半，小冷，分四服，日三夜一服，止，停后服。

原文：干呕，哕，若手足厥者，橘皮汤主之。

橘皮四两　生姜半斤

上二味，以水七升，煮取三升，温服一升，下咽即愈。

047

原文：哕逆者，橘皮竹茹汤主之。

橘皮二升　竹茹二升　大枣三十枚　生姜半斤　甘草五两　人参一两

上六味，以水一斗，煮取三升，温服一升，日三服。

仲景治呕，一升姜汁需要多少生姜啊，后面治呕动则半斤，今人有么？

原文：寒疝，腹中痛及胁痛里急者，当归生姜羊肉汤主之。

当归三两　生姜五两　羊肉一斤

《伤寒论》351条原文：手足厥寒，脉细欲绝者，当归四逆汤主之。

《伤寒论》353条原文：若其人内有久寒者，宜当归四逆加吴茱萸生姜汤。

当归三两　芍药三两　甘草二两，炙　通草二两　桂枝三两，去皮　细辛三两　生姜半斤，切　吴茱萸二升　大枣二十五枚，擘

上九味，以水六升，清酒六升和，煮取五升，去滓，温分五服。一方，酒、水各四升。

仲景治虚寒厥逆，其中生姜半斤，在其他证条中也屡屡见之。

从以上论述中，我们可以看到，医圣仲景把生姜的作用简直发挥到了淋漓尽致，无所不用其极的地步。反观今人鲜有用也，致使一良药屈尊于调味品之中，惜哉！惜哉！

承蒙先圣教诲，我在临床上经常效仿仲景，重用生姜，治顽证呕吐，四肢寒逆，屡收佳效，现举一例示之。

2008年10月，曾遇一老年患者打呃不停，缘于前两天感冒打了几天吊针，外感一证好了，但留下打呃不止的毛病，已有1周，吃了很多药，也扎了针，用了很多偏方奇法还是止不住，特来请老先生好好看看，用中药治治。

我一看是这病，仅一打呃，小毛病好治，大意夸下海口，3剂药解决。随后，辨证起用套方旋覆代赭汤和丁香柿蒂汤，予之。想当然3天后保险治愈。谁知3天后老者又找来了，说：3剂药吃完了，稍有效，但还是不行。中国老百姓真好，只要信任你，即使不效，还是给你面子。听完老人说毕，我心中感到一阵惭愧，对老人的病大意了，认为是小毛病，没有认真详细辨证用药。

经过认真详细的再辨证，我认为该患者不仅虚，而且还兼有寒饮，舌淡，苔薄白，脉虚弦，抗生素用太多伤了胃阳，导致寒饮上饮，胃气不降。应在前方中加重辛温降逆重药，于是续守前方，要求患者回家自购生姜半斤，分2剂加入，再增刀豆15g。老人一听这么多生姜，问是不是说错了，从未听说1剂

十三、生姜——呕吐不止用它非常灵

用这么多生姜的。我说没错，比起仲景医圣还差得远。老人半信半疑持药而去。两天后告之，1剂药下去就好了一半，吃完2剂药就不打呃了，问还吃不吃第3剂药了，我说不用了。

【按】仲景先圣不欺我也。药只要对证、量足，无不效如桴鼓。多年的临床使我对重用生姜格外重视，每遇寒逆、呕吐、腹胀诸证，治疗力不从心时，总是想到生姜这个再寻常不过的调味品，应用重量，屡屡收效，故撰文宣传一番，切莫小看生姜，高看它一眼吧。

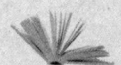 群贤见智录

（1）唐步祺先生是四川名医，擅用经方治疗肺痿。对于寒湿肺痿，常用麻黄汤、麻黄附子细辛汤、四逆汤、甘草干姜汤化裁治疗。方中生姜剂量可用至60g。[《古今名医临证金鉴·咳喘肺胀卷》]

（2）李裕怀医生用定眩汤加减治疗梅尼埃综合征50例，药用白术、茯苓、半夏、陈皮、枳实、炙甘草、天麻、竹茹、生姜、龙骨、牡蛎等，方中生姜用量为30～100g，总有效率96%。[《神经精神疾病效方430首》]

（3）代云波教授以自拟乌附麻辛桂姜草汤（川乌、附子、麻黄、细辛、桂枝、干姜、甘草）为治疗风寒湿痹之基础方，随证加减，疗效显著。方中生姜（或干姜）用量为30～90g。[《古今名医临证金鉴·痹证卷》]

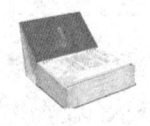

十四、连翘——治热呕之妙药

说起连翘这味药，一般的中医都知道是味清热解毒的好药，著名的银翘散就是因其而得名的。

其实它在临床不仅是一味清热解毒的药，还是一味很好的止呕药，特别是止热呕，常用的保和丸中用连翘就有此意。说来这个发现还要归功于日本的汉方家。

日人《牛山治套》中说："大人小儿呕吐不止，可用连翘加入任何药方之内，此家传之大秘密也。"《生生堂治验》记载："某氏儿，二岁，患惊风瘥后，犹吐乳连绵，众医为之技穷，及先生诊之，无热，而腹亦和，即作连翘汤使服，一剂有奇效。"[均见汤本求真《皇汉医学》]

此说验之临床不虚言也。当代张振钦老医师善以连翘止呕，据说也是观自汤本氏之《皇汉医学》，验之临床二十余年，每用辄效。

如治张某，女，58岁。退休工人。症见腰痛、浮肿反复发作3年，伴呕吐频作不能进食5天。头面及下肢浮肿，腰痛乏力，伴恶心呕吐，饮食汤药不能下。无寒热，口不思饮，溺少。脉沉细数而稍滑，舌质淡红，苔薄白。经西药抗炎、利尿、补液止呕等治疗，效果不佳而改用中药治疗。用连翘20g，浓煎，徐徐少量与饮之，口服呕吐即止。

何某，女，8岁。因贪食冰棒、饼干等物，夜起腹痛呕吐。经抗炎、镇痛等药物及输液治疗，虽痛减而呕吐仍不止，遂至门诊求治。

诊查：脉弦紧而数，舌苔淡黄，舌质红而少津，胃脘部压痛。辨为饮食伤胃，胃热上逆。首用连翘15g，浓煎，少少与饮之。继进白芍10g，炙甘草6g，腹痛亦愈。[湖南中医杂志，1986（2）：29]

何运强医师在多年的临床实践中，学习日本人汤本求真所著之《皇汉医学》，运用连翘治疗呕吐屡收奇效。他说："治呕吐，加连翘于对症方中，乃家传之秘也。"

十四、连翘——治热呕之妙药

陆渊雷之《伤寒论今释》、姜春华的《经方应用与研究》都对连翘治疗呕吐的作用有详细阐述。河北名医孙润斋先生亦曾用此药治疗呕吐患者百余人，皆收立竿见影之效。

何氏也于临床中体会到，用清•王清任先生之解毒活血汤（柴胡、连翘、葛根、赤芍、生地黄、枳壳、当归、桃仁、红花）治疗霍乱，有连翘则止呕吐作用佳，去掉连翘，则呕吐难止。

现代药理研究表明："连翘煎剂……镇吐效果与注射氯丙嗪2小时后的作用相仿。它又能抑制犬皮下注射阿扑吗啡引起的呕吐，故推测其镇呕止吐作用的原理可能是抑制延脑的化学感受区。"[余瀛鳌．中医大辞典．北京：人民卫生出版社，1995：730]何氏经验，不论何种原因引起的呕吐，在辨证施治的基础上加用此药，都有非凡的效果。价廉而常用之药，有此独特之功，当不容忽视。

吕某，女，77岁，1991年5月10日初诊。呕吐5天。西医诊断为神经性呕吐，用爱茂尔、胃复安（灭吐灵）等药治疗无效，转求中医诊治。舌质红、苔薄黄，脉滑数。予一味连翘60g水煎服。2剂后，呕吐止，病遂愈。

裘某，男，40岁，1995年10月21日初诊。2个多月来每于早餐后呕吐。他医迭进旋覆代赭石汤、温胆汤而无效。面色白，语言无力，四肢倦怠，舌淡、苔薄，脉濡弱。证属脾胃气虚。投六君子汤治之。3剂后，效果不显。又于前方加用连翘再服3剂。药尽，其病霍然而愈。随访2年未发。[山西中医，2001，17（2）：41]

学习上述经验和验案，我在临床上主要运来治疗热呕。曾治一男子，35岁，最近一段时间频频恶心，欲发哕，我的学生予以旋覆代赭汤合丁香柿蒂汤，3剂不效，其呕哕之势越发频繁。我接诊后，观其方无误，纳闷怎么能不效呢？细诊，舌略红，苔黄腻，双关脉滑，口中出气臭浊，笑曰：此乃积食，热呕也，非旋覆代赭汤证。处方保和丸，重用连翘。

炒山楂30g，炒神曲30g，姜半夏30g，茯苓15g，陈皮30g，连翘60g，莱菔子30g，生大黄10g，生甘草6g。3剂，水煎服，每日3次。

1剂后泻下黏溏粪便，臭不可闻，随之呕哕减轻，3剂服完，痊愈。[古道瘦马医案]

此方乃保和丸合大黄甘草汤，专治积滞热呕证。我的认识和体会是，连翘擅治热呕，与竹茹、芦根同为治热呕之要药。

十五、桂枝——强心通阳的一味好药

《伤寒论》第一方就是桂枝汤，其主药非桂枝莫属。桂枝的作用如何？恐怕学中医的没有不知道的。辛温解表，温阳利水。真是这样的么？我认为不全面也不准确。从《伤寒论》原意来看，我认为其主要作用有两点：一是降逆，二是强心。

先说降逆。《神农本草经》论桂枝的功效是"主上气咳逆、结气喉痹、吐吸（注：可能是吐呕之误）、利关节"。张仲景《伤寒论》凡有冲逆证者，都加用桂枝，如第15条"太阳病下之后，其气上冲者，可与桂枝汤如前法，若不上冲者，不可与之"。又如桂枝加桂汤证，治气自少腹上冲心。防己黄芪汤方后亦说："气上冲者，加桂枝三分。"此外，如苓桂术甘汤治心下逆满，气上冲胸；苓桂甘枣汤治气从少腹上冲胸咽。可见张仲景应用桂枝是降冲逆的，这是不容置疑的。临床上我一直是坚持这么用的，咳喘气逆用桂枝，水饮上逆用桂枝，奔豚不息用桂枝，疗效都很显著。桂枝的降逆作用，张仲景叙述甚明。我这里想重点说一说桂枝强心的功效。

《伤寒论》的第一方桂枝汤：桂枝三两，白芍三两，甘草二两（炙），生姜三两，大枣十二枚。其主药就是桂枝，方名就是明证。此方辛温解表，滋阴和阳。主治发热汗出，恶风脉缓。一般解释为桂枝辛温祛风，白芍滋阴敛汗，一开一合，阴阳调和。真是这样的么？

我不这样认为。桂枝汤证是风寒表虚，这是大家公认的。其突出症是汗出恶风。汗者，心之液，明

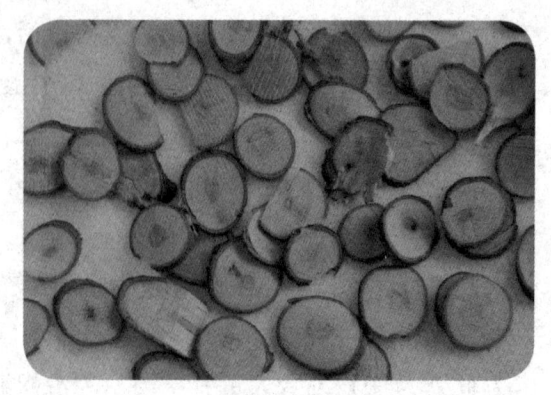

★ 桂 枝

十五、桂枝——强心通阳的一味好药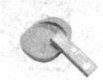

显是心阳不足，心液受损，无力敛汗。这是主要问题。为了解决这个主要矛盾，张仲景采取了温阳强心的办法，就是以桂枝为主，配用甘草，"桂三甘二"来达到目的。白芍和大枣敛阴滋液补充营养，生姜祛寒散邪。以桂枝为主，配甘草强心的作用，在麻黄汤中仍然有体现。为了防止麻黄发散过劲，伤阴损阳，就用"桂枝二，甘草一"强心以防之。这才是正解。

更能说明问题的是《伤寒证》第64条："发汗过多，其人叉手自冒心，心下悸，欲得按者，桂枝甘草汤主之。"心阳受损就用桂枝甘草汤，桂枝是主药，"桂四甘二"。沿着这一思路，多年来我在临床上一直把桂枝作为强心药来用，实践证明是对的，也是可行的。

验案 楼某，男，60岁。主诉心动过缓已有2年，心跳每分钟45次，头晕，胸闷，饮食、二便均基本正常，舌淡苔白嫩，脉三五一结代。辨证为心阳衰微，气血瘀滞。方用桂枝加附子汤合丹参饮。

处方：桂枝、肉桂各25g，白芍15g，炙甘草30g，制附子5g，丹参30g，檀香6g，砂仁6g，生姜10g，大枣6枚。7剂，水煎服。

1周后复诊：心率提高到每分钟60次，头已不晕，胸亦不闷，脉为八九次一结代。效不更方，又续服10剂，脉搏稳定在每分钟65次左右，脉已无结代。后又以炙甘草汤与此方交替服用3个月，基本治愈。

> 【按】我在治疗心动过缓和冠心病、肺心病时，一开始很少用人参、黄芪，多重取桂枝温阳强心，疗效很好。桂枝的好处在于一能强心，二能通脉。方中之所以桂枝、肉桂各半用，是因为古时用的桂枝据考证是肉桂（亦称桂心），桂枝、肉桂实为一物，一气薄，一味厚，相得益彰。为了保证疗效，故同用，别无他意。

 附：川桂枝平降冲逆、温复心阳效捷

朱老曾治一许姓妇女，腹中攻筑，有气自脐下上冲至咽，窒塞难受，频发，迭经多方图治罔效，诊为奔豚病。

处方：桂枝、大枣各15g，杭白芍、旋覆花（布包）各10g，生甘草、生姜各 5g，代赭石（先煎）30g，橘核、荔枝核各 12g。连进 2 剂，自觉气自咽降至胸部；再进 3 剂，冲逆已平，诸恙均瘥。

桂枝善于温通心阳，与甘草同用，治阳虚心悸有良效，适用于心阳不振、心脉痹闭之证。朱老经验，凡冠心病、病态窦房结综合征引起之心动过缓，引用之有提高心率的作用。

常以桂枝、黄芪、丹参、炙甘草为基本方，随症佐药。盖心阳虚者心气必虚，故用黄芪以补气；心阳虚则营运不畅，故用丹参以养血活血；阳以阴为基，心阳虚者必兼见心血虚，故用甘草以柔养。此四味共奏益心气、复心阳、通心脉之功。而其中关键，桂枝的用量须打破常规。朱老用桂枝，一般从 10g 开始，逐步递增，最多加至 30g。服至口干舌燥时，则将已用剂量略减 2～3g，续服以资巩固。若囿于常法，虽药已对症，但量小力弱，焉能收效。［《朱良春用药经验》］

 附：网友交流

樊正阳：我一朋友，期前收缩（早搏）数年，按脉时结时促，心中怕惊。处方：桂枝 30g，炙甘草 20g，龙骨 20g，牡蛎 20g。服月余，病若失。

十六、五朵云——古代治疗肺癌的有效药

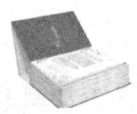

说起治疗癌症的中草药，懂医的人可能会如数家珍地说起来，半枝莲、半边莲、守宫、蟾蜍、白花蛇舌草等，其实还有一种中药——五朵云专治肺癌效果也很好。

五朵云学名又叫泽漆，这本是我们不应该生疏却生疏了的一味好药。

在《金匮要略·肺痿肺痈咳嗽上气病脉证治第七》中的泽漆汤是治疗水积肺痿的主方，据有关人员的考证，此证类似于现代的肺癌，难治。由于张仲景"脉沉者，泽漆汤主之"这一条论述得太简略，所以这个方剂没有受到应有的重视。就连泽漆这味药也不为中医所熟知。还以为泽漆是一味难于寻找的药，其实不然。

泽漆，俗称五朵云、猫眼草，为大戟科植物泽漆的全草，生于山沟、路旁、荒野及湿地。我国除西藏外，各地均有分布。味辛、苦，性微寒。有行水消肿、化痰止咳、解毒杀虫之功。

《神农本草经》谓："主皮肤热，大腹水气，四肢面目浮肿，丈夫阴气不足。"

《名医别录》谓："利大小肠，明目轻身。"

《医林纂要》谓："泻肺降气，行水去热。"说明泽漆是一味泻肺降气行水而略具补性的药。

至少也如《本草汇言》所谓："主治功力与大戟同，较之大戟，泽漆稍和缓而不甚伤元气也。"

现代药理研究证实，泽漆不仅有镇咳祛痰作用，而且有抗癌作用。临床上常有用泽漆治疗淋巴肉瘤和宫颈癌的经验报道。对于正虚邪实的恶性肿瘤胸水来说，以泻肺降气、行水去热而见长的泽漆作为主药，且高出桂枝正常用量的16倍（3两：3斤），实在是千古妙用。虽然书称有毒，实际上"毒性较小，小鼠灌胃125g/kg亦未致死。"[《现代中药学大辞典》]

我在临床上治疗肺癌咳嗽、恶性胸腹水时每每用之，既能强力利水，又能

抗癌止咳而不伤正。剂量以 30～60g 为宜，长期服用未见不良反应，效果颇佳。可以说是一味易得效宏的治疗肺癌之专药，用得好，用得及时，确实能达到柳岸花明、起死回生的作用。下面举一例示之。

● 验案　2006 年 4 月间，我在西郊某药店坐诊，来了一对中年妇女。女患者带着哭腔，流着眼泪，说刚从某医院出来，诊断为肺癌，胸积水。听说我中医看得好，就找我来了。我一看是个棘手的病，就委婉地说，我治不了，没把握。患者说，我相信你，我们也没办法了，你就死马当作活马医吧。看到患者的信任和执着，我只好应诊。患者姓吴，女，38 岁，家住响塘村，已育两子。身高 1.7 米左右，庞大的身躯瘦得皮包骨，面蜡黄，舌质淡，苔白腻，两边有齿痕，脉沉细无力，胸片反映胸腔积液严重，右肺中心型肺癌伴纵隔淋巴结肿大。现症：咳嗽，胸痛，憋闷，浑身无力，血红蛋白低，好在饮食、二便还正常，辨为悬饮证。

处方：香附旋覆花合五苓散，重用五朵云，即泽漆。

生香附、旋覆花、紫苏子、桂枝、白晒参、广陈皮、茯苓各 15g，猪苓 30g，泽泻 30g，生半夏 30g，生薏苡仁 60g，泽漆（五朵云）100g。15 剂，水煎服。

二诊，胸闷咳嗽好转，人稍有劲。效不更方，2 个月后，胸腔积液消尽。以后用十全大补汤常服，又令其父从陕南老家采来五朵云两大麻袋，每日 100g 煎水当茶喝，1 年后肺癌临床治愈，体形丰满，高兴得不得了。随访身体一直健康，未见复发，但为保险起见，泽漆（五朵云）当茶饮一直未间断。

【按】此为重用泽漆（五朵云）治肺癌成功的案例，但并不是所有肺癌都能治愈，我以后又用过多例，可以说都有效。大多数患者有效地延长了生命周期，还有 2 例基本稳定，仍在观察中。应该说，通过临床实践验证，泽漆（五朵云）治肺癌是一味有前途、有显著效果的好药，诸位同道不妨留心试用。

附：泽漆汤方《金匮要略》

半夏半升　紫参五两（一作紫菀）　泽漆三斤，以东流水五斗，煮取一斗五升　生姜五两　白前五两　甘草、黄芩、人参、桂枝各三两

十六、五朵云——古代治疗肺癌的有效药

上九味，哎咀，内泽漆汁中煮取五升，温服五合，至夜尽。

 附：网友交流

道随心明LDY：老师您好！我岳母从去年年底查出是肺癌晚期。因老人年龄太大（73岁），医院建议不做手术，化疗2次，并服省中医专家的中药30余剂，虽然化疗后脱发，但老人各方面还不错。春节过后，岳母得了一次感冒，引发咳嗽，胸闷，气短，乏力，小腿浮肿，又继续服用十几剂中药，浮肿消除，其他方面改善不大。后在本论坛看到王幸福老师所写《肺癌专药五朵云》，看到文章中的医案和我岳母的病症相似，就照搬了老师的方子：生香附、旋覆花、紫苏子、桂枝、白晒参、广陈皮、茯苓各15g，猪苓、泽泻、生半夏各30g，生薏苡仁60g，泽漆100g。在药店没有买到生半夏，用法半夏代替了，我自己又加了十几克蒲公英。因怕泽漆有毒性，我从80g开始用起，并且泽漆先煎30分钟，服用3剂后，老人感觉咳嗽变轻，呼吸好像比原来顺畅了。效不更方，又按此方服用10剂，目前共服13剂，老人咳嗽减轻了80%（原来每夜都要咳嗽几次，现在夜里基本不咳嗽了），咳嗽引发的后背痛感消失，感觉呼吸顺畅了，身上比以前稍有点力气了。在此要特别感谢王幸福老师！我目前正在读老师的《杏林薪传》《医灯续传》，受益颇多。

医渡有缘人：癌症患者的救命草——猫眼草

点击键盘，写下这篇博文的时候，我激动不已。长久以来，我的愿望终于实现了。在这里，我要向大家介绍一个对肺癌患者非常有用的药方。1966年，我的老父亲因肺部不适，疼痛、咳得厉害，到大连市长春路某医院摄片。本以为是肺炎，没想到摄片后，大夫严肃地对我们说：是肺癌。回家吧，想吃点什么就吃点什么吧。我知道大夫的意思！作为女儿，我无法接受这样一个诊断。我的母亲去世早，是父亲独自一人一直默默地陪伴在我们身边。怀着复杂的心情，我带父亲又去了肿瘤医院。结果出来了，那仅有的一点侥幸被残酷的现实揉得粉碎，父亲得的就是肺癌！后来，邻居告诉我一个药方：用猫眼草炒鸡蛋，

用藥傳奇
中医不传之秘在于量

每天服用一次。得了方子，就像抓住了救命的稻草，我马上去了寺儿沟、老尖沟，找猫眼草。草取回来了，但记得邻居说，这草有毒。为了父亲的安全，药煎好后，我先尝了一下，具体的味道已经记不得了，但自己没有任何不适反应，我就按方给父亲定时喂药了。父亲连吃半个月，身体状况竟然真的好转了。我又带父亲去长春路医院复查，大夫吃惊极了，"小了！？""你治了吗？"我点点头，"怎么治的？"我把邻居给我的方子告诉了大夫，并在第2次复查时拿了一棵猫眼草给他。父亲去世是在1972年，从确诊为肺癌到离世，我们又一起生活了6年。但值得庆幸的是，直到去世，父亲的肺没再痛过。真得谢谢那位热心的邻居！1986年，一个工友的父亲患了癌症，我把这个方子传给她，并陪着她又去那山上寻找。但找了一天，连猫眼草的影子也没看到。"这种草早几年前就没有了"，一位住在山下的大婶告诉我们。再后来，听朋友说她在大连医药公司里买到了这种草药。她父亲用了以后，效果很好。

去年的一天，在与一位老朋友聊天的时候，得知她的妹妹脖子上长了肿瘤，去上海做了手术，但没多久旧病复发，当时已经做了2次手术。而且，我的这位朋友也得了和她妹妹一样的病，用手摸能感觉到明显的肿物，她说脖子紧得难受。我又想起了那个方子。我的这位朋友四处寻找，最终找到了猫眼草。今年4月，我们相约一起旅游，见面时她高兴地告诉我她脖子上的肿瘤摸不出来，感觉轻松了。我心里有种说不出的高兴，这个方子太好用了！

十七、升麻——治疗咽喉肿痛的消炎药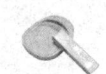

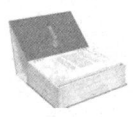 # 十七、升麻——治疗咽喉肿痛的消炎药

自从李东垣的补中益气汤风行起来后，在东垣老人的新说下，升麻一改过去的功效成了升提之药，后世大多数医家也是附庸其说，致使升麻的其他功效被忽视、埋没。

在早年学医时我对此并未重视，受补中益气汤方剂分析学说的影响，也认为方中的柴胡和升麻是提升诸药以升阳气的，后来临床实践多了，觉得并非这么回事。柴胡和升麻并未有升提阳气的作用，举个简单的例子就可以说明。

我早年在治疗气虚型的低血压时，喜用补中益气汤，教科书也是这样教的，但是效果大多不明显，按理说其中的柴胡和升麻是起升提作用的，但是不管用少量还是大量均不见起升提作用，升高血压，其作用远赶不上枳实、干姜。在《伤寒论》《金匮要略方》中也没有这样的提法和用法，相反却是以清热解毒见长，麻黄升麻汤、升麻鳖甲汤都是，喉咽不利，唾脓血而用之。不知怎么到了东垣先生那里却成了升提作用。文献和实践都证明此说不正确，应以纠正。

对此问题最早提出质疑的是已故医学大家裘沛然先生，我在20世纪80年代读先生的《壶天散墨》时看到此文后，引起了深思。后来又看到方药中先生用大量升麻治肝炎、杀病毒的经验，及潘华信先生在《中医杂志》上分析补中益气汤的文章，指出柴胡、升麻非升提，乃清热作用，结合仲景论述，方确信不移，此乃谬说，误人子弟，必须纠正。

对于升麻的功效，古文献已有丰富的记载。

《神农本草经》：主解百毒，辟温疾，障邪。

《名医别录》：主中恶腹痛，时气毒疠，头痛寒热，风肿诸毒，喉痛口疮。

《金匮要略》中升麻鳖甲汤：治阳毒为病，面赤斑斑如锦文，咽喉痛，唾脓血。

《滇南本草》：主小儿痘疹，解疮毒，咽喉（肿），喘咳喑哑，肺热，止齿痛，乳蛾，痄腮。

《药性论》：治小儿风，惊痫，时气热疾。能治口齿风肿痛，牙根浮烂恶臭，热毒脓血，除心肺风毒热壅闭不通。

《肘后备急方》：用于卒毒肿起。

《仁斋直指方》：用于喉痹作痛，升麻一味煎汤。

《普济本事方》：用于口舌生疮，悬痈肿痛。升麻汤（升麻、桔梗、薏苡仁、地榆、黄芩、牡丹皮、白芍、甘草）治肺痈吐脓血。

《千金方》：用于口热生疮和产后恶血。

宋·朱肱有"无犀角以升麻代之……"的记载。

学习文献，结合临床，我不再把升麻作为一味升提药，而是作为一种力专效宏的清热解毒药使用。我曾治张姓女子，26岁，感冒引起扁桃体发炎，红肿如弹子大，即将化脓，发热喑哑，疼痛，舌红苔薄白，脉寸关滑数，大便略干，用养阴清肺汤加大量升麻，处方如下。

生地黄30g，麦冬30g，玄参30g，升麻50g，白芍15g，牡丹皮12g，浙贝母15g，薄荷10g，桔梗10g，甘草10g，3剂，水煎服，每日3次。

一天后退热，3剂药后扁桃体减退已不红肿，又服3剂痊愈，仅留腺体微肿大。由此可见升麻之功效显著。

临床上除了用于咽喉炎症外，我还将升麻广泛用于疮疡、痤疮、肝炎、中耳炎、带状疱疹、白塞综合征、生殖器疱疹等等，一言以蔽之曰：清热解毒，大胆重用。

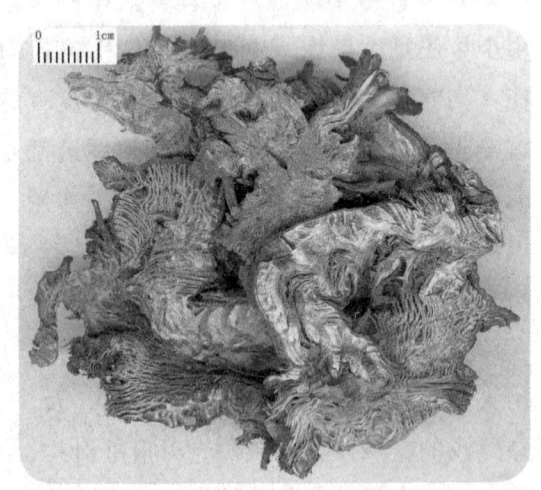

★ 升 麻

十七、升麻——治疗咽喉肿痛的消炎药

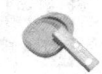

群贤见智录

（1）郑长松教授在治疗乳痈时，习惯用升麻（30g 以上）、皂刺。郑教授认为升麻祛风清热，举陷托毒，乳痈患者及早大量使用升麻、皂刺等，多能免除手术之苦。[《名中医治病绝招》]

按：升麻清热解毒，升举阳气，托毒外出，《本草用法研究》赞其为"疮家圣药"。现代药理研究显示，升麻有抗菌、抗炎、解热、镇痛之作用。

（2）方药中教授善用升麻解诸毒，对病毒性肝炎及其他药物中毒患者，在辨证论治的同时，重用升麻进行治疗。其剂量一般均在30g，多则用至45g，疗效颇著，未见有不良反应者。[《名中医治病绝招》]

（3）黄保中教授习用升麻于辨证方中治疗风热外感、病毒性肝炎、慢性胃炎、内脏下垂、麻疹、风疹、斑疹等，用量为 15～45g。[《方药传真》]

十八、蒲公英——胃病治疗中又便宜又有效的良药

说起蒲公英，自小我就认识和喜欢。小时候，不像现在小孩要玩什么有什么，各种玩具琳琅满目，动画节目满世界都是，我们那时可没有什么可玩的。由于我们家所在的单位处于郊区，城乡接合部，闲时经常到农田里去玩，经常见到一种草，成熟的时候，一根茎上长出一个圆形的花蕊，特别好看，掐下来，对着天空一吹，一个个小伞，就像空降兵一样飞向天空，看得人心旷神怡。听大人讲这种草叫蒲公英。长大了，学医了，才知道这不是一般的小草，而是中药园地里一味很知名的中药。清热解毒，活血散结。

自从我从事中医后，对这味中药格外青睐。最早是从名方五味消毒饮中认识它的，而后在多年的临床实践中对其进一步加深了解，甚至达到了偏爱的地步。

蒲公英，苦、甘，寒。归肝、胃经。清泻之剂也。所治病位主在肺、肝、胆、胃、膀胱、肌肤、经络，而入气血。所治病性主热、湿（热）、郁、瘀、毒、结聚等实证。药效以清散通利为特点。

清者，清热泻火凉血，善清肺、胃、肝火，亦清利湿热，清散毒热；散者，散热结，溃坚肿，消结核痈肿，散滞气，散热毒；通利者，通经络，行瘀滞，通内达外，通上行下，清消全身内外上下之郁热肿结痈毒，且能通利二便。

证治主热毒郁结，有清热解毒、消痈散结、利湿通淋之功效。主治

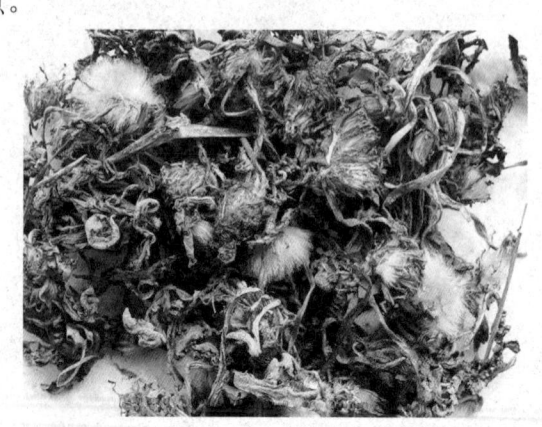

★ 蒲公英

十八、蒲公英——胃病治疗中又便宜又有效的良药

痈肿疗毒，乳痈内痈，热淋涩痛，湿热黄疸，目赤咽痛等。

现代药理研究：蒲公英具有抗菌、抗炎、降低毛细血管通透性、增强巨噬细胞吞噬功能、增强细胞和体液免疫、抗肿瘤、抗溃疡、保护胃黏膜、保肝、抗内毒素等作用。

针对其特性，我除了用在一般外科病证上，如乳痈、痤疮、丹毒等，特别爱在治疗胃病时重用它。对于胃溃疡、糜烂性胃炎、胆囊炎、胰腺炎等，重用其为主药，轻则30g，重则60g，屡建卓效。这些胃病凡是经胃镜检查，呈现病灶红肿溃烂，一律加用重剂蒲公英，以消炎生肌。此做法，来源于已故著名中医胡希恕和东北名医李玉奇的认识，这类胃病一律按胃痈处里，实践证明是正确的和可靠的。下面举两个例子示之。

案1 蔡某，女，45岁，患胃病多年，主诉胃脘胀痛，不能食，兼有反酸，舌淡红，苔白腻，脉浮滑，大小便尚可，月经正常，已育二子。胃镜检查示糜烂性胃炎，镜图观黏膜红肿，散性溃点。先用西药奥美拉唑四联治疗3个月不效，转求一老中医治疗，仍然解决不了胃脘胀痛，经人介绍转诊我处予以治疗。吾从胃痈治之，用甘草泻心汤加减。

处方：甘草30g，黄连15g，蒲公英50g，败酱草30g，生地榆30g，半夏10g，党参15g，干姜6g，生蒲黄30g，煅瓦楞30g，厚朴10g，莪术10g，炒谷芽、炒麦芽各30g，吴茱萸6g，九香虫15g，7剂，水煎服，每日3次。

1周后复诊，胃脘胀痛，大大减轻，上方去吴茱萸、干姜，加香橼、佛手各15g，续服15剂，痊愈。

【按】此类患者我治疗甚多，其中加不加蒲公英大不一样，我曾观有些中医治疗此类病的方子，其他方药基本雷同，就是效果不明显，其中缺少的就是蒲公英。我之所以治疗此病有效，实际上蒲公英起了很大作用，其清热消炎、生肌止痛作用尤为明显，这不仅在治疗胃痈时有效，在治疗其他痈证上也是表现突出。诸位同道不可小视。

案2 曾治一武姓青年妇女，生完一女，满月后一日喂奶不及，右侧乳房外上侧红肿憋胀，疼痛难忍，同时伴有高热38.5℃，不愿打针用西药，

害怕对哺乳有影响，故求中医治疗。我接诊后，辨证为乳痈（西医称为急性乳腺炎）也。

处方：生黄芪15g，当归10g，蒲公英50g，野菊花30g，金银花150g，连翘30g，紫花地丁30g，皂刺15g，穿山甲（代）6g，3剂，水煎服。

一服后热退，三服后痊愈。

【按】此案用的是五味消毒饮，其中也是大量用蒲公英和金银花，取其清热散结，个中道理明者可见。

再强调一点，蒲公英要用大量，不得小于30g。此是关键。

 **群贤见智录**

（1）湖南中医学院教授谭日强，用蒲公英、白芍各15g，当归、柴胡、瓜蒌、薤白、法半夏、煅瓦楞子各10g，枳实6g，陈皮5g，甘草3g，治消化性溃疡。

（2）青海省中医院主任医师陆长清，用蒲公英、太子参各15g，黄连、乌梅各9g，法半夏12g，干姜3g，紫苏梗10g，甘草6g，治慢性浅表性胃炎、萎缩性胃炎、胃与十二指肠溃疡、胆囊炎、肝胃不和等病证。

（3）杭州市中医院主任医师杨少山，用蒲公英20g，配太子参、杭白芍、川石斛各15g，川楝子、鸡内金、延胡索、绿梅、佩兰各10g，吴茱萸1g，生甘草5g，炒川连3g，治胃阴不足夹有郁热之慢性萎缩性胃炎。

（4）江苏南通第一人民医院主任医师袁正刚，用蒲公英30g，生白芍10g，生甘草6g，红花8g，徐长卿12g，陈皮8g，大母12g，治胃脘痛、滞胀纳呆属气滞络阻者（慢性胃炎、胃窦炎）。

（5）江西省鹰潭市中医院主任医师李友余，用蒲公英治疗慢性胃炎、痤疮、急性结膜炎、急慢性肝炎。用蒲公英30g，配合香砂六君子汤治疗慢性胃炎、胃窦炎、溃疡病等查到幽门螺杆菌者，疗效肯定；

十八、蒲公英——胃病治疗中又便宜又有效的良药

用蒲公英30g，配金银花、白芷、野菊花、赤芍等，治疗痤疮；用鲜蒲公英100g，煎水熏洗患眼，治疗急性结膜炎；配金银花，治急慢性肝炎。

（6）蒲公英清胃定痛：清·王洪绪《外科证治全生集》载：本品"炙脆存性，火酒送服，疗胃脘痛"，其效甚佳。从蒲公英之性味分析，其所主之胃痛当属火痛之类，王氏之应用，炙脆存性，火酒送服，则其寒性已去，只存定痛之用矣。近代章次公先生治疗胃溃疡病，具小建中汤证者，以此汤加入蒲公英30g，疗效甚高。蒲公英的镇痛作用不仅在于它能清胃，而且还能清瘀，凡胃脘因瘀热作痛，用其最为相宜。而对于胃溃疡之疼痛，配合养胃之品，又可奏养胃清瘀、镇痛医疡之功。如选用其根，晒干研末吞服，效果更佳。[楼锦英《中药临床妙用锦囊》]

十九、忍冬藤——清热解毒胜似西药抗生素

曾撰文写过一篇有关金银花使用的文章，大家在赞扬之余又提出了一些问题，金银花好是好，就是太贵了，你动辄一用就是上百克，价格上患者受不了。说的也是，在当今无事不"炒"的时代，一些好药因贵被迫退出临床，真是令人无奈。好在中药成千上万种，可以找替代品。此文就是打开金银花的另一扇门，谈谈金银花的有效替代品——忍冬藤，物美价廉。

忍冬藤就是金银花的茎枝，又名银花藤、金银藤、二花秧、大薜荔、水杨藤、千金藤，多年生半常绿缠绕灌木，茎中空，幼枝密生短柔毛。质脆，易折断，断面黄白色，中空。无臭，老枝味微苦，嫩枝味淡。

具有清热解毒、疏风通络的疗效。可用于温病发热，疮痈肿毒，热毒血痢，风湿热痹。《本草纲目》："治一切风湿气及诸肿痛，痈疽疥癣，杨梅恶疮，散热解毒。"

我在临床上很喜欢用金银花，只要患者经济条件富余，还是首选。但是对于经济条件一般或拮据者就用忍冬藤，不过量要大些，一般起步都是 30g，经常用到 120～150g，效果不亚于金银花，本是同根生，相煎一样用嘛。二者区别不大，花散性偏大一些，藤通性偏强一些，解毒清热是一致的。我除了用于一般的疮疡痈肿外，重点用在热痹中，类似西医讲的关节炎和类风湿关节炎，效果特好，一清热解毒，二通络散结，一药二用。现举例示之。

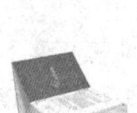**验案**　柳某，男，62岁，原青海省某银行党委书记已退休。患类风湿关节炎已六载，手如鸡爪，紧缩不伸，关节疼痛，行动不便，倍觉痛楚。刻诊：除上述见证外，脉滑实有力，察其舌质红绛，苔厚腻，饮食一般，小便黄，大便稍溏。现在主要是手关节疼痛难忍，化验血沉偏高，吃了一周西药痛势未减，

十九、忍冬藤——清热解毒胜似西药抗生素

故求助中医。前两天吃了一老中医的3剂药不但未见痛轻,反而更重。拿出方子我一看,净是一些大热药,川乌、草乌、附子、细辛、蜈蚣、全蝎、小白花蛇之类,明显是药用反了。此为湿热郁积,毒气侵骨。处以三妙散合犀角地黄汤加减。

黄柏30g,苍术15g,生薏苡仁60g,牡丹皮15g,赤芍30g,威灵仙30g,忍冬藤90g,蒲公英30g,桑枝30g,海桐皮15g,生甘草30g。7剂,水煎服,每日3次。

1周后复诊,痛轻,肿退,血沉降至正常。效不更方,守法加减又30剂病愈,余留手指变形,配朱良春老中医益肾蠲痹丸善后,半年后十指屈伸自如,恢复正常功能。

【按】此病案是我治疗众多痹证中的一案,方中未用一味虫类药,关键在抓住病机。热毒郁积,重用忍冬藤一药,清热解毒,活血通络,故收效颇著。三妙散清热利湿,牡丹皮、赤芍、生地黄凉血除痹,威灵仙舒筋止痛,桑枝、海桐皮祛湿利窍,甘草、蒲公英、忍冬藤清热消炎解毒通络,击中病的,完成治疗。我在临床上除了用于各种痹证外,还经常用大量忍冬藤治疗痤疮、痔疮、肺痈、肠痈,包括红斑狼疮和银屑病等,无不屡屡见功,故推荐同道不妨一试,以发挥此贱药的作用。

 附:益肾蠲痹丸

熟地黄、当归、淫羊藿(仙灵脾)、鹿衔草各120g,炙全蝎、炙蜈蚣各24g,炙乌梢蛇、炙蜂房、炙土鳖虫、炙僵蚕、炙蟅螂虫各90g,甘草30g,共研细末。另用生地黄、鸡血藤、老鹳草、寻骨风、虎杖各120g,煎取浓汁,泛丸如绿豆大小,每服6g,日2次,食后服。

主治:类风湿关节炎、增生性脊柱炎。

群贤见智录

（1）娄多峰教授治疗痹证有热者，习在辨证方中重用忍冬藤30～90g。[《古今名医临证金鉴·痹证卷》]

（2）姜树荆教授是陕西名医，常用忍冬藤治疗血栓闭塞性脉管炎、骨髓炎、痈疽、疔疖。对于坏疽或疮疡红肿热痛，舌红、苔黄、脉濡或数，伴有体温升高时，必用该药，用量10～90g。[《方药传真》]

（3）来春荣教授从风毒瘀热论治红斑狼疮，以清热解毒、祛风散结为主要治则，药用忍冬藤、藤梨根、野荞麦、马鞭草、佛耳草、丹参、大力王、地丁草、海金沙、绞股蓝、一枝香，方中重用忍冬藤100g为主药，疗效较佳。[浙江中医杂志，1992（10）：446]

（4）黎镜医生分型分级辨治115例血栓闭塞性脉管炎，对证属热毒者，常配伍重剂忍冬藤60～160g，疗效显著，总有效率100%。[中西医结合杂志，1991，11（11）：677]

（5）黄和医师在以清热解毒、通络散结法治疗急慢性乳腺炎时，常加用重剂忍冬藤、皂角刺、蒲公英、连翘、败酱草，可使痈肿脓毒迅速消散，取效甚捷。又在治疗风湿热痹、痛风性关节炎、结节性红斑、系统性红斑狼疮、血管炎等证属湿热毒瘀时，习用重剂忍冬藤，并伍金银花、白花蛇舌草等以解其热毒，通络消肿止痛，忍冬藤用量为60～150g。

（6）宋俊生谈忍冬藤在外科治疗中的特殊作用。[《宋俊生临证得失录》，详见下文]

案1　浮肿、溃烂、脓疡的疗效

1960年冬，宁晋县黄退村社员，尚某，52岁，患营养不良性四度浮肿溃烂，全身骨瘦如柴，惟左腿膝下浮肿粗大至脚面，在患侧足三里穴处和脚面上，冲开两个长形烂口，日夜流黄汤脓不止，疮口四周皮肉紫黑（西医称肌肉坏死），与疮口内上药，随即冲出，肌内注射青霉素、链霉素，口服磺胺药均无效。病

十九、忍冬藤——清热解毒胜似西药抗生素

情逐日严重,致使屋内空气恶臭熏人,情况十分危险。请了十余位医生诊治,效果不显著。后来又邀我前会诊,我建议用营养、解毒、排毒的治疗方案。

处方:当归60g,薏苡仁30g,忍冬藤30g,连翘30g,甘草15g。水煎服。

方义:当归补血、活血、促进血液循环。薏苡仁甘淡微寒,属于谷类食物,具有利水渗湿、清热排脓的功效,为外科肿湿热毒之要药,又是营养食物,用以辅助当归强心、营养,促进血循环,新陈代谢,帮助忍冬藤、连翘解毒排脓、消炎,连翘消肿力强。甘草,甘平补中,可使连翘破瘀消肿缓和平稳。诸位医生同意我的分析,当晚服药后,一夜破口处流脓不止。次日脓腐物、肉皮脱落,内生粉红新鲜嫩肉。患者感觉轻快、全身舒服,再如法用防腐、生肌药,后痊愈。

由这一患者的实践和显著的疗效引起了我对忍冬藤的重视。

案2 皮肤疮疡

曾治一女孩,8岁,全身皮肤疮疡,两腿更重,病已数年,诸治无效,且逐年加重。邀我诊治。

处方:荆芥9g,木瓜9g,忍冬藤30g,薏苡仁30g,皂角刺6g,桔梗12g,当归15g,黄芪9g,甘草6g。水煎服。5剂痊愈。

案3 结核性溃疡

(1)大腿外侧结核性溃疡

1960年冬,巨鹿县楼张镇社员,田某,女,32岁。患左股外侧疮疡,疮面平坦,流稀脓,不长口已4个月。前医均认为是结核性溃疡,用链霉素治疗,效果不显著。我诊后处方:当归60g,薏苡仁30g,忍冬藤30,荆芥9g,木瓜9g,桔梗12g,怀牛膝12g,黄芪12g,甘草6g。生姜、大枣为引,水煎服。6剂痊愈。

方解:荆芥通于四肢透表。木瓜、怀牛膝为股部引经药。忍冬藤、薏苡仁解毒、排毒、排脓。桔梗、甘草帮助排脓生肌。黄芪、当归补气补血、促进血液循环,将脓毒排出来,实现生肌长肉;薏苡仁还起到利湿的作用,能将稀脓变稠,由多变少。实现脓液稠、少,病愈。

(2)胸骨肌结核性溃疡

1966年,白神公社西胡村社员刘某,男,54岁。患胸骨肌脓肿,经医疗队手术后,平塌不长肉。链霉素粉外用亦效果不大,某医生说:"是结核性溃疡。"我建议处方:忍冬藤30g,甘草6g,水煎服。服1剂,肌肉鲜活红润,又服4剂,

069

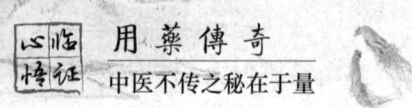

痊愈。由此证明，忍冬藤是有生肌长肉作用的。

案 4 忍冬藤对脓毒病有良效（手掌创伤、感染化脓，中毒症）

1970年冬，新河县城三街社员闫某，男，45岁。右手掌劳动损伤，感染化脓，肿毒起红线。医生开刀除脓后，因脓毒深厚，难除净。因此又繁殖蔓延，脓液增加，肿毒内侵。起红线到腋间，波及胸中，以致呕吐不能进食，心弱、心乱，日夜手掌肿痛不已，连带手指、手背皆粗肿，前臂也肿。看来脓毒发展已极，日夜呻吟，20天来饮食很少，正衰毒盛，心弱已极，口舌干渴。说明是营养缺乏，病极危险。我与外科主治医生研究，服中药解毒、排脓、开胃。

处方：荆芥15g，金银花30g，忍冬藤45g，薏苡仁30g，皂角刺12g，桔梗15g，当归90g，黄芪18g，柴胡12g，甘草9g。姜枣为引，水煎服。服药1剂，疼痛减轻，呕逆缓解，能进饮食。再开刀除脓换药。又服1剂，疼痛再减，脓已很少，饮食增加，口舌不再干渴。减去金银花，又服4剂，当归、皂角刺减量再服，结合外科换药，痊愈。

方解：荆芥能通四肢，因此用它通经解表，引诸药到手。金银花解毒杀菌、生津止渴。忍冬藤解毒杀菌，排毒外出，消肿止痛。薏苡仁清热利湿、排脓，又是营养药，能增强人的抗病能力。皂角刺消肿、排脓，温通锐利，透脓破口外出。桔梗、甘草，助上药排脓。黄芪、当归补气补血，促进血液循，将脓毒排出，恢复正气。总之本方采用扶正祛邪法。

案 5 手指创伤感染 中毒症（起红线，两手屈伸不利）

1971年秋，南宫县陈村公社王家屯社员崔某，女，41岁。左手指创伤后，感染发炎肿痛，起红线至腋间，手指麻木。影响右手指也麻木、憋胀，屈伸不利。后又感觉饮食欲呕，心乱，脉沉细。

诊断印象：创伤感染中毒症。

治疗宜解毒排毒法。

处方：荆芥、防风、钩藤各9g，忍冬藤45g，薏苡仁30g，皂角刺9g，桔梗12g，当归30g，黄芪12g，甘草9g。姜枣为引，水煎服，服药1剂，红线退，手麻，屈伸恢复正常。又服1剂，痊愈。

方解：本病脉沉细，为里证，是手指感染引发毒素内侵，起红线。用荆芥、防风由里通外，直通手指、透表。用钩藤解除手拘挛、屈伸不利。用忍冬藤、

十九、忍冬藤——清热解毒胜似西药抗生素

薏苡仁、皂角刺、桔梗、甘草、黄芪、当归等药，解毒、托毒外出。又有黄芪、当归补气补血，催毒由里达外。因此服药2剂痊愈。

案6 忍冬藤对败血症的疗效

从忍冬藤的解毒、排毒、排脓的疗效，特别是以上2例的疗效，证明该药的解毒、排毒、排脓、杀菌、透表外出的作用是良好的，效力是可靠的。

1972年冬，新河县邢彦大队社员，邢某的女儿，5岁。和其他小孩玩时不慎碰到墙角上，碰伤左额面，上外用药后数日，两眼中间内凹处红肿痛，似有脓血。赴卫生院开刀除脓后，肌内注射青霉素，输液，红肿未减退，化验示败血症。因此日夜肌内注射青霉素，每4小时1次，一停用药就不能饮食，尿色经常浑浊如饭汤。70天药、针不断，红肿血脓处不脱落，再次化验总有脓细胞，败血症未解除。后来邀我诊治。我想：上药未能将脓排出，就建议用中药解毒、排毒、杀菌法。其他医生及家属均同意。

处方：荆芥4.5g，白芷4.5g，蝉蜕2个，忍冬藤30g，薏苡仁24g，皂角刺9g，桔梗9g，当归30g，黄芪9g，甘草9g。水煎服。服药1剂，红肿高起，饮食增加。又服1剂，红肿明显脱落，不巧又生麻疹，继续服用退麻疹的方药，数日后麻疹、红肿均痊愈。

方解：荆芥由内达外，特别上头快。白芷祛风解表、消肿排脓。蝉蜕辛凉透表，特别走眼部，祛风热、消肿。三味药合用，为患处引经、表散透毒、开路。大量忍冬藤解毒、杀菌、排脓。薏苡仁利湿排脓，配合忍冬藤杀菌、排毒、消肿。皂角刺温通锐利，透脓外出。桔梗、甘草帮助上药排毒、排脓。黄芪、当归补气补血，推动上药解毒、排脓、排毒，透表达外。因此2剂药痊愈。[《宋俊生临证得失录》]

二十、胡黄连——治疗口疮不要忘了它

黄连、胡黄连一字之差，很多人可能都知道黄连这味药，很苦，俗语：命比黄连还苦。可是知道胡黄连并会运用的人并不多，所以很有必要谈一谈。

胡黄连简称胡连。据李时珍《本草纲目》记载，来自异域故称胡，性味功能与黄连相似，故称胡黄连。但《本草纲目》认为胡黄连不似黄连之苦寒，但我自尝味比黄连重，其苦味不正，不似黄连苦味纯正，《本经逢原》认为苦寒而降，大伐脏腑骨髓邪热，为除妇人胎蒸、小儿疳热积气之峻药。

一般临床上很少见医生用胡黄连，倒是见用黄连的比比皆是，实际上胡黄连也是一味很好使的药，尤其是其清热燥湿、除蒸消疳的作用，非其他药所能代替。著名的国家保护中药品种王氏保赤丸中的主药之一就是胡黄连，只不过是未公开罢了。过去一些老中医自制的治小儿疳积的妙药也是要用此药的。

我在临床上经常用胡黄连，主要取其清热燥湿除虚火，如治疗慢性复发性口腔溃疡，中医称为口疮，因其病机为中焦脾胃湿热居多，且有伤阴之证，虽说是常见病、多发病，但有效方子不多。西医常用些维生素B_2一类，也无明显效果，倒是医圣张仲景的甘草泻心汤很有效。这个方子很多中医人士会用，但是疗效反应不一，有说有效，有说无效。其原因在哪里呢？

我自己的体会，其中的黄连如果换成胡黄连，效果就会大不一样。其中的奥妙就在于胡黄连

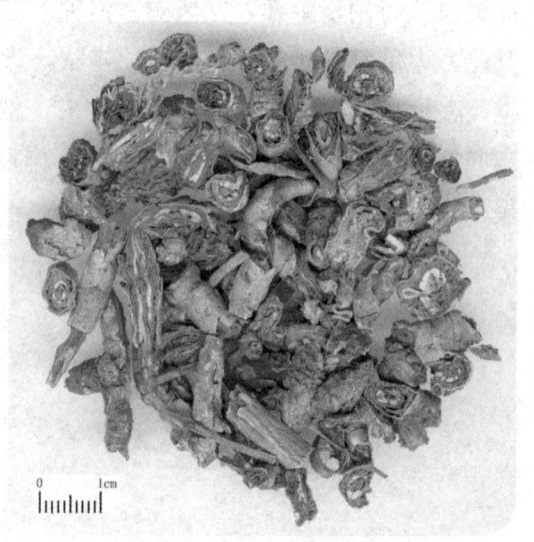

★ 胡黄连 - 药材

二十、胡黄连——治疗口疮不要忘了它

清热燥湿的作用强过黄连，黄连的清心作用更大。且胡黄连还有除虚热益阴的功效，类似黄柏、知母。这一点正合口腔溃疡的病机。通过多年的实践也正明了这一点。下面举一例示之。

验案 和某，女，42岁，湖北孝感人，在西安经商，长年患有口腔溃疡，愈一周犯一周，交替发作，痛苦无比。求治多方，易之众医无效，经人介绍找到我处，要求中医再予治疗。刻诊：中等个子，面白微胖，舌质淡红，两边有齿痕，口腔上腭和舌两边有多处溃疡，大小不一，微红。脉象浮滑软。心烦不宁，饮食因口痛受一定影响，大便略溏，月经正常，余无其他明显突出之症。按专病治疗，辨为中焦脾胃湿热，处甘草泻心汤合封髓潜阳丹加减。

处方：甘草30g，黄连15g，黄柏15g，半夏30g，党参50g，干姜15g，制附子10g，砂仁10g，制龟甲15g，肉桂6g。5剂，水煎服，每日3次。

1周后复诊说，效果不大，稍有减轻。对此，思之片刻，在原方基础上加胡黄连30g，再服5剂，立收速效，三诊即愈，后以附子理中丸和六味地黄丸交替服用2个月，彻底治愈。

【按】自从此案成功治愈慢性复发性口腔溃疡这一难症后，我在运用专方甘草泻心汤时屡屡重用胡黄连组方，治疗口疮无有不效，其中重要的一味药就是似被人遗忘的胡黄连。朋友，记住它吧。

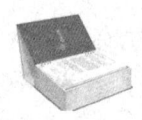

二一、绵黄芪——补气之王非此莫属

说起黄芪，可能学中医的没有人不知道，如名方补中益气汤、玉屏风散，君药就是黄芪。然而在临床中，我看到很多中医医生的方子里都有黄芪，辨证也无误，但是患者反映却不佳，说吃了几十剂也不见动静，病也不见好转。问题出在哪里呢？

对此，我十年前就思考过，现在就谈一谈我的认识。

对于黄芪的作用，一般都是这样表述的：味甘，性微温，归脾、肺经。健脾补中，升阳举陷，益气固表，托毒生肌，10～15g，水煎服。

我认为这样叙述从理论上来看没有什么问题。但是从实践中看，这样的剂量根本就起不了多大的作用。很多医生使用黄芪时，辨证不错，疗效不高，问题就出在这里。即用量不足。

黄芪少量力薄，只有大剂量才能发挥作用。这个认识我在学习《医学衷中参西录》时就有感悟，后在读《医林改错》时认识更加深刻。

王清任《医林改错》中用黄芪的几个方子是这样的：补阳还五汤，生黄芪4两；黄芪桃仁汤，黄芪8两；可保立苏汤，黄芪1两5钱；黄芪甘草汤，生黄芪4两。所有方中，黄芪用量都不低于30g。我在临床上用上述的方子时，都是遵照王清任的用量，甚至还要大，疗效斐然，大有一剂知、二剂已之效。

1987年2月我在读《新中医》杂志时，看到广东名老中医邓铁涛《耕耘集》中的医话《论黄芪》一文，更是兴奋不已，终于找到了知音。

邓老在医话中讲："王清任善用黄芪，特别是重用黄芪，最重者用八两（240g），我仿其法治一截瘫患者，曾用黄芪十二两（360g），效果不错。"

案1 2007年6月间，某研究所刘某，经人介绍来请我出个诊，给其父亲看病。我问什么病？答曰：脉管炎。到其家后，看到其父有70多岁，身高

二一、绵黄芪——补气之王非此莫属

约 1.75 米。

刻诊：身材魁梧，声音洪亮。其左足背外侧有一硬币大溃疡，已发黑，有微量脓液。脉弦滑，舌红苔厚白。根据以往我治此病的经验，需托表、益气、解毒、活血。

处方：生黄芪 180g，当归 30g，玄参 60g，金银花 120g，生甘草 15g，怀牛膝 15g，丹参 30g，制乳香、制没药各 10g。10 剂。水煎服。

10 日后二诊：疮面已收小如黄豆大小，色红不黑。上方去乳香、没药，续服，1 个月后治愈。

案 2 王某，男性，52 岁，农民工。慕名来诊。

前列腺增生，最近小便滴淋难下，而且还有烧灼感，输液 1 周仍不见好。

刻诊：舌淡苔白，脉浮大无力。

处方：生黄芪 150g，生甘草 15g，当归 12g，苦参 10g，浙贝母 15g，白头翁 30g，怀牛膝 15g。5 剂。

1 周后复诊：服药后小便已利，但还有烧灼感。上方又加车前草 30g，白茅根 30g，川楝子 15g。5 剂。

再诊告之，小便已不热了，治愈。嘱常吃济生肾气丸善后。

【按】上述两案，之所以取得较好的疗效，关键在于黄芪用量大，如果改为小量，杯水车薪，疗效绝对不佳。这是我多年的经验，现公开于众，希望大家一试。

另，临床上我还用大剂量黄芪治疗自发性气胸、痈疽、痤疮、高血压、乙型肝炎等病证。

需要强调的是，黄芪一是用量要大，二是生用。这是张锡纯的经验。我在临床上也感到用蜜炙黄芪易上火发热，生用则无此弊。

二说黄芪，甘温补中，益气托表，一言以蔽之曰：补气。君不见补中益气汤、当归补血汤、玉屏风散、十全大补丸，哪一个不是黄芪为君，哪一个不解释为补气。我习医多年也是这样认为的。然而一日读书时猛然醒悟，此论偏也。黄芪有补气作用，这一点不可否定，但还应该有通阳气、"跑运输"的作用。看到这，我想很多人可能会说我胡言乱语，标新立异，且莫先下定语，听我娓娓道来。

黄芪首载于《神农本草经》上品，云："黄芪，味甘微温，主痈疽，久败疮，排脓止痛，大风癞疾，五痔，鼠瘘，补虚，小儿百病。"

《本草汇言》载："黄芪，补肺健脾，卫实敛汗，驱风运毒之药也……"

最早文献可以看出补气不是黄芪的主要作用。甚明。再看医圣张仲景和后人的运用。

《金匮要略》云："风湿，脉浮，身重，汗出，恶风者，防己黄芪汤主之。"此为风湿痹兼表虚自汗证。防己黄芪汤用黄芪，一是益气固表，治其自汗；一是助防己、白术健脾祛湿通痹。实际上就是载药走表，玉屏风散亦是此意。黄芪和人参的区别就在于一走表一实里。同为补气药，在固表止汗这方面鲜有人用人参，都是用黄芪。这是明证。在治疗疮疡方面所谓的托表排毒，也是利用黄芪的走表作用，将清热解毒药运到肌表。我在临床上经常就是这样用的，黄芪加五味消毒饮。黄芪本身不具备消炎杀毒的作用，想必大家是心知肚明的。

《金匮要略》云："病历节不可屈伸，疼痛，乌头汤主之。乌头汤方：治脚气疼痛，不可屈伸。"乌头汤证是典型的寒湿痹证，方用麻黄、乌头温经止痛，芍药、甘草缓急舒筋，其配黄芪的目的，主要是通阳气，运热药达经络。《验方新编》中的四神煎（生黄芪半斤，远志肉、牛膝各三两，石斛四两，金银花一两）主治鹤膝风，黄芪用半斤就是此意。祛风湿药众多，要想发挥作用，全靠黄芪来运通。这是治疗痹症的一个关键，诸位不可轻之。

《金匮要略》云："血痹，阴阳俱微，寸关上微，尺中小紧，外证身体不仁，如风痹状，黄芪桂枝五物汤主之。"此血痹乃气血两虚，复受外邪所致。本方黄芪，一方面取其主"大风"之功，配合姜、桂驱邪外出：如张锡纯所说"《本经》谓主大风者，以其发表药同用，能祛外风"；一方面取其逐"恶血"之功，协助桂、芍温经和血通痹。仲景云"大气一转，其气乃散"正此之谓也。说白了，还是用黄芪通阳气、运精微的作用。血痹造成的血虚是营气不济，肌体缺乏营养。其根本原因是经络不通，临床上半身不遂的人并不缺乏营养，尤其是现代，但还是营养不良，道理就在这里。医圣张仲景早已看到这一点，所以用黄芪治之，打通经络，生发阳气，送补血药与病体。后世的王清任心有灵犀一点通，更是把这一点发挥到极致，补阳还五汤就是典型。《医林改错》卷下瘫痿论方。补阳还五汤组成：黄芪四两（生），当归尾二钱，赤芍一钱半，地龙一钱（去土），

二一、绵黄芪——补气之王非此莫属

川芎一钱，桃仁一钱，红花一钱。水煎服。黄芪初用一二两，以后渐加至四两。至微效时，日服两剂，两剂服至五六日，每日仍服一剂。主治：半身不遂，口眼歪斜，语言謇涩，口角流涎，小便频数或遗尿不止，舌暗淡，苔白，脉缓。其理论就是气行则血行，补血先通气。通气就是通阳气，就是用黄芪首先打通道路。大量的实践证明，这样的理解是正确的。同理，当归补血汤亦是此理。血虚用当归，必用黄芪来运载。

通过上面论述，可见黄芪的主要作用应是通阳运载。至于其他方面的作用，应该是次要的。不管怎么说，我这些年一直是坚持用这样的思路运用黄芪，收效颇著。下面举两例示之。

案3 腹痛

李某，男，48岁，就诊前1周，肚脐左上5cm处，长一热痈，开始有鸡蛋大小肿块，红肿热痛，随便找了一点消炎药吃了，又用了点拔毒膏，未能控制住病情发展，红肿继续增大。本应等脓熟透后切开引流就行了，无奈患者自视懂点医学常识，未等熟透，自行挤压，结果引起扩散感染，高热灼热，险些酿成败血症。经医院连续注射大量抗生素，才得以未继续发展。1周后出院，伤口留了一个红枣大的窟窿，久不收口，来就诊中医。检视伤口不红发暗，塞有雷夫奴尔黄纱条，创面约2cm大小，深入腹腔，不愈合。舌淡苔白腻，脉浮大而尢。饮食二便一般。

诊断：腹痛，时间已久，气血虚耗。

立法：大剂益气托表，兼清热解毒。

处方：生黄芪150g，当归30g，川芎10g，赤芍12g，熟地黄30g，太子参15g，茯苓12g，白术10g，甘草10g，蒲公英15g，野菊花30g，金银花15g，连翘15g，紫花地丁50g。7剂，水煎服。

此案，重用黄芪载药于表，以大剂温补为主，因病为后期，伤口不敛，以虚为主。兼以清热解毒，蒲公英散结力大，宜小量；因感染未尽，故加大紫花地丁解毒。主次分明，重点突出。1周后复诊，伤口已近收敛，无脓水流出，创面发红不再暗黑。前方去蒲公英、连翘、野菊花，再续7剂，痊愈。

附：网友交流

向中医：我曾见过新中国成立前上海某中医开的处方，黄芪动辄用数两（16两制），甚至8两。黄芪要细，质地紧密为好。

绿衣：黄芪的剂量如果在40g以下，不容易看到它补气的效果，它的效果与剂量是成正比的。此药是我所用中药里最常用的一味，感受正如您所述那样。

樊正阳：我治一般的病，黄芪一日总剂量多在60～100g，疗效尚可，十几年如此。当然，急重症也有用大量的时候。至于药物的质量、古今人体的差异，值得探讨。

Lqzhenjiu：我临床上黄芪用量也在30g以上，疗效很好。如果黄芪用量过小，往往达不到预期的疗效。

白茅根：生黄芪补而不热。外科疮疡热证，方中加用大剂量生黄芪，有益无害。我曾治一撮口疔患者，高热思睡。方中生黄芪用120g，1剂热退，2剂脓成。

农村医生：几个月前，我治疗一位因胫骨骨折采用内固定后，伤口已7个月不愈者。我用内服黄芪桂枝五物汤加桂枝茯苓丸，外用生肌玉红油。20多日而愈。黄芪用量为60g。

落叶飘水：生黄芪大量使用才能利尿。

nrx200558：我的观察，黄芪用量超过50g，有的患者会有上火的症状。

古道瘦马：炙黄芪容易上火，生黄芪就不会。

李海泉：个人体会，黄芪用量过大，即使生用，也容易上火发热。要抑制这个弊端，可以考虑加入黄芪用量50%的天花粉以凉其热，或是一定量的桑白皮以泻其有余。

我治疗臁疮案里曾用方：黄柏30g，丹参20g，生地黄30g，当归30g，生黄芪100g，天花粉60g，生甘草30g，黄芩20g，金银花30g，牛膝10g，连翘20g，牡丹皮10g。因其湿热内伏，虽需黄芪托疮生肌肉，但是也得顾及其量大生热，故加入了黄芪一半量的天花粉，以制其热。疗效尚可。

二一、绵黄芪——补气之王非此莫属

> 另有传说，当年苏东坡因为"感受暑湿而自用温补之误治"而亡。黄芪之物虽为补药，用之也当慎重。
>
> 王家祥：黄芪为补气第一要药。对于久病体虚之水肿，重用黄芪，疗效也相当好。久病必虚，气虚则无力运化水湿。我学习《医学衷中参西录》最大的感受就是，人活一口气耳。

附：漫谈黄芪

黄芪味甘，性微温，入脾、肺经。李时珍称其为补药之长，后世有人将其理解为最补之药。其实不然，"长"字是优的意思，不是"最"的意思。本意是指黄芪在补药中优点突出，能补一般补药之不能补之症，能治一般补药之不能治之病。

张元素对其补的功用总结为："其用有五，补诸虚不足，一也；益元气，二也；壮脾胃，三也；去肌热，四也；排脓止痛，活血生血，内托阴疽，为疮家圣药，五也。又曰补五脏诸虚，治脉弦自汗，泻阴火，去虚热，无汗则发之，有汗则止之。"

可见黄芪之补是一种动态的补，就是在行气活血的基础上起到补的作用。这与参类药、茸类药不同，黄芪没有补益留邪的弊病。因此，黄芪的治证就更宽。也就是说，除了虚证之外，很多虚实夹杂证，甚至实证（如透疹），也照样可以用黄芪进行治疗。

陈修园认为，黄芪入脾而主肌肉，入肺而主皮毛。若是少阳与太阴之火陷于下，黄芪能举其陷；若是胆经与三焦之火郁于上，黄芪能散其郁。因此，他说："此能补之，非泛言补益之品也。"可见"补"的含义比较宽，与一般所言的补益不同，可包括补气、升气、散气三个方面的作用。

补气最具代表性的方剂为补中益气汤，多与人参、白术等补益药同用；升气最具代表性的方剂为升阳举陷汤，多与升麻、柴胡等升举药同用；散气最具代表性的方剂为黄芪散（《济生方》）、黄芪桂枝五物汤，多与豆豉、桂枝等表散药同用。王好古曾说："黄芪治气虚、盗汗并自汗及肤痛，是皮表之药；治咯血、柔脾胃，是中州之药；治伤寒尺脉不至，补肾脏元气，是里药。乃上、中、下、内、外、三焦之药也。"

黄芪还能利水消肿，其作用机制主要是运用黄芪入肺经的特点，调动肺主肃降功用，在水液运行过程中，起到通调水道，下输膀胱，而促使膀胱分清泌浊，以达到小便通畅，水液外排的结果。

有代表性的方剂有黄芪六一散（在《医林改错》中称其为黄芪甘草汤）、防己黄芪汤等。有人介绍用黄芪鲤鱼汤（黄芪、赤小豆、砂仁、生姜、鲤鱼）治疗8年的肾病水肿患者收效明显，还认为可以治疗脾肾气阴两虚，以气虚为主，水湿内停的。

黄芪还有托毒排脓透疹的作用，在痈疽久不溃破或溃久不敛，正气不足之时使用。其作用机制主要是运用黄芪补三焦、实卫气的能力，调动正气抗邪的结果。

有代表性的方剂为《外科正宗》的透脓散。有人治疗全身广泛性皮下脓肿，每天水煎服，用生黄芪60g，在各种方法无效的情况之下，竟奇迹般地获得痊愈。

除此之外，黄芪在使用当中还很具特色，在用量上特别突出。如《医林改错》中的黄芪桃红汤，重用黄芪8两，只配桃仁3钱、红花2钱，治疗产后抽搐，两目天吊，口角流涎，项背反张，昏沉不省人事；黄芪赤风汤，重用黄芪2两，而只用赤芍、防风各1钱，治癫痫；黄芪防风汤，重用黄芪4两，仅用防风1钱，治脱肛。均是大剂量的黄芪配很小剂量的其他药物，而治疗的病证又都是难治之症，黄芪起到了举足轻重的作用。

近代有人认为，黄芪能提高免疫功能，故也大剂量使用。但要注意的是，只有在中医对药物功用认识的基础上使用才能达到提高免疫力的目的。

在治证范围上，除了虚证之外，虚实夹杂证可以使用，实证也可以使用。在临床上，近代多有用补中益气汤治疗感冒的报道，也可见一斑。

在用法上也是变幻无穷。如治自汗症，若为卫外之阳不固而自汗者，用黄芪配附子治虚风；若为脾中之阳遏郁而自汗，用黄芪配白术治寒湿；若为肾中之阳浮游而自汗，则用黄芪配人参壮元神。

在药物配伍的关系上也很有意思。如黄芪与防风两味药配合使用，李杲曰："防风能制黄芪，黄芪得防风其功愈大，乃相畏而相使也。"

《本草纲目》曾介绍一病例："柳太后病风，不能言，脉沉而口噤，允宗曰：既不能下药，宜汤气蒸之，药入腠理，周时可瘥。乃造黄芪防风汤数斛，置于床下，

二一、绵黄芪——补气之王非此莫属

气如烟雾，其夕便得语也。"

另外，黄芪与人参配伍时，一般认为人参补中、黄芪实表，凡内伤脾胃，发热恶寒，吐泻怠卧，胀满痞塞，气短脉微者，当以人参为君，黄芪为臣；若表虚自汗，亡阳溃疡，痘疹阴疮者，当以黄芪为君，人参为臣。黄芪与当归配伍时，其药物用量比例也很重要。若5∶1配对，其作用偏于补气生血；1∶1配对，主要是养血益气；1∶2配对，则起到益气活血兼养血的作用。黄芪还可以与茯苓配伍，治疗气虚白浊；与甘草配伍，治疗气虚消渴；与枳壳配伍，治疗内脏下垂；与白术配伍，治疗食少便溏；与陈皮配伍，治疗老人大便不通，与黄连配伍，治疗肠风泻血；与浮萍配伍，治疗吐血不止；与川芎配伍，治疗胎动不安。

现代研究发现，黄芪与当归配伍（当归补血汤）能增强心肌细胞收缩力，保护缺血、缺氧所致的心肌细胞损伤，减少乳酸脱氢酶（LDH）的漏出，抑制正常大鼠血小板凝聚，使血中环磷鸟苷含量降低，环磷酸腺苷与环磷鸟苷比值升高等。并认为黄芪和刺五加配伍能抑制癌细胞脱氧核糖核酸合成，且有良好的量效和量时关系。

一般认为，黄芪蜜炙补气能力较强，生用固表、利水、解毒能力较强。近代研究认为，很可能是由于皂苷成分脱乙酰化和糖苷的水解所致。现已制成注射剂，可用于多种慢性疾病，如白细胞减少症、迁延性肝炎、慢性肾炎等。

黄芪的功用又具有双向性，可以从以下七个方面看出。

（1）发汗与止汗。如气虚外感，汗源匮乏者，用黄芪桂枝五物汤发汗；而用玉屏风散止汗，在临床上也为常用的方剂。

（2）通便止泻。如《局方》黄芪汤治气虚便秘；升阳汤治脾肺气虚之飧泄。

（3）利尿与缩尿。如用黄芪茯苓汤利尿；用补阳还五汤治半身不遂，小便频数，遗尿不禁。

（4）活血与止血。如黄芪与桂枝同用，既有活血的作用，又有止血的功用。黄芪补三焦、实卫气方面与桂枝功用相同，但黄芪甘、平，不辛、热。配伍时重用当归则通血脉、破血而达到止血作用；重用黄芪则有益气活血的作用。

（5）升陷与降逆。如既可用补中益气汤升阳举陷，又可用它降逆平喘。一般内脏下垂多使用它补气升提，成为临床常用的方法。另外降阴火、降浊阴的时候也多使用。如有人介绍用它治阴火上冲的高血压和清阳不升、浊阴难降的膀胱麻痹性尿潴留，都取得满意的疗效。

（6）补气与清热。如黄芪甘草汤治老人气虚有热，溺尿玉茎痛如刀割，就是气虚而致虚热所致；还有用当归六黄汤治气虚有实热者，故李杲称"黄芪与人参、甘草为除燥热、肌热之圣药"。

（7）透疹与收敛。如气虚，麻疹透发不畅，可与升麻、葛根同用；溃后脓水清稀，久不收口者，可与党参、当归、肉桂同用。

现代研究发现，黄芪有以下四大类作用。

（1）黄芪苷具有强心作用，能增强正常心脏的收缩，对中毒或疲劳衰弱的心脏，其作用尤为显著。

（2）有中度降压、利尿作用，能使冠状动脉血管和肾血管扩张，对全身末梢血管同样有扩张作用，因而使血压下降。

（3）加强毛细血管抵抗力，可以防止由氯仿、组胺或负压所造成的毛细血管渗透性增加现象，并能使X线所引起的毛细血管脆性增加的病理现象迅速恢复正常。

（4）黄芪苷具有调节机体免疫功能的作用，有类性激素作用。此外对痢疾杆菌、白喉杆菌、炭疽杆菌、枯草杆菌、葡萄球菌、链球菌、肺炎双球菌均有抗菌能力。[彭荣琛《中医方药与针灸临床心得录》]

二二、山茱萸——敛阴止汗之王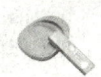

一部《医学衷中参西录》使我爱不释手，30年来几乎翻烂，该书为近代著名中医张锡纯所著。这部书不务虚谈，一方一药重点详之，临床践之，发前人之所未发，效之前人之所未效，真乃启迪人也！山茱萸就是他极擅用的一味药，临床上屡建奇功。

山茱萸味甘、酸，性温，主要归肝、肾经。本品甘酸温润，能补能收，除长于收敛固涩之外，入肝、肾经，既可补肝肾之阴，又能温补肾阳，故为平补肝肾、收敛固涩之良药。凡肝肾不足，精气失藏，或滑脱不禁之证，皆可运用。临床上我常用其峻补肝肾，敛阴收汗，治一些大证难症。

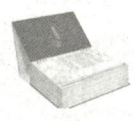 2003年4月间，一日，我在国医馆坐诊，临近下班时走来一对老年夫妇，说：听说你是中医专家，特来请你给看个病。说罢，男的坐下，伸出手让我把脉。我问什么病。他说你把脉看吧，你是老中医了嘛。我有点不悦，就给其号脉。完毕，我说你是非霍奇金淋巴瘤，中医称为恶核、瘰疬。

听后，该夫妇一惊，说你神了，正是这种病，我们是从武汉来的，专门来看肿瘤的。我暗自一笑，什么神医、把脉神了，进门时我就打眼扫了其一眼，右腮较大，甚是明显，况且我对门就是看肿瘤的医院，故断之为恶性肿瘤，纯粹是中医的望诊法，哪里是靠中医的把脉。

此时，男的说，我今天不找你看肿瘤，主要看出汗，我现在是昼夜大汗淋漓，每天要换两三次衬衣，体乏无力，动则心慌，已经吃了不少药，无济于事。我问都吃过什么药？他说大夫给开了大量的浮小麦、麻黄根、煅牡蛎、黄芪、人参、五味子等一些药。

刻诊：患者姓陈，约60岁，身材高大，面黄偏暗，舌质略红，苔白，脉濡滑无力。除肿瘤外，其他方面均正常。我认为是痰火旺盛，逼汗外出，造成气阴两虚。现在亟须解决的是出汗。如果套用玉屏风散之类，必蹈前医无效之覆辙。

此时想起张锡纯用山茱萸一味敛汗收虚脱之验案,于是提笔写下处方。

山茱萸 150g,西洋参 15g,生龙骨、生牡蛎各 30g,炙甘草 10g。3 剂。

患者接过药方,说就这几味药,能行么？我说试试看嘛。患者说那就试一试吧,持方而去。

3 天后,患者复诊,进门就说汗止住了。

【按】对于山茱萸这味药,我有两点要说。一是敛阴收脱,尽量去用;二是大量重投,这也是张锡纯的经验。我在临床上屡试屡验,特别偏爱,敬请各位验之。

 附：网友交流

诚信中药：山茱萸一次用量 150g,合旧秤 5 两,大大超过了张锡纯的用量,真可谓青出于蓝胜于蓝。

曾伟峻：这里用了生龙骨、生牡蛎,一般敛汗有不少药书说用煅龙骨、煅牡蛎,不知道生、煅的区别是什么？

古道瘦马：用生药是我和张锡纯先生学的,生药纯正,药力足。生龙骨、生牡蛎收中有散,可以防止收敛过度。

中医一生：我一般用 30g,治疗盗汗,鲜有不愈者。

为往圣继绝学：元气之脱,皆脱于阴,山茱萸敛阴,正其治也。

 **群贤见智录**

(1)俞豪民用自制新加龙萸止汗汤加减治疗自汗、盗汗,疗效显著。药用生龙骨、生牡蛎、山茱萸、何首乌、酸枣仁、金樱子、黄芪、乌梅。方中山茱萸用量为 30～60g。[中医杂志,1988,29(2):58]

(2)路志正教授曾以甘寒沉潜法治疗阴血亏虚、气燥阳浮之眩晕

二二、山茱萸——敛阴止汗之王

症,药用龟甲胶、鹿角胶、枸杞子、生地黄、山茱萸、北沙参、钩藤、黄柏、知母、羚羊角(代),随症加减。方中山茱萸用至50g。[《古今名医临证金鉴·头痛眩晕卷》]

(3) 刘寿民是浙江省湖州地区名医,习用家传验方治疗糖尿病,疗效显著。方药用生地黄、何首乌、肉苁蓉、黄芩、白术、五味子、山茱萸、覆盆子、淡豆豉、麦冬,随症加减。方中重用山茱萸80g以上。[《中国民间名医成方》]

(4) 张锡纯擅以重剂山茱萸治疗虚证、脱证、身痛肢痛,用量为30～120g。张锡纯认为,山茱萸酸敛之中更具条畅之性,故善于治脱,又善于开痹。[《医学衷中参西录》]

(5) 李士懋教授常用山茱萸治疗虚脱、休克、心功能不全、转筋、抽搐等,用量为10～60g。[《方药传真》]

(6) 李可老中医以自制破格救心汤,成功救治千余例心力衰竭重症患者。药物组成为附子、干姜、炙甘草、人参(另煎)、山茱萸、龙骨、生牡蛎、磁石、麝香(冲服)。方中山茱萸用量为60～120g。[《李可老中医急危重症疑难病经验专辑》]

(7) 陈士铎认为,山茱萸为填精补水之圣药,且补阴之中尤具收敛之性,常用1～3两。[《辨证奇闻》]

(8) 王辉武认为,山茱萸在治疗虚汗的同时,还能壮阳补肾,治疗性功能减退等。

《红炉点雪》记载:"山萸肉兴阳道,坚阴茎,添精髓,止老人尿多不节……久服明目,强力,轻身延年。"

《东医宝鉴》称山茱萸能"坚长阴茎"。

可见前人对山茱萸的强壮作用是早有经验的。阴汗是临床上十分常见的症状,多是肾虚阳痿、早泄等性功能减退的先导,与慢性前列腺炎有关。

在《珍珠囊》中曾有泽泻疗阴汗的记载,但实践证明,泽泻如不配伍山茱萸则疗效不佳,因为山茱萸既敛阴汗,又有补肾兴阳的固本之效,常用泽泻、山茱萸等量，打粉装胶囊，每次3g，盐水温服，早、晚各1次，连服8周，有显著疗效，并可预防阳痿、早泄等症的发生。[《方药妙用》]

（9）治疗脱证。山茱萸肉90～120g，水煎，取200ml，首次服1/3量，剩余药汁视病情分多次服。共治脱汗、脱血、脱液、脱精致血压骤降者57例。以脱证消失、血压回升至正常为痊愈。结果痊愈52例，好转5例，总有效率100%。[中国中医急症，1994（5）：214]

（10）治疗乳糜尿。龙眼肉20g，山茱萸10g，大米50g。先用水煮米粥如常法，米将熟，放入龙眼肉、山茱萸煮熟，加少许盐，作早餐。下午加泡龙眼肉20g，当茶饮。忌食油。连服1～3个月。共治16例，全部治愈。[河北中医，2001（2）：87]

（11）治疗肩关节周围炎。山茱萸（去核）35g，随症酌加一二味药，水煎，每日1剂，服2次。症情好转后山茱萸剂量减至10～15g，煎汤或代茶泡服。少数患者服用以山茱萸为主的9味药复方。共治29例，以治疗后肩关节活动、功能完全恢复正常、疼痛消失、半年以上未复发者为痊愈。结果痊愈20例，显效6例，好转3例，总有效率100%。一般服药4剂或5剂开始见效。[中医杂志，1984（11）：35]

（12）治疗复发性口疮。每晚临睡前取干山茱萸粉10g，用陈醋调成糊状，分别置于2块3cm×3cm干净纱布中央，敷贴于双足涌泉穴，次日晨起去药。10日为1个疗程，连敷4个疗程。每疗程间隔10日。共治92例，均为单纯性口腔溃疡，有明显周期性复发规律，病史1～15年。以治后溃疡愈合，3～5年不复发为显效。结果显效26例，有效54例，无效12例。[新中医，1992（3）：16]

（13）山茱萸善治失眠。通过长期临床实践发现，在辨证施治的基础上加入山茱萸治疗失眠，往往能收到事半功倍之效。人卧则阳潜于阴，神藏于心，血归于肝，故能入寐。而山茱萸具有酸涩收敛之功，能使浮阳潜藏于阴。故在辨证施治的基础上加入山茱萸治疗失眠，能起到至关重要的作用，从而达到治愈。
[吉林中医药，1998（2）：49]

二三、白术——脾虚便秘大量用它能解决

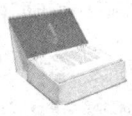

白术一药，习惯用于健脾燥湿，名方四君子汤中即取其意。而《本草正义》却赞其"最富脂膏，故虽苦温能燥，而亦滋津液……万无伤阴之虑"。我要谈的正是这一点。

大家用白术一般考虑苦温燥湿的多，而大多数健脾燥湿止泻的方子都少不了白术，有的加注用土炒白术。实际上，白术的燥湿作用并不强，炒后也许好一些。健脾燥湿最好的是苍术，腹泻时用30～50g，可立即起效。白术则不一定。

我认为，白术生津的作用更强些，临床上我常用其治疗脾虚便秘证，收效甚捷。

《金匮要略》云："伤寒八九日，风湿相搏，身体疼烦，不能自转侧，不呕不渴，脉浮虚而涩者，桂枝附子汤主之；若大便坚，小便自利者，去桂加白术汤主之。"

去桂加白术汤方：白术2两，附子1两，甘草1两，生姜1.5两，大枣6枚。

方中白术量最大，仲景此意甚明。由于汗多伤津导致脾虚便秘，就加白术生津润肠通便。可以说张仲景是第一个提出用白术生津通便的。对此，现代已故中医大家程门雪、任应秋等人的解释我认为都是错误的，并且还质疑仲景条文是错误的，而没有从临床实践角度去考虑，只是囿于苦温燥湿，故而出现了这种错解。

实践是检验真理的唯一标准。北京已故四小名医魏龙骧通过临床实践，首先提出白术的主要作用是健脾生津，并将其用于脾虚便秘证，得到全国很多有识之士赞赏并验证，开创了白术新用之先河。我也是从这里开始改变了对白术的狭隘认识，并从此将大剂量生白术运用于临床实践中，应用时少则30g，多则150g，并取得了屡用屡效的佳绩。

魏龙骧有一则医案："高龄患便秘者实为不少。一老人患偏枯，步履艰难，

起坐不便，更兼便秘。查其舌质偏淡，苔灰黑而腻，脉见细弦。此乃命门火衰，脾失运转，阴结之象也。处方以生白术60g为主，加肉桂3g，佐以厚朴6g，大便遂能自通，灰苔亦退，减轻不少痛苦。类似患者，亦多有效，毋庸一一例举。"

魏龙骧还谈道："便干结者，阴不足以濡之。然从事滋润，而脾不运化，脾亦不能为胃行其津液，终属治标。重用白术，运化脾阳，实为治本之图。故余治便秘，概以生白术为主，少则30~60g，重则120~150g。便干结者，加生地黄以滋之，时或少佐升麻，乃升清降浊之意。若便难下而不干结，或稀软者，其苔多呈黑灰而质滑，脉亦多细弱，则属阴结脾约，又当增加肉桂、附子、厚朴、干姜等温化之味，不必通便而便自爽。"［《名老中医医话——魏龙骧医话》］

验案 患者，女，近70岁。2010年4月来诊。

刻诊：中等身高，体胖肤白，患有糖尿病、冠心病，刚从某医院治疗后出院。已1周未排大便，小腹甚胀。住院期间主要靠开塞露和灌肠，停用则依然如故。望舌胖大色淡，苔白腻，脉濡细。饭量不多，乏困无力。一派脾虚不运之证。随即按辨证原则，直接开附子理中汤。

处方：制附子10g，太子参30g，干姜15g，生白术100g，枳壳15g，厚朴15g。5剂。

患者问：我现在小腹很胀，吃这药来得及么？能不能明天就排大便？我说：没问题，放心吧，明天绝对能解大便。老妇听后欣然而去。我为什么敢拍胸脯打保票，实缘于治这类病太多了，只要生白术量给够，没有不应手起效的。

1周后，复诊：服药后大便通畅，近几日每日排大便1次。我说本病原为脾阳不运所致，解决这个病机需要一段时间，非通一次便就可以一劳永逸了（这一点大家要记住）。该患者前后共吃药50余剂，基本上是以理中汤和补中益气汤为主，方方不离生白术100g，不但治愈了便秘，而且其糖尿病不用服用格列齐特（达美康）也能稳定血糖，这也算是意外收获。只要是病机吻合，健脾生津法也能治糖尿病。［《古道瘦马医案》］

按：我用大剂量生白术治便秘，说起来已有十几年的历史了，每每得心应手，故敢告诉大家。在这里再强调一下：白术一定要用大剂量，而且必须生用，最好打碎，以利有效成分煎出。

二三、白术——脾虚便秘大量用它能解决

 附：网友交流

诚信中药：其他方书上言及生白术通大便的机制是补脾气，并未言及生津液。

古道瘦马：实践是检验真理的唯一标准。书上的记载不完全正确，不要迷信书本。

绿衣：冒昧补充一点：对于食少纳呆的便秘患者，骤然用大剂量的生白术，有可能因补而呆胃，如有需要，可酌加麦芽、陈皮等理气和胃，或先用小剂量，逐步加大剂量。张景岳有言：用补之法，贵乎先轻后重，务在成功。当然，对于胃纳正常者来说，无须顾忌了。

月舞飞狐：白术确实有生津的作用，多为太阴化湿，湿阻气化不能生津，故以白术入太阴化湿生津，补足脾气。

国风堂主：吉良晨老中医也提到过，白术治脾虚便秘，稍加升麻。

kangyi352：黄元御《长沙药解》中对白术是这样介绍的："味甘、苦，入足阳明胃、足太阴脾。补中燥湿，止渴生津，最益脾津，大养胃气，降浊阴而进饮食，善止呕吐，升清阳而消水谷，能医泄利。"

zcm1962931：而且必须是生的，最好打碎，以利有效成分煎出。上周用治1例，因为药房无生药，用了炒白术120g，今日来复诊云无效。看来白术生用是关键。

小蓝：用大剂量生白术治疗便秘疗效显著，我在临床上也经常用，但是是在辨证准确的情况下用。

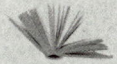 **群贤见智录**

（1）姜春华教授常用大剂益气健脾药配合活血化瘀法治疗肝硬化，认为肝硬化的病理状态是瘀血郁结，体质状态是气虚脾弱，其特点是病实体虚。治疗时必须病、体兼顾，化瘀益气，肝脾同治，如此则扶正祛邪，

相得益彰，其化聚消积作用比单一组方更为妥当。尤其是肝硬化腹水严重时，中气虚惫，脾虚湿壅，黄芪、白术需用大剂量，能增加活血破瘀功能，并可防止肝性脑病。基本方中活血化瘀诸药以《金匮要略》下瘀血汤加味，益气健脾则重用黄芪、白术，白术常用至60g，临床疗效显著。[《名中医治病绝招》]

(2) 茅汉平主任医师常用白术治疗脾虚泄泻、浮肿尿少、气虚自汗，尤其是水肿臌胀（肝硬化腹水）血浆蛋白低者，重用白术，利水消肿作用甚佳，用量为6～60g。茅汉平认为，白术具补脾燥湿、利水止汗之功，对脾阳不振、运化失职、水湿内停而致痰饮、泄泻、痞满等病证效佳。生白术燥湿利水作用较好，炒白术健脾止泻之功为胜。临证用治脾虚水肿臌胀，则用蜜炙白术，每剂用30～60g，酌配枳壳、陈皮、大腹皮等，不仅能增强润燥健脾之功，而且利水消肿之力亦大增。[《方药心悟》]

(3) 孟景春教授是南京名医，常以白术治疗慢性泄泻、便秘、腹胀、消化不良、肝炎、白/球蛋白比例倒置等，凡见脾气虚证，均宜用之，用量为10～120g。[《方药心悟》]

(4) 徐文华教授惯以白术治疗慢性支气管炎属肺脾两虚痰湿内蕴者，慢性肝病及脾气大伤者，慢性腹泻系脾虚失健者，糖尿病渴饮善饥属脾虚津不上润、谷精下流所致者，用量为12～100g。[《方药心悟》]

(5) 卢普清主任医师常以豨莶草、生白术、薏苡仁为基本方，随症加减，治疗风湿性关节痛，方中生白术用量为90g。[广东医学，1965（1）：20]

(6) 顾丕荣教授认为，脾虚为肝病之本，重用白术，用量分大剂（60～100g）、中剂（30～60g）、小剂（15～30g），炮制分生用、炒用和制用。舌红苔少为阴虚，白术宜生用；舌淡，苔薄，边有痕者，为脾虚，白术宜炒用；舌苔黏腻者为湿盛，白术宜制用。

顾丕荣教授认为，白术有益气健脾、通利水道、活血化瘀之功，重用于肝病，补而不滞，滋而不腻，化湿不伤阴，生津不碍湿，补中有滋，滋中有消。能升高白蛋白和纠正白/球蛋白比例，有抗凝血和明显而持

二三、白术——脾虚便秘大量用它能解决

久的利尿作用，能促进电解质，特别是钠的排泄，并有抗肝癌等功用。长期临床观察，白术对改善肝功能和消退腹水等有显著之功效。[安徽中医学院学报，1984（2）：25]

（7）李克绍教授常用《近效方》术附汤加减治疗肩周炎，药用生白术、制附子、生姜、大枣，随症加减。李克绍教授认为，白术和附子合用，有走皮内、暖肌肉、逐寒湿、止疼痛之良效。临床体会，白术须生用，并重用，至少每剂30g，并可渐加至90g。经多年运用，本方在一般情况下，三五剂即可取效，重者需服至30～40剂。尤其对于常服羌活、独活、细辛、防风、乌头等药疗效不著，或随愈随发、反复发作的患者，服用本方更为理想。[《中医临床家李克绍》]

（8）颜德馨教授认为，白术益气健脾，固敛止血，颇有殊功。治大咯血气脱，以白术100g，米汤急火煎服一大碗，药后2小时血止神清，未再复发。盖脾为气血生化之源，又主统血，脾气虚弱不能统摄，则血渗溢于外。血家以脾胃之药收功，土厚火敛，信而有征也。[《颜德馨临床经验辑要》]

（9）梁贻俊教授治疗骨髓纤维化证属肝郁脾虚毒凝者，常用当归、白芍、柴胡、茯苓、炒白术、厚朴、川楝子、郁金、黄芪、白花蛇舌草、龙葵、茵陈、薄荷、何首乌、鳖甲、生姜，随症加减，方中炒白术用量为20～200g。[《梁贻俊临床经验辑要》]

（10）桑景武教授在治疗消渴时，凡无明显热证，舌不红者，皆以真武汤加减治之，方中白术用量为50～100g。[《古今名医临证金鉴·消渴卷》]

（11）娄多峰教授认为，对腰部痹病，应首辨虚实。实证以寒湿夹瘀多见，虚证常为肾阳虚。自拟腰痹汤，随症加减，每获良效。方药为当归、鸡血藤、透骨草、老鹳草、独活、川续断、桑寄生、香附，寒湿者加用白术60g。[《古今名医临证金鉴·痹证卷》]

按：白术治寒湿腰痛效佳，盖以其苦甘微辛而温之性，健中利气、除寒祛湿、畅经通络故也。然此时用量宜大，方可见功。

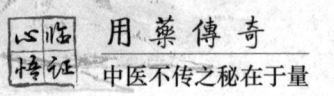

附：生白术通便的临床应用与其作用机制

白术，味苦、甘，性温，专入脾、胃二经。健脾燥湿是其所长，故凡腹泻，不论脾胃虚寒之理中丸证，还是脾虚湿盛之参苓白术散证，抑或中气下陷之补中益气汤证，均伍白术为用。然白术亦能通便，有治疗便秘的作用。古代除《伤寒杂病论》有1条记述外，鲜有应用。历代本草乃至现代《中药学》等也无记载。最近20年的临床实践证实了白术的通便作用的确存在，从而说明白术具有通便与止泻的双向调节功能。关于止泻，历代论述详备，毫无疑义，在此仅就白术通便的作用略述如下。

（1）临床应用概况：《新医药学杂志》1978年第4期刊登了北京医院魏龙骧先生医话四则，其中《白术通便秘》一文，介绍了重用生白术治疗便秘的经验，立即引起了医学界的广泛重视和浓厚兴趣，人们纷纷效仿使用。区区数百语，竟发千古之大秘，从此揭开了现代临床以生白术通便秘的序幕。时隔仅1年余，浙江医科大学妇幼保健院在《新医药学杂志》发表了运用魏龙骧方法治疗50例妇科手术后便秘的临床观察。所用药物由白术60g、生地黄30g、升麻3g组成，每日1剂，水煎服，一般服用1～4剂。50例中有36例于服药后1～2日开始出现肠鸣转气，随后排便，7例无效，有效率为86%。据观察，服用本方后多数患者先有肠鸣矢气，随后排便。除少数患者第1天排便时可有2次或3次稀便外，全部病例在服药过程中均未发生腹部绞痛及暴泻等不良反应，说明本方药性和缓持久，是一种安全有效的术后通便方。为便于使用，将上方改制为膏剂，效果亦佳。

1981年，《福建中医药》第1期刊登了重用生白术治疗便秘34例的临床报道，其方法是：①用上述复方治疗成人便秘患者13例，每例只服1剂。结果11例有效，2例无效，服药后效果与上述基本一致。②用单味白术治疗21例便秘患者，不进行中医辨证，每例给白术60g，1剂，水煎服。结果16例于服药后第2天排便，大便质软通畅，但无腹泻，5例无效。总有效率76.2%。对比观察说明，单味白术通便效果是肯定的。但与复方相比，药后无肠鸣、矢气、稀便及排便次数增加，说明单用力缓。故魏龙骧强调，便干者加生地黄以滋之，时或少佐升麻，乃升清降浊之意。其后又有个案报道陆续发表，方法都是沿用魏龙骧验方，只是生地黄、升麻用量略有增减。单用白术除了煎服、熬膏外，也可研粉生用。

二三、白术——脾虚便秘大量用它能解决

有人以生白术3000g，粉碎成极细末，每次10g，每日3次，温水送服，治疗虚证便秘20余例，均获良效。

（2）作用机制浅探：欲阐明白术通便的作用机制，不妨先回顾一下最早使用此法的《伤寒杂病论》。论中第174条原文："伤寒八九日，风湿相搏，身体疼烦，不能自转侧，不呕不渴，脉浮虚而涩者，桂枝附子汤主之。若其人大便硬，小便自利者，去桂加白术汤主之。"历代注家对此条解释不一，矛盾重重。而分歧点恰恰在于为什么大便硬、小便自利还要去桂加白术。为化解"大便硬"与"加白术"这一不符常理的矛盾，人们纷纷从"病理"角度论述分析，以便与白术健脾祛湿的"药理"相合。最具权威者当属伤寒名家李克绍教授和沈济苍教授所提出的相同观点：大便硬是大便不溏，是大便正常；小便自利是小便不涩不少，是小便正常，不少版本的教材也如是解释。其实，这样解释是基于"大便硬不可以用白术"这一"药理"常规，而现代临床和药理实验已证实，白术具有通便的作用。反观历代之所以争论不休，除了上述原因，还在于都没有跳出《伤寒杂病论》的圈子，如果换个角度，从本草方面或许能够找到答案。那么其机制何在呢？

笔者认为，清代周岩在其《本草思辨录》中已做出了令人满意的解释。他指出："或谓如大便硬何。曰：小便数者，大便必硬。此小便自利，即小便数也。皮中之水不当留而留，水府之水当留而不留，脾不举其职，而肠胃与膀胱之传化乖矣。去桂加术，则小便节而本有之津液不随之而亡，亦脾职复而后至之津液可由是而裕。水湿外除，津液内蒸，谁谓白术之加，不足以濡大便哉？"其意思是说，脾为湿困，脾阳不运，致使肠胃与膀胱传化乖戾，去通阳利尿之桂枝，加健脾益气之白术，使之复行运化之职，外合附子除湿止痛，内则为胃行其津液，故可濡润肠道而大便自通。

自古至今，之所以许多人对白术通便之效避而不用，在于他们认为白术性燥，以之通便岂不愈燥愈秘！此乃不明白术通便之妙理所在。李杲所谓"治病必求其源，不可一概用牵牛、巴豆之类下之"。源者何在？曰在脾胃。魏龙骧认为，便干结者，阴不足以濡之。然从事滋润，而脾不运化，脾亦不能为其行津液，终属治标。重用白术，运化脾阳，实为治本之图。此言可谓一语中的，对于张仲景大便硬反用白术之妙也就明了无争了。

白术通便，不仅有其理论基础与临床实践，现代实验研究更科学地证实了

这一点。不少学者进行了白术（或炒白术）对家兔离体肠管活动影响的研究，实验结果不相一致。有的认为白术小剂量时对肠管收缩幅度影响不大，而使紧张性稍升高，大剂量时则出现舒张反应；有的则认为白术对肠管抑制作用不大，只能使其紧张性稍降，不能使收缩性变弱，有时反而使收缩幅度增大。马允慰等对此进行了较深入的研究，结果表明，在正常情况下，白术煎剂对家兔离体小肠有轻度兴奋作用，有时影响不显著，加大剂量也不能引起强直收缩；当肠管受乙酰胆碱作用而处于兴奋状态时，白术呈抑制作用；当肠管受肾上腺素作用而处于抑制状态时，白术呈兴奋作用。并皆能使肠管活动恢复至接近给药前的状态。

以上说明白术具有双向调节作用，这不仅与肠管所处功能状态有关，而且与自主神经系统有关。这种双向调节作用为白术通便与止泻的双向调节提供了实验依据。

为确保生白术通便的疗效，有两个问题值得注意和研究：①重用生白术。前述临床报道都是以生白术入药，迄今为止，尚未见到用炒白术通便秘的记载或报道。考张仲景所用，凡《伤寒论》《金匮要略》含白术诸方，均以生品入药，而白术炮制品的使用，基本上是从唐宋开始的，故原方白术未注明用法，当属生用。至于剂量，魏龙骧的经验是少则一二两，重则四五两。常用量一般为60g左右，重用可至120～200g。为何用生品、大剂量，有待进一步深入研究。②辨"证"还是"症"。临床上以白术通便秘往往只强调"症"而不重视"证"，也有认为白术宜于脾气虚的便秘者。

白术通便，显然与传统之攻下、润下等有所不同，姑且称之为运脾通便或曰"运下"。既如此，笔者认为，还是辨证为好，即在脾虚不运或脾不为胃行其津液的情况下使用。当然，对于部分辨证用药而"久攻不下"的便秘患者，试用生白术通便，或可收到意想不到的效果。

二四、当归——血虚便秘大量使用一轻松

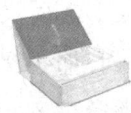

治便秘是中医的一大优势，中药里面有很多既廉价又安全的药味，如大枣、当归、大麦仁、黑芝麻、决明子等。这里我单说一说对青年妇女较为有益的当归。

当归为常用中药，属于伞形科多年生草本植物。它主要产于我国甘肃、四川、云南、陕西等地，以甘肃岷县当归最佳，其特点是主根长，皮细，质坚实。岷县当归，又称"岷归"或"秦归""西归"。

岷县位于甘肃省陇南山区，这里高寒阴湿，雨量充足，最适宜当归和其他中草药生长，因此，岷县素有"千年药乡"之称。据史书记载，岷县当归已有1400多年历史，为岷县有名的特产。

当归始载于《神农本草经》，列为中品，有补血、行血润肠、调经作用。味甘、苦、辛，性温，入心、肝、脾经。当归含有多糖、挥发油、香精、维生素等多种成分，在临床上应用甚广，俗有"十个医生九个常用当归"之说。一般大家用当归都把注意力放到了补血活血之上，往往忽略了它的另外一个重要作用——润肠通便。对于这一点，我在年轻时也未注意到。

记得有一次给我的同事开了一个方子，治疗性功能衰弱，用的是当时流行的抗痿灵（蜈蚣 18g，当归 60g，白芍 60g，甘草 60g，研粉，分 40 包），其实该方临床检验疗效不佳。当时为了取得速效，大胆将上方改散为汤，结果半夜同事打来电话问，怎么一喝就腹泻，不喝不泻，后来翻书查证，才知是当归惹的祸。结果阳痿没治好，却学到了当归能滑肠的知识。随阅历的增加，我对当归润肠通便的作用，认识越来越深刻，常常把它用于血虚便结，屡屡取效，爱不释手。

案1 赵某，女，35 岁，患有贫血症。来诊时面色苍白，疲乏无力，

饮食一般，舌淡苔薄白，脉弦细无力，月经偏少色淡，大便干结，三日一解，甚是痛苦。

处方：当归60g，川芎10g，白芍15g，生地黄15g，大枣10枚。5剂，水煎服。

复诊时告知服药第2日大便即下，而后每日1次，大便软适成形，后又服用10剂。因不愿再喝汤药，于是又开了浓缩当归丸，每次50粒，每日服3次。服用1个月后，大便通畅，人有精神，血红蛋白亦恢复正常，月经量增多，基本痊愈而收功。

【按】我在临床上治疗虚便秘结时，一般脾虚重用生白术，血虚重用全当归，兼热加增液汤。尤其是久病气血不足，阴液亏损，身形瘦弱，大便干结数日一行，或肠道蠕动无力，排出困难者，用当归50～100g，即能起效。对于不愿服汤药者，用大量浓缩当归丸亦能起效，但要坚持服一段时间，以利于形成习惯。

 附：当归的传说

相传有个新婚青年要上山采药，对妻子说3年回来，谁知一去，1年无信，2年无音，3年仍不见回来。妻子因思念丈夫而忧郁悲伤，得了气血亏损的妇女病，后来只好改嫁，谁知后来她的丈夫又回来了。她对丈夫哭诉道："三年当归你不归，片纸只字也不回，如今我已错嫁人，心如刀割真悔恨。"丈夫也懊悔自己没有按时回来，遂把采集的草药根拿去给妻子治病，竟然治好了她的妇女病。从此，人们才知道这种草药根具有补血、活血、调经、润肠的功效，是一种妇科良药。为汲取"当归不回，娇妻改嫁"的悲剧教训，便把它叫当归。明代李时珍的《本草纲目》中说："当归调血，为女人要药，有思夫之意，故有当归之名。"这是对当归有趣而确切的解释。

二四、当归——血虚便秘大量使用一轻松

群贤见智录

（1）刘韶景重用当归60g，治疗遗尿100例。药用当归、车前草、炙麻黄，每日1剂，水煎，睡前顿服，总有效率95%。[江苏中医，1990，11（8）：15]

（2）张乐堂在治疗阑尾炎时，常在辨证方中加用重剂当归60~90g，效果较好。[《河北省中医中药展览会医药集锦》]

（3）王连芳常重用当归90g，配伍山药、鸡内金、茯苓、白术、桃仁、乳香、红花、火麻仁、甘草，每日1剂，水煎分服，治疗消化道溃疡，效果良好。[《河北省中医中药展览会医药集锦》]

（4）孙建华用活络效灵丹合四妙勇安汤治疗血栓闭塞性脉管炎，药用丹参、当归、金银花、乳香、没药、川牛膝、甘草，疗效较佳。方中当归用量为30~120g。[山东中医杂志，1991，10（5）：24]

（5）高志银重用当归120g，配伍他药，治疗静脉血栓形成，疗效显著。[四川中医，1992（9）：37]

（6）夏永潮教授在辨证方中重用岷当归60~140g，连服80剂，治疗原发性侧索硬化症，疗效显著。如此大剂长期煎服当归未见明显毒性作用。[新中医，1980，18（6）：29]

另外，夏教授重用岷当归60~150g，配伍他药，治疗一脑外伤后遗症之左侧偏瘫、智力障碍患者，共服药100余剂，获显效，未见明显不良反应。[天津中医，1989（1）：40]

还习用自制佛手益气活血汤加减治疗气虚血瘀之老年痴呆，药用岷当归、川芎、黄芪、赤芍、水蛭、黄精、枸杞子、甘草。方中岷当归用量为60~120g。[《实用神经精神科手册》]

（7）胡玉森是辽宁省锦州市地方名医，擅用自拟验方金银花、蒲公英、当归、玄参加减治疗乳痈（已成红肿者），效佳。方中重用当归至60g。[《中国民间名医成方》]

（8）马龙伯教授是北京名医，擅用当归治疗崩漏。有认为治崩漏

出血不宜用当归者,但马龙伯对此观点颇有异议。根据其60年治疗崩漏之经验,不论是需要四物汤化裁者,或适于补中益气汤加减者,或应投归脾汤及当归补血汤者,当归一向是照用,并不影响疗效。马龙伯治崩漏当归可用至50g。观傅山治疗老年妇女血崩之方则可明此深意,其药用黄芪、当归、桑叶、三七,热象明显者加生地黄,历用甚效。[《名老中医医话》]

(9)任继学教授擅用增损四妙勇安汤治疗心肌梗死、血栓性静脉炎,药用全当归、金银花、玄参、生甘草、炒土鳖虫、三七粉、人参、藤黄、炒水蛭、黄芪,方中当归用量100g。[《方药传真》]

(10)姚希贤教授常用当归治疗慢性肝炎、肝硬化、慢性胃炎、老年习惯性便秘、慢性结肠炎等,认为当归活血补血,性温润,有润燥滑肠之效,治疗老年习惯性便秘,疗效颇佳。因其具有活血作用,用于肝硬化可降低门静脉压力,防止上消化道出血,用量为10～60g。[《方药传真》]

(11)杜健民主任医师常用当归治疗肝炎、肝硬化、缺血性脑血管病、血管性头痛、慢性发热、风湿性疾病、周围血管病、月经失调、痛经等。他认为,当归为肝炎、肝硬化之首选药物,有保护肝脏、促进肝细胞再生、防治肝恶性变之功,用量为10～100g。[《方药传真》]

(12)李妍怡常以佛手散加减,水煎服,治疗各类心脑血管病及内科疑难杂证,方中重用岷当归100～120g,取得了良好的疗效。所治疾病包括脑血栓形成、多发性脑梗死、脑出血、脑外伤后遗症、散发性脑炎后遗症、深部静脉血栓、冠心病等。治疗过程中,个别患者有便溏或腹泻出现,减量或服健脾中药后泻止。[《常用中药特殊配伍精要》]

二五、莪术——开胃化食治胃癌

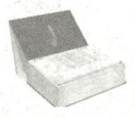

先转载一篇用药文章，虽说是转载，但也是我比较欣赏的，也有一定体会。

临证中，我常用莪术，这是有来历的。记得30多年前，我治一胃病患者未效，后被他人治愈。索视其方，才知那位同志重用了莪术。

查阅前人医籍，这才恍然大悟。《本草备要》说："莪术辛苦气温，入肝经血分。破气中之血，化瘀通经，开胃化食，解毒止痛。治心腹诸痛……虽为泄剂，亦能益气。"其他医书论莪术，亦不外乎破气、行血、化瘀等。有些同志似乎忌讳莪术，即便治疗积聚之病，与三棱伍用，药量亦很轻微，唯恐伤正。其实，这种顾虑是不必要的。前述胃病患者被他人治愈，对我启发很大，从此，我在临床中，格外重用莪术。[古道瘦马按：临床上我也有与刘老同样的经历，致使我以后治胃病除了三仙以外必用莪术，而且疗效十分令人满意]

1952年我去外地学习，因不适应当地生活习惯，得了胃病，服保和丸之类中成药，未能将病根除，后来改服"烂积丸"，一举而奏效。因后方中有莪术，疗效显著可想而知。1953年有一患者胃有实滞，虽经针灸治疗，胃痛减轻，但缠绵数日未愈。我在治疗中把莪术列为君药，与消食和胃之品配伍，仅治数日而愈。我认为，治疗肝胃之病，如果经过准确辨证，因人、因病而异，方中适量加入莪术，无论缓解症状，还是调节脏腑功能，疗效甚为可观。

几十年来，我通过对数十例患者的疗效观察，深深体会到莪术的临床应用价值是不能怀疑的，也是不可忽视的。一般地说，我应用莪术的基本剂量是7.5g，中等剂量是10g，有时也用到15～20g，或者剂量更大些。这要根据病情的轻重缓急和患者的体质强弱来决定。

随着医学事业的发展，莪术的应用有了更为广阔的天地。近几年来，有的地区和单位用莪术治疗癌症，取得了一定效果。我用莪术治疗肝炎、溃疡病，也用于治疗癌症。莪术的一个主要特点是通肝经瘀血，解毒止痛。通过临床实

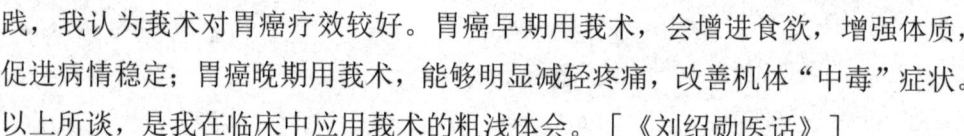

践，我认为莪术对胃癌疗效较好。胃癌早期用莪术，会增进食欲，增强体质，促进病情稳定；胃癌晚期用莪术，能够明显减轻疼痛，改善机体"中毒"症状。以上所谈，是我在临床中应用莪术的粗浅体会。[《刘绍勋医话》]

再谈一谈我自己运用莪术的经验。自从了解了莪术的这一新功效，我在治胃病时，凡是需要开胃化食，帮助消化，尤其是胃胀突出时必加莪术，这已经成了我的用药习惯。

验案 杜某，50多岁，陕南人，2009年底经人介绍来我处就诊，说是胃上长了个瘤子，请求一治。刻诊：身高大约1.65米，面憔悴略暗，头发枯燥。舌瘦，质淡，有齿印，苔白腻。脉双关微滑带涩，寸尺不足。

目前突出症状为气胀，一吃东西就胀得厉害，食不多，二便正常。湖北襄樊某医院检查报告示：近胃贲门处有一红枣般大的肿块。化验：鳞状上皮增生。医院认为无法手术，预后不良。患者只好到千里之外的西安找中医治疗。结合四诊八纲，我决定采取扶正祛邪法。方用补中益气汤合消瘰丸合开胃汤加莪术、猫爪草等，30剂。每月一诊，根据当时症状略作加减，基本方子不变。前后服药半年多，后来在襄樊某医院检查，肿瘤已不复存在，胃已不胀，也能多进饮食。观其面色红润，头发乌黑铮亮，精神抖擞。

【按】此病例实际上兼顾了莪术的两大作用，即开胃化食，削瘕去癖，故而效佳。我的体会，莪术是临床上一味很好的、很有效的胃药。诸位开胃化食，不是必须言必称焦三仙、谷麦芽一类，不妨广开药路，用一用莪术，也许能带来不少的惊喜。

群贤见智录

（1）周康教授根据"瘀血发狂"及"癫狂由于气血凝滞"之学说，制达营汤，治疗精神分裂症属气血瘀滞者，方药为莪术、大黄、赤芍，随症加减，方中莪术用量为100g。[《古今名医临证金鉴·癫狂痫卷》]

二五、莪术——开胃化食治胃癌

（2）黄和医师常在辨证方中伍用莪术治疗腔隙性脑梗死、冠心病、血管炎、慢性肾炎、肾病综合征、乳腺小叶增生、子宫肌瘤、卵巢囊肿、体表炎性肿块、良性肿瘤、恶性肿瘤以及血瘀之头痛、眩晕、颈肩腰背四肢疼痛等，凡血气瘀滞之证均可应用，用量为10～100g。尤其在治疗肾病及防治缺血性脑血管病时，针对其血液的高度浓稠性、黏滞性、聚集性和凝固性之特点，制活血通脉汤，验之于临床，对改善血液黏稠度和血液循环状态，效果较佳。基本方药为莪术、当归、地龙、水蛭、川芎、牛膝、决明子，随症加减。药理研究证明，莪术能明显改变血液流变学各种参数、抗血栓形成、改变全血黏度，配伍他药可增强疗效。注意，对气血虚者，应用莪术时应投以黄芪、人参、当归等补益气血之剂辅之，以其善破血中之气故也。

（3）治心脾痛。王执中《资生经》：执中久患心脾疼，服醒脾药反胀，用耆域所载蓬莪术，面裹，炮，研末，以水与陈醋煎服，立愈。盖此药能破气中之血也。[《本草纲目》]

（4）莪术30g，配生黄芪30～60g，当归12g，蜈蚣2条等，治带状疱疹后遗神经痛有良效。[《临证本草》]

（5）莪术30g，配生黄芪60g，板蓝根、大青叶、马齿苋各30g等，治寻常疣、跖疣、扁平疣有良效。用法：第一煎、第二煎内服，第三煎外洗患处，并轻轻按摩。[《临证本草》]

二六、阿魏——顽固腹胀唯它能解决

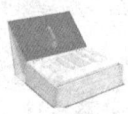

初识阿魏缘于年轻时，我的一帮朋友钓鱼，用其做鱼饵。当时我就纳闷，这么臭的东西，怎么鱼就爱吃，没想到日后在临床上发现有些人也"爱吃"，当然，是指一些患顽固腹胀的患者。

阿魏产于我国新疆，以及伊朗、阿富汗及中亚西亚一带。新疆称之为臭阿魏，为伞形科植物的树脂，具特异的强烈而持久的大蒜样二硫化物气味，其中仲丁基-1-丙烯基二硫化物约占45%，是本品具特殊蒜臭味的原因。

阿魏性味苦、辛，温，归肝、脾、胃三经，能自肠道吸收，即使用量大至12g，亦无明显毒性，一般外用入膏药，内服入丸散，功能消积、杀虫、利窍、除浊气。

《本草汇言》谓："凡水果、蔬菜、米、麦、谷、豆之类，停留成积者，服此立消。"

《本草经疏》又谓："阿魏，其气臭烈殊常，故善杀诸虫，专辟恶气，辛则走而不守，温则通而能行，故能消积利诸窍，除秽恶也。"

《唐本草》又云："体性极臭，而能止臭，亦为奇物也。""主杀诸小虫，去臭气，破癥积，下恶气。"

朱震亨曰："消肉积。"

《新疆中草药手册》："治神经衰弱，慢性气管炎。"

综上所述可知，"阿魏"虽然气臭难闻，但能自肠道吸收，排出肠道陈腐积滞及秽恶臭浊之气，以浊攻浊也，是一味治疗消化性腹胀的良药。临床运用得当，能迅速减轻或消除患者的疾苦，尤其是难治性腹胀，即一般性消胀宽腹之药无效时。

我在临床上治疗腹胀痞满之症时，一般采取三种方法：理气、疏肝、通瘀，基本上都能解决。但是仍然有一些腹胀患者，用了上述办法无效，甚是难办。

二六、阿魏——顽固腹胀唯它能解决

吃了很多药,能消气的药用遍了,砂仁、木香、厚朴、陈皮、槟榔、佛手,就是不管用。

世上无难事,只怕有心人,而后我就仔细研究此类患者,终于发现用药不效的人群大多是身体肥胖,养尊处优,常食肥甘厚味之人。这类人有点类似小儿疳积,不愁吃穿,常食荤腥,造成脾胃湿热有积滞,非一般消导药能解决。原因找到了,就要找解决的办法,老一套,翻阅资料,参看前贤经验,终于找到了"阿魏"。临床一用大见成效,一个难题终于破解了。下举一列示之。

验案 徐某,男,40岁,某交警大队长,经人介绍专程找我看胃病。刻诊:人略黑,面油光发亮,舌红苔白腻厚,脉双关滑实,诉最近几个月不能喝酒吃席,只能稍吃一点清淡之味,胃痛,反酸,尤其是胃脘腹胀得厉害,大便黏溏。吃了很多西药不解决问题,中药吃了不少也未见效。

我经过四诊,认为是中焦湿热,痰浊痞阻。说好治,事后看来太大意了。处方:黄连温胆汤合保和丸加败酱草、煅瓦楞,10剂。二诊,说吃药后挺好,胃不酸不痛了,但还是胀满。又处方,柴胡疏肝散加大量消导药,10剂。三诊,说服药后,效果不明显,仍是胀满,四诊换方,柴平汤加香砂养胃丸,10剂。仍然不效,就是胀满,这可把我整住了,吃了这么多药,竟然无效,黔驴技穷,怎么办?闭门思过,翻书研究,得知"阿魏"可用,遂作最后一搏,不行,就告知患者另请高明。

六诊,患者如约而至,我处方如下。

瓜蒌45g,半夏15g,黄连10g,干姜6g,苍术10g,草果6g,砂仁6g,木香10g,炒莱菔子30g,厚朴15g,玉片15g,炒谷芽、炒麦芽各30g,鸡内金15g,神曲15g,炒山楂15g,甘草6g,同时送服阿魏胶囊。7剂。

七诊,患者一进门就喜形于色,这回药好,胀满松多了,而且睡觉也好了,我惭愧不已。效不更方,上方连服15剂,胀满彻底治愈。

【按】此案之所以最终得以治愈,全凭"阿魏"的功劳,从上案的整个治疗过程就可以看出。自从找到"阿魏"这一治疗难愈性胀满的"神秘武器",我在以后治疗胃脘腹胀方面又有了新的认识。

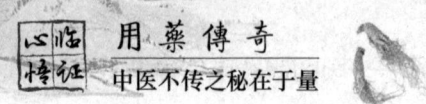

这里要提示注意的是:"阿魏"只适用于病因为气滞食积,病位在肠腑,属实证类型,对功能性病变效果较佳。因此,临床运用时必须辨清腹胀的病因、病位和虚实属性,这样才能提高疗效。对于虚性胀满痞塞,不宜使用"阿魏",因为"阿魏"的主要功效还是在破癥积,下恶气。《本草经疏》曰:"脾胃虚弱之人,虽有痞块坚积,不可轻用。"《本草求真》曰:"胃虚食少人得之,入口便大吐逆,遂致夺食泄泻,因而羸瘦怯弱。"《医林纂要》曰:"多服耗气昏目。"此点不可不注意。中医还是要讲究辨证施治。

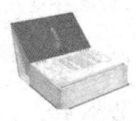 ## 二七、苍术——止泻圣药一用就灵

临床上在治疗脾胃病时，我最爱用的两味药，一是白术，一是苍术。两术同温，一润一燥，用得好是相得益彰。脾虚便秘，大量用生白术，我已有专文论述；脾虚腹泻，大量用苍术，鲜有攻无不克的。此文就专门谈谈苍术的运用。

苍术是术的一种。术之名始载于《神农本草经》，而苍术之名，始见于《本草衍义》。苍术是菊科多年生草本植物茅苍术或北苍术的根茎，味辛、苦，性温，归脾、胃、肝经。

苍术的主要功效是燥湿健脾，这一点大家都是熟悉的，如治疗脾虚湿盛的平胃散，其主药之一就是苍术，但是临床上大多数医师用之治疗腹泻一证时用量都很小，虽说有效，但是疗程长。我的认识和实践认为大剂量可以缩短疗程，减少患者的痛苦。

在治疗腹泻便溏一证时，我常以附子理中汤为基本方，其中术用苍术，最少量或曰起步量为30g，最大量至100g。腹泻便溏3～5剂就改变，随后减量，随证加减。

曾治一陕北妇女50多岁，急性肠胃炎，纳差，腹泻每日10余次，输液3天，兼用蒙脱石散，无效，人疲乏无力，找到我问喝中药能不能止住，我说可以。经辨证排除痢疾，处方用附子理中汤加减：炮附子10g，红参片10g，炮姜30g，炒苍术（打）90g，生甘草30g，煅牡蛎60g。水煎，一日多次，少量频服，一剂即止，三剂痊愈。

一般腹泻肠中水气较盛，且肠道水肿，非用燥药吸干不可，这就和地面水滑，光扫去吹风不行，但洒上炉灰很快就能吸干的道理一样。苍术就有这个特性，尤其是炒苍术更好。对于该证，量小不行，杯水车薪，故非大量使用不可。我临床多年一直这样使用，未有不效。该药十分安全，诸位遇类似证候尽可放心一试。

对于苍术的认识,我认为主要有两点:一是燥湿,一是营养。

燥湿如在寒湿中可用,湿温中也可用,关键在配伍。寒湿证,只要见到舌胖大有齿痕,苔厚腻,尽管放胆用之,因为湿盛嘛。湿热证,见苔厚腻,在清热利湿药中佐之,量不要超过15g。

说到营养,因苍术中含有大量维生素,我常在眼科和治疗口腔溃疡时运用,疗效也不斐。如在眼科,由于苍术中含少量维生素A的前体胡萝卜素,对于缺乏维生素A而引起的夜盲症和角膜软化症一般单用就有效果,古人记载苍术有"明目"的作用,多与猪肝、羊肝同煮,用于治疗雀盲及目昏涩。现代医家临床用药经验及单方应用与研究都证实苍术治疗雀盲的可靠性与显著性。苍术还可配伍应用于治疗眼目涩痛、眼生黑花、白内障、角膜软化症等。有医者提出苍术剂量应使用50g,水煎,分3次服用,与猪肝或羊肝蒸煮服食,效好。经常操作电脑的患者感到眼目昏糊,用苍术和枸杞子效果显著。治疗慢性复发性口腔溃疡更是必用之药,非此不可。

 附:网友交流——爱爱医 Idaoyisheng

前几日遇几例腹泻者,学先生的经验,以理中汤加减重用苍术,效果神奇得很,上午服药,下午泻止,以前虽说针灸、中药并用治疗腹泻也很快,但学先生之法后,感觉比想象中要快得多。

平素对腹泻的患者,尤其是水泻,喜用五苓散或是理中汤等加减,虽也获效者甚多,但也有不效或是疗效慢者。后看王幸福老师发一帖于论坛,让人豁然开朗起来,原来,对此种水泻,重用苍术竟能收到立竿见影之效。

龚某,男,8个月,11月1日初诊。其家属诉4日开始前咳嗽,流涕,喉间痰响,昨晚始腹泻,水样便,5~6次,无明显口干,处以苓桂术甘汤加二陈汤加减:云苓20g,白术15g,桂枝10g,干姜10g,细辛3g,北五味子3g,薏苡仁20g,旱法夏6g,陈皮6g,炙甘草6g。1剂。一天数次频服。11月3日来诊,言咳嗽、流涕好转,喉间稍有痰鸣,但腹泻次数未减,精神食欲欠佳,小便甚少,大便水样,昨晚十余次,哭闹不安,给予五苓散合理中丸加减:云苓15g,干姜15g,苍

106

二七、苍术——止泻圣药一用就灵

术10g，党参10g，猪苓15g，泽泻20g，桂枝10g，白术10g，车前子50g，炙甘草6g。1剂。仍然少量多次频服，若腹泻好转，一剂药可服2天。下午询问，言大便次数减少至3次，稀便不成形，嘱其继续服用；次日大便已成形，未再腹泻，精神、饮食可。处理此例患者时尚未看到王老师案例，故未重用苍术，仍以自己老套路治疗的。

  李某，男，1岁4个月，11月13日初诊。因发热、咳嗽来诊，以炎琥宁肌内注射，口服护彤、头孢拉定颗粒，3日后热退，咳嗽减轻，但食欲不佳。大便稍溏，每日1次。时欲饮水但不多，唇干，精神不振。处以小柴胡加石膏汤加减：柴胡24g，法半夏9g，白参6g，黄芩10g，六神曲15g，焦麦芽15g，焦山楂15g，生石膏15g，葛根15g，桔梗10g，枇杷叶10g，生姜9g，大枣10g，炙甘草6g（颗粒）。2剂。次日来电话言，服用此方后，患者大便次数增至十余次，水样便，问是否是药物原因。嘱其让其暂停服此药，嘱其自购蒙脱石散服用2天，并告知应该不是药物原因，近段时间流行病毒性腹泻，应无大碍。但2日后家属带其来诊，言服用蒙脱石散时腹泻倒是少很多，但昨晚又拉了十余次，水样便，口渴欲饮水，精神萎靡，近一周来进食甚少，吵闹不安，劝其家属至妇幼保健院输液治疗，家属言不想输液。无奈只得再处一方：苍术30g，党参10g，云苓20g，干姜20g，山药20g，陈皮6g，白扁豆10g，白蔻仁6g，炙甘草10g，1剂（不是颗粒）。本想用石榴皮15g，但怕影响味道，故去之。嘱其如果当日效果不佳，必须输液。上午处方，下午3点多打电话询问情况，言未再腹泻，且吃了东西，精神好多了，正玩得开心。嘱其明日服用一天停药。如此之神效，确实出乎意料之外。两日之后家长带其另外一个小孩来诊，也是腹泻，处以小柴胡加干姜（陈皮、山药、苍术、云苓、葛根），2剂而愈。

  莫某，女，38岁，12月19日清晨来诊。腹泻两天，自服诺氟沙星胶囊，效不佳，现口干，乏力，头晕，口淡乏味，大便昨晚至现在，十次之多，水样便，下腹胀痛不适，舌淡苔白腻，要求输液。患者平素对我开中药较信任，故强烈要求服中药。急处以五苓散合理中汤加

107

用药传奇
中医不传之秘在于量

减：苍术 60g，云苓 15g，泽泻 20g，猪苓 15g，山药 30g，党参 10g，干姜 20g，白蔻仁 6g，陈皮 10g，炙甘草 10g。2 剂。每日 1 剂，煎 2 次，混匀后分 4～5 次喝完。下午询问，言未再腹泻，口不渴，胃口已开，只是头有些晕痛，测体温正常，可能是带小孩没休息好，嘱其多休息；第 3 天，患者头痛愈，未用任何西药。

12 月 29 日早晨我因食用小笼包过多（平常很少吃），中午因时间忙，吃了桶泡面，至晚上腹胀嗳气，嗳气中带着小笼包的肉味儿，服用盐酸小檗碱（黄连素）与保和丸 1 次，收效不佳，夜间辗转难眠一宿，早上起来矢气不断，大便溏稀，一早上泻了 3 次，夹着未消化的食物，腥臭味。自认为喝点稀饭调养一下便会无事，没想到，下午就开始水泻不断，短短 2 个多小时泻了 6 次，吃晚饭时，肚子早已空空无物。一顿饭下来，就泻了 3 次。如此，感觉全身乏力，口开始有些干，手也感觉有些抖了，看来是脱水了，没办法，只得给自己开个处方：苍术 90g，云苓 30g，党参 20g，陈皮 20g，葛根 30g，焦山楂 30g，鸡内金 20g，干姜 30g，炙甘草 20g。1 剂。自己抓完药立马煎服，大约晚上 7 点半服第一次药后就没再拉了，睡前服了 1 次，至次日早上起床，大便成形，腹中舒畅。早餐吃了一大碗米粉，中午一朋友硬是让我尝尝他的排骨煮臭豆腐，没法，只得胆战心惊地吃了几块，回家后还是预防性地喝了几口没喝完的中药，一共就喝了 3 次！

二八、仙鹤草——收涩补气集一身的好药

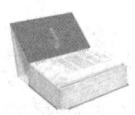

仙鹤草味苦,性凉(我自己在实践中感到不凉反而性平柔和),入肺、脾、肝经,具有止血、凉血、强壮、消肿、止泻等作用。大多数医生在临床上多用于止血,尤其妇科,包括西医都是这样用。我也不例外,在治崩漏症时大多数也要添加这味药,而且量很大,最少用100g以上,这是常事。但是如果仅局限于这个方面,那就太委屈这味药了,大材小用。为了不埋没"药才",现根据我多年临床经验谈点运用仙鹤草其他方面的认识。

仙鹤草这味药,我在临床上主要发挥其两个方面的作用:一是强壮,替代党参、太子参及部分人参作用;二是止泻、止咳、止带之作用,特别是腹泻方面。我经常爱用小柴胡汤治疗免疫力低下的慢性感冒,其中的党参常用仙鹤草替代,轻则60g,重则100～150g,效果奇佳,一般3～5剂药即可治愈,比党参好使。在用附子理中汤时,方中的党参直接就用仙鹤草代替。治疗一些人的亚健康状态,即别无他病,整日头昏脑涨,疲乏无力时,常用老中医干祖望之方,干老戏称中医小激素。方药:仙鹤草150g,淫羊藿50g,仙茅10g。我又加上五味子和大枣,既好喝又实用,一般3～5天就可以改善症状,疗效很好,胜过西洋参片和人参,还不上火。这几味药我还习惯当作药对使用,加在补益气虚之方中。在止泻处方中更是方方不离,开方第一味必是仙鹤草,充分发挥其强壮和止涩作用。

2005年5月,我的一个朋友高某找到我,说他的亲戚现已病危,想请我去看一看,有没有救,给把个脉断一下,以尽人事。患者是位

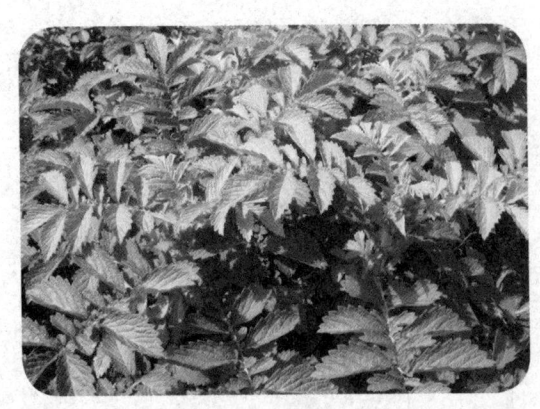

★ 仙鹤草

109

女性老人，76岁，躺在床上。家属介绍刚从医院出来，前几天因肺炎住院，高热、咳嗽、吐痰，在医院输液1周，据说用的是头孢类抗生素。肺炎倒是好了，却患了腹泻，喝水拉水，吃饭拉饭，人都不能站和坐。医院治疗1周，用了多种药，腹泻未能止住。人极度消瘦，医院已无良方，嘱家属接回家准备后事。

刻诊：严重消瘦，两眼塌陷但有神。问话时对答清楚，舌质淡白，舌苔厚腻，脉象沉细无力，一派寒湿伤阳、气阴两虚之象。从精、气、神来看，我认为还有救，因为神未散，故对其家人说试试看。

处方：仙鹤草200g，怀山药150g，生牡蛎150g，高丽参50g，山茱萸60g。1剂。浓煎，1日内不断喂服，每次喂3～5匙，将药喝完。

第2天其子兴奋地给我打电话报告，腹泻大轻，人也能坐起来了。求开第二方。我随即告知，什么饭都不要吃，光用山药熬浓粥，稍加些米油，连吃3日，并处以下方。

处方：仙鹤草150g，高丽参30g，生牡蛎120g，干姜20g，苍术30g，茯苓30g，甘草15g，3剂。慢火浓煎，1日分5次喝完。服药3日后，患者腹泻基本痊愈。随后按常法健脾益气，调理半个多月，彻底痊愈。

【按】我在临床上用仙鹤草治疗腹泻，包括慢性肠炎，都是重剂，无不随手而愈，几无失手。

我的体会是，用仙鹤草必须要大量，少量则效差，起手都应该在30g以上。

仙鹤草的作用，我认为主要是通过强补而达到收涩，而不是通过收涩而达到强壮。仙鹤草除了有强大的补益和止泻效用外，还可用于强心、止血、止咳、止白带和杀虫及一些以气虚为主的疾病，诸位切不可等闲视之。

切记：大量是关键！

 附：网友交流

花香丁：仙鹤草确实是个好药，大剂量运用，之前在梅尼埃病（美尼尔综合征）里也有用到。

二八、仙鹤草——收涩补气集一身的好药

古道瘦马：我也曾用过大剂量单味仙鹤草治愈梅尼埃病。

薛东庆：大剂量仙鹤草治外阴瘙痒效果不错的。其又名脱力草，江浙一带常与大枣煮汤治虚证。

杏海拾零：其止咳作用也不能小视，常重用合桔梗治久咳亦效佳。

msd8795：仙鹤草治便血效果也很好。

99130911：仙鹤草苦、辛，平。苦辛先入心肺，进入心肺比较快。如果心肺出血用仙鹤草，可促进其他药快速达病灶。

 **群贤见智录**

（1）宋明福用仙鹤草60g，每日1剂，水煎服，治疗梅尼埃病，效较佳。[湖北中医杂志，1996，18（1）：7]

按：仙鹤草益气补虚，活血通络，能扩张血管，调节血压，改善组织血液循环，又有清热解毒、抗炎消肿之效，故可改善内耳淋巴代谢障碍以止眩定晕。

（2）庞国明用仙鹤草60～100g或更多，配伍枸杞子，或加入六味地黄丸类方剂中，水煎服，治疗低血压效良。[中医药信息，1991（5）：22]

（3）丁福保用仙鹤草、大枣治疗盗汗疗效确切。方中药量可随症增减，重症者仙鹤草可用至90g以上。[中医药信息，1991（5）：22]

（4）刘镛振教授自拟清热解毒、活血化瘀方，治疗多发性骨髓炎证属热毒内盛、瘀血内阻型者，药用仙鹤草、白花蛇舌草、垂盆草、半枝莲、喜树根、败酱草根、蛇莓、白毛藤、大青叶、京三棱、蓬莪术、蛇六谷、赤芍、红花、薏苡仁，随证加减，方中仙鹤草用量为60～90g。[中西医结合杂志，1987，7（12）：742]

（5）苏德仁用鲜仙鹤草500g，大枣100g，每日1剂，浓煎服，可

连服2个月以上，治疗早期直肠癌。[中医杂志，1992，33（9）：7]

按：仙鹤草扶正强身，补血止血，且能活血，抗癌止痛，止汗宁神，安全无毒，疗效良佳。但常需大剂量应用方获佳效。

（6）李化义教授习用自拟方治疗咯血，药用焦茜草100～150g，侧柏叶100～150g，仙鹤草100～150g，墨旱莲100～150g，生地黄炭50g，白及100～150g，三七末（冲服）5～10g。水煎，每日1剂，分2次或3次服用。[《常用中药特殊配伍精要》]

（7）治痉咳。许某，女，4岁。双目赤红，口唇青紫，询知剧烈痉咳已半个月余，经治无效，以致如此。用仙鹤草30g，水煎服，每日1剂，连服5剂，巩膜出血大半吸收，痉咳有瘥。继投自拟经验方三子二陈百仙汤（仙鹤草、百部、紫苏子、葶苈子、莱菔子、半夏、陈皮、茯苓、甘草）加减，服6剂，诸症皆愈。

又治陈某，男，42岁。经常因感冒引发喉痒，干咳，呈阵发性痉咳，咳甚则面红，胁痛，服用中西药效果不显，服我处方2～3剂就能告愈，以后遇有咳嗽发作时便照服。其实我的处方就是以仙鹤草、百部为主药配伍而成。[中医杂志，1992（10）：6]

（8）治消渴。患者，男，50岁。患糖尿病3年余，经中西医治疗无效，空腹血糖8.33～11.11mmol/L（150～200mg%）。患者消谷善饥，饮一溲一，体瘦无力，近1周因饮酒致脘腹疼痛，随而出现呕血、黑粪、大便隐血（++++）。胃镜检查诊断为出血性胃炎。予单味仙鹤草60g，水煎频服，以期收敛止血。2剂血止，大便隐血转阴性。继服10剂，以资巩固，消谷善饥、多饮多尿等症不期而愈。查空血糖为7.78mmol/L（140mg%）。患者欣喜，即以仙鹤草20g长期坚持服，血糖6.67～7.78mmol/L（120～140mg%）。嗣后，以之治疗消渴数10例，均获显效。

又患者，女，55岁。多食易饥，多饮多尿，经查空腹血糖10mmol/L（180mg%），诊为糖尿病。经中西医多方调治，获效甚微，且逐渐出现纳呆乏力，身体消瘦。笔者效前法，以仙鹤草30g让其水

二八、仙鹤草——收涩补气集一身的好药

煎服，20剂后，诸症好转，复查空腹血糖7.22mmol/L（130mg%）。继服20剂，诸症皆除，病告痊愈。[中医杂志，1992（10）：7]

（9）治白血病。家父于1973年用仙鹤草为主治愈1例白血病患者。曾某，男，15岁。因暴食狗肉后致憎寒发热，牙龈出血，两腿皮下多处紫斑，精神疲乏，颜面苍白，全身浮肿，舌淡胖嫩，脉沉细。曾住某院治疗9个月余，诊断为白血病，先后输血5次，病情日趋重笃，其父母失去治疗信心，因家里贫困，无力承担药费，遂自动出院，抱着破坛子破摔的念头来索取单方。家父嘱其自采鲜仙鹤草500g（干品120g），鲜白茅根250g（干品60g），大枣100g，水煎浓汁，每日服1剂。连服2日后，各种症状大为改善，能从事轻微劳动。再续服半年后，一切正常。1977年体检合格，光荣地参加了中国人民解放军。[中医杂志，1992（9）：7]

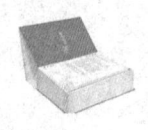

二九、桃花石——严重腹泻就用它

桃花石又名赤石脂，一般中医不太了解，也不太使用，实际上这是一味很好用的止泻收涩药，可以和西药蒙脱石散相媲美。

《伤寒论》中著名的桃花汤就是以此药为主的止利方。少阴病，下利便脓血者，桃花汤主之。少阴病，二三日至四五日，腹痛，小便不利，下利不止，便脓血者，桃花汤主之。

赤石脂一斤，一半全用，一半筛末　干姜一两　粳米一升

上三味，以水七升，煮米令熟，去滓，温服七合，内赤石脂末方寸匕，日三服。若一服愈，余勿服。

赤石脂也称高岭土，色赤，质滑腻，如膏脂而名。易碎，用舌舔之黏者为佳。味甘、涩、平，性温，入脾、胃、大肠经，能涩肠止泻、收敛止血。治腹痛下利脓血，腹冷喜温、舌淡脉迟者相宜。赤石脂甘温重坠入下焦血分，其质细腻，分子颗粒有吸附作用，能吸收肠道有毒物质，保护胃肠黏膜，止胃肠出血，现代用来治急慢性结肠炎、红白痢疾、虚寒腹痛、腹泻等。

这么好的一味药，现代中医用得很少，束之高阁，很可惜。我在临床上常用在两个方面：一是腹泻，二是制酸。这里举一例长期腹泻、慢性结肠炎的病案。

验案　乔某，男，42岁。腹泻10多年，面色枯黄，人极度消瘦无力，走几步路就微喘，需要歇息一阵，上面吃，下面就拉。长年辗转多地，转治多位医生，治疗无效。西医诊断，慢性结肠炎，患者已近崩溃之态，慕名前来中医处求治。

刻诊：脉沉弱无力兼数，舌淡苔薄白。

中医辨证：脾肾阳虚，下焦失固。

处方：赤石脂200g（其中10g研末冲服），怀山药100g，炮姜、干姜各

二九、桃花石——严重腹泻就用它

15g，仙鹤草 100g，补骨脂 30g，煅牡蛎 50g，黄连 30g，生地榆 30g，羌活 10g，防风 10g，甘草 10g，15 剂，水煎服，日分多次，少量频服，每日 1 剂。

此方为《金匮要略》中桃花汤加减而来，临床运用多年，效果显著。如果有腹痛，可以加炒白芍 60g，取痛泻要方之意。

1 周后，腹泻已止。告曰：坚持把药服完。半个月后，多年腹泻基本止住。后以中成药附子理中丸和四神丸善后，3 个月后痊愈。[古道瘦马医案]

此案就是用大量赤石脂温肾收涩，止住多年腹泻，效果显著。要说明的一点是量必须大，这是《伤寒论》的原意。量小，杯水车薪，不解决问题。

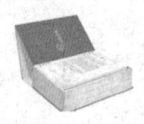

三十、败酱草——消炎制酸两兼顾的良药

胃病中很常见的一个症状就是泛酸烧心，中医治疗此症习惯用左金丸、乌贝散、煅瓦楞一类药物，用得好的话，也能起到很好的效果。临床上还有另一味制酸的药物——败酱草。

败酱草制酸，我是从《中医杂志》上学来的，临床上验证，疗效很好，不但能制酸，而且还能消炎，杀灭幽门螺杆菌，一药二用。只要脾胃没有虚寒表现，我临床上一般都是用败酱草，屡用屡效，几乎都成了我治胃病的专药。

【验案】 焦某，女，70岁，2006年来我处就诊。中等身高，面略黑，较瘦，舌略红，苔白腻带黄，脉弦细。主要症状是胃痛，泛酸烧心。特别是泛酸烧心一症，患者强烈要求能尽快治愈。不愿服西药，饮食不能吃酸食和甜饭，饭量一般，大小便正常。辨为肝胃不和，木火犯土。

处方：半夏泻心汤合焦树德的胃痛三合汤，再加左金丸吴茱萸，3剂。

3日后复诊说：胃酸略好一些，但药太难喝，辛辣苦涩，要求换味道好一些的中药。我知是吴茱萸这味药，尽管有效，但是味道苦涩，是一个问题。如果加枣或红糖，虽说能矫正口味，但不利于制酸。于是我就去掉吴茱萸，加败酱草30g。5剂。

1周后，患者再至，说这次药不难喝，胃也不痛了，也不吐酸水、烧心了，要求续服，彻底治疗。前后共用药20余剂，彻底根治泛酸，追访，未再复发。

【按】 临床上我在胃病治疗上遇有胃酸一症必加败酱草，经济有效，可以说是一味不可多得的治胃病的良药。药量我一般用30g，低于15g效差，这一点要注意。

三十、败酱草——消炎制酸两兼顾的良药

败酱草性微寒，味辛苦，"此草有陈腐气，故以败酱得名。能清热泄浊，利水消肿，破瘀排脓"（《本草正义》）。败酱草以清热解毒、散瘀泄浊见长，如《金匮要略》薏苡附子败酱散治肠痈；《闽东本草》用鲜败酱草、冰糖，开水炖服治赤白痢疾；《外台秘要》产后腹痛方中的败酱草，与川芎、当归、芍药、续断合用，治产后恶露不尽；民间流传用鲜败酱草捣烂，治痈肿毒、毒蛇咬伤等。败酱草性寒泄热，辛散善降。朱良春老中医十分推崇本品，认为败酱草有祛腐生新之功，化瘀复元之效，用败酱草、蒲公英、徐长卿、白及等清泄郁热，理气和胃，治疗胆汁反流性胃炎多效。湖北省中医药研究院邵冬珊撰文说："败酱草出自《神农本草经》，又有龙芽败酱、泽败、鹿酱之别名，以清热解毒、散瘀排脓见长，临床常用于治疗痢疾、泄泻、肺痈、黄疸等证。笔者临床体会，败酱草为一味制胃酸的良药。泛酸或吐酸为临床常见症状，脾胃肠病证中或以其为主症，或为胃痛、胁痛、呕吐之兼症。夫酸者，肝木之性也，吐酸多与肝、胃相关，且有寒、热之别。《证治汇补·吞酸》云：'大凡积滞中焦，久郁成热，则本从火化，因而作酸者，酸之热也；若客寒犯胃，顷刻成酸，本无郁热，因寒所化者，酸之寒也。'但吐酸总以热证多见。笔者则无论病之寒热，凡有吐酸症者，皆随方加用败酱草，常用量15g，效不显者，可用至20～30g。如治患者程某，女，苦病有年，饥则胃痛，食后吐酸，手足欠温，大便不畅，舌淡苔白，脉沉。病之性属寒，故以健脾温中、化湿和胃为治。于主方中加海螵蛸（乌贼骨）、瓦楞子之属，少效；后仍守同一主方加败酱草20g，仅服3剂则胃痛减，吐酸止，续服10余剂，随访3个月，病未发作。湿热郁滞于中，随气上逆，则吞酸作矣。败酱草用于湿热之证，此其制酸之理也。"［中医杂志，2002（12）］

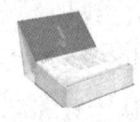

三一、九香虫——理气止痛专治胃腹痛

中药的命名丰富多彩,蕴含了多学科的文化内容。有的是根据药用部位和四气五味来命名的,如菊花、葛根、木香等;有的则与历史典故和民间传说相结合,如刘寄奴、何首乌、徐长卿等。"九",中国传统文化认为是极数,九香有极香、最香之含义。但实际上,活的九香虫不但不香,反而臭烘烘的,古人是反其义而命名之。

九香虫又名臭大姐、屁极虫、打屁虫,产于云南、贵州、广西、四川等地,以贵州所产为道地药材。

别看它不太讨人亲近,但是在中药王国里却是一味很好的药。说起认识它的作用还有一段故事。

2006年,我在某中医诊所上班时,曾治一樊姓老妇人,时年70。患胃病,慢性浅表性胃炎,不想吃饭,稍吃点就饱了,小腹有点痛,大小便正常,舌淡苔薄白,脉弦濡无力,别无他症。我结合脉证处以开胃进食汤:四君子汤合二陈汤,加藿香、木香、丁香、砂仁、厚朴、生麦芽、生谷芽、神曲,5剂。1周后,不想吃饭和脘胀症状基本解除了,仅留下了小腹胀痛一症,我又给开了5剂加味导气汤。满以为药到病除,谁知1周后患者又找到我说还是痛。我思之良久,又开出了5剂逍遥散加天台乌药散,以为这回肯定能痊愈。

岂知1周后患者又来,说还是痛。这一下我不敢大意了,急忙要求其到某医院做B超等检查。检查完,拿了报告单给我看,也没发现什么问题。我只好又开了些疏肝理气止痛的药,还是无济于事。

恰好那个星期我有点事回郑州了,等我回来,患者又来找我,说是感冒了,叫我给开3剂中药。我很纳闷,患者怎么就没有说肚子痛的事呢?开完药,我忍不住问了一句,肚子不痛了?老太太告诉我治好了,说你回郑州期间我也回了趟老家临潼,在那里找了个70多岁的老中医,给开了个方子,吃完就好了,

三一、九香虫——理气止痛专治胃腹痛

不痛了。我吃了一惊,连问有方子么?答曰:有。病历里夹着。我拿出来一看,也没什么稀奇的药,跟我前一段开的药大同小异。怪哉!又细看了几遍,发现了九香虫这味我从未用过的药,而且用量还挺大,30g。肯定是这味药起作用了。

回去急忙翻书查阅,书中记载:九香虫味咸,性温,归脾、肾、肝经,有补肾助阳、理气止痛之功效。《本草纲目》云,九香虫"治膈脘滞气,脾肾亏损"。现代认为,对脾胃虚寒、肝气郁滞所致的胃脘疼痛、胸胁胀满、气滞腹痛、痛经、宫寒不孕等病证有捷效。配伍香附、延胡索、木香、全蝎等理气止痛药,多用于慢性胃炎、慢性结肠炎等属肝郁气滞者。[《虫类药证治拾遗》]

俞慎初等重用九香虫治疗肝胃气痛,疗效良好。药物组成:九香虫(半生半焙)30g,车前子(微炒)、陈皮各12g,白术(焙)15g,杜仲(酥炙)24g。研末,蜜炼为丸,梧桐子大,每服5g,以盐汤或酒送服,早、晚各1次。[《虫类药物临床应用》]

周志林说:"九香虫咸温无毒,观其以香命名,其虫之香气可知。故能理滞宣胸膈。咸能入肾,温可壮阳,气香归脾,故为脾肾之药。蠕动气香,咸味之物,似又能流通血脉耳。"[《本草用法研究》]

看完这些记载,我恍然大悟,此老中医乃临证老手,我又学了一招。九香虫善理气止痛、温中助阳,性走窜,能温通利膈而行气止痛,远远胜过一般草药,从此以后,我在临床上治气滞类胃脘、少腹之痛,每每加入九香虫,取效甚捷。自此案以后,我就更加留意同行的用药经验,一有机会就虚心请教,以增长见识。孔子云:"三人行,必有我师。"天外有天,人外有人,善哉!善哉!

群贤见智录

(1)治慢性喘息型支气管炎。九香虫用火焙焦,研成末与鸡蛋搅匀,再用芝麻油或棉油煎鸡蛋(不用猪油),每日服1次,每次用鸡蛋、九香虫各1个。服药期间,忌猪油、吸烟。治疗21例患者,大部分是年老体衰、久治不愈的慢性喘息型支气管炎患者,有效率为100%。[河南中医学院学报,1979(4):66]

(2) 治血管瘤。活九香虫若干只，用镊子两把，一把夹住虫的前半部，另一把夹破虫体尾部，挤出虫的腹内容物，涂在血管瘤上，视血管瘤面积大小，分布均匀为度，每日3次或4次，连用数日，无不良反应。[中医杂志，1987（11）：40]

(3) 治阳痿。九香虫50g，焙酥研粉。以肉苁蓉30g，菟丝子30g，淫羊藿10g，煎汤送服。每日2次，每次3g。[《常见药用动物》]

(4) 治胃癌。九香虫9g，藤梨根（先煎）90g，龙葵、铁刺铃各60g，石见穿、鸟不宿、鬼箭羽、无花果各30g。水煎服。[《虫蛇药用巧治百病》]

(5) 治慢性胆囊炎。胆通炎消汤：柴胡、金钱草、虎杖、茵陈、大黄各15g，郁金10g，九香虫5g，白芍12g，人参10g，生姜、连翘各12g，龙胆15g，甘草10g。每日1剂，水煎，取汁300ml，每次服150ml，每日2次。治疗患者80例，有效率为92.5%，疗效显著优于消炎利胆片对照组（$P<0.05$）。[河北中医，2006，28（12）：908]

(6) 治男性肾虚不育。九香虫汤：九香虫5g，枸杞子12g，淫羊藿10g。每日1剂，水煎，分3次服用。1个月为1个疗程，一般治疗2个疗程以上，严重者3～4个疗程。治疗患者10例，治愈7例，好转2例，无效1例，总有效率为90%。[中国社区医师，2007，23（7）：37]

(7) 治胃炎

①九香虫、紫苏梗、香椿花、鸡内金各10g，木香、三棱各6g，莪术15g，太子参、生麦芽各30g。气滞，加柴胡、枳壳；湿热，加茵陈、黄连；瘀血，加丹参、延胡索；脾虚，加党参、白术；阴虚，加沙参、百合；胃黏膜充血或丘疹样改变，加蒲公英、白花蛇舌草；黏膜水肿，加生薏苡仁、茯苓；黏膜变白，加桂枝、吴茱萸；黏膜紫暗或有瘀斑出血点，加三七；伴不典型增生，加山慈菇、皂角刺。每日1剂，水煎服，3个月为1个疗程。治疗慢性萎缩性胃炎168例，总有效率为72.02%[中国中西结合杂志，1993，13（12）：721]

三一、九香虫——理气止痛专治胃腹痛

②九香虫、白及各100g，蒲公英、黄芪各300g，甘草90g，黄连、枯矾各60g。泛酸甚，加海螵蛸；胃痛甚，加徐长卿；呕吐甚，加姜半夏；胆汁反流，加川大黄；纳呆，加鸡内金；糜烂局部凹凸不平甚，加血竭。研末，过120目筛。每服10～15g，饭前半小时用蜂蜜或粥汤调糊吞服，30日为1个疗程。服后勿饮水及果汁，禁辛辣煎炸物，2～3个疗程。治疗糜烂性胃炎患者38例，痊愈27例，有效6例，无效5例。[江苏中医，1994，15（11）：6]

③九香散：九香虫（研末吞）、炒苍术、制厚朴、煨草果、煨葛根、佛手片、炙甘草、白及各10g，云茯苓30g，淡吴茱萸3g，沉香曲、马齿苋各20g，炒党参、炙黄芪各15g。每日1剂，水煎，分2次温服。九香虫研粉后分2次吞服，连服2周为1个疗程，1～2个疗程后复查胃镜作为评定标准。治疗疣状胃炎15例，有效率为93.6%。[实用中医药杂志，2002，18（1）：16]

（8）治重型病毒性肝炎。九香虫20g，土鳖虫20g，穿山甲（代）20g，赤芍20g，桃仁20g，干地龙30g，生甘草30g（后下），水蛭（冲服）3g，蜈蚣2条。水煎服，每日服2次。主治重型病毒性肝炎。[中西医结合肝病杂志，1994，4（4）：33]

三二、麻黄——散结止痛第一药

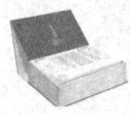

麻黄的作用主要是解表散寒、宣肺平喘、利尿消肿，但对其止痛的显著疗效，我是经过多年的学习和临证才认识到的。尤其是在治疗风湿痹痛中，麻黄为我必用之药。

我开始将麻黄主要用于宣肺平喘、发汗利尿，而且用起来得心应手，对于麻黄其他方面的作用知之甚少。

记得20世纪80年代的一日，曾读到一篇文章，谈到麻黄治疗坐骨神经疼痛效佳，引起了我的注意。具体是哪本书已记不清了，仅有笔记记载如下。

"坐骨神经痛多为坐卧湿地，感受寒湿所致，沿足太阳经脉发病。因此和太阳经气的不通有密切关系。麻黄能疏通太阳经气。张锡纯谓麻黄：'于全身脏腑经络，莫不透达，而又以逐发太阳风寒为主治之大纲。'但一般用量、作用甚微，不足以除此沉疴，常须用至15～30g。

患者甄某，女，35岁。右下肢后侧窜痛连及腰背，难以行走，兼头身困重，舌淡红，苔白腻，脉沉缓。前医以化瘀止痛、温阳通络方10余剂无效，且增纳呆腹胀。综合脉证，考虑为寒湿痹阻，经络不通。方予麻黄20g，附子15g，薏苡仁50g，白芍50g，木通15g，党参30g，甘草10g，水煎1小时，分服。2剂后病减大半，复进3剂，病告痊愈。后以麻黄15～30g，附子15～30g，白芍30～60g，薏苡仁30～60g，土鳖虫10g，甘草10g为基础。年高体弱者，加党参；腰膝沉重者，加防己、木通；咳则痛剧者，加桑白皮、杏仁。水煎1小时。治愈本病患者不下数十人。但患者见舌红无苔、脉细数等阴虚之象，则宜慎用。"

[1989年3月26日记]

通过对这篇文章的学习，我的脑海里就留下麻黄能治痛的印象。因该文有论有案，所以深刻。在以后的临床中有意去找机会验证，结果一验就灵。

记得曾治一例60多岁的男性患者，腰椎增生引起腰腿痛，走路蹒跚，甚是

三二、麻黄——散结止痛第一药

痛苦。吃了很多祛风湿止痛和吲哚美辛（消炎痛）一类的药无效，又做了推拿按摩也无济于事。最后又打封闭针，略能好几天，还是疼痛。于是经人介绍来我处，要求中医汤药治疗。我一看是这病，凭着过去的经验，开出了常用的独活寄生汤5剂，满以为药到病除，患者高兴称谢。谁知1周后患者复诊时仍然是一脸痛苦不堪的样子，不用问就知疗效不佳。

果然，患者说5剂药服完，稍有好转，但不明显。患者是个知识分子，说得比较婉转，但在我看来，就是无效，只不过患者给我一个面子罢了。我思之良久，想应该怎么继续治疗，该用什么方药。突然就想到麻黄和以前读过的医案，这不就是一个机会嘛，用麻黄试试看。

刻诊：患者体虚白胖，舌淡苔略腻，脉弦滑无力，有高血压，饮食、二便基本正常。因为有高血压，我在用麻黄时思之再三，能不能用？血压升高怎么办？但又一想，我是中医，不能囿于西医药理去治病，况且独活寄生汤中的杜仲有降压作用，应无碍。遂将麻黄15g加入独活寄生汤中，3剂，水煎服。还是心有余悸，不敢开5剂。结果，3日后患者笑逐颜开地来到诊所，告诉我这3剂药真管用，服完以后疼痛大有减轻，要求继续开药治疗。

我听后既高兴又感叹。高兴的是见效了，对得起患者了；感叹的是麻黄的作用太神奇了，居然止痛效果这么好、这么快。兴奋之际还有一丝担忧，血压怎么样？高了没有？急忙又测了血压，在正常范围。并且，患者还告诉我，这几日降压药也没吃。听后，一颗悬着的心才算放下来了。后来又服20余剂麻黄加独活寄生汤，骨质增生引起的腰腿疼痛基本治愈。

从此，我就开始使用麻黄治各种风湿疼痛。十几年下来，用麻黄加入各种方中治疗疼痛，得心应手，屡用屡效。如肩周炎用阳和汤加重剂麻黄，坐骨神经痛用独活寄生汤加麻黄，类风湿关节炎用桂枝芍药知母汤加麻黄、葛根汤治颈椎痛等。疗效非凡。诸位同道不妨一试。

用麻黄止痛，我原以为是自己的独得之秘，其实不然，医圣张仲景早已用过了，只不过我们没有注意罢了，抑或是太注重麻黄的解表发汗作用，而忽视了其止痛作用。

《伤寒论》云："太阳病，头痛发热，身痛腰痛，骨节疼痛，恶风，无汗而喘，麻黄汤主之。"

《金匮要略》云："湿家身烦疼，可与麻黄加术汤。发其汗为宜，慎不可

123

以火攻之。"

《金匮要略》："病者一身尽疼，发热，日晡所剧者，名风湿，此病伤于汗出当风，或久伤取冷所致也，可与麻黄杏仁薏苡甘草汤。"

《金匮要略》："诸肢节疼痛，身体尪羸，脚肿如脱，头眩短气，温温欲吐，桂枝芍药知母汤主之。"

"病历节不可屈伸，疼痛，乌头汤主之。"

"《千金》三黄汤，治中风手足拘急，百节疼痛，烦热心乱，恶寒，经日不欲饮食。"

上述方中均以麻黄为要药，可见用麻黄治痛不是恣意杜撰。再看近人运用麻黄治痛医案，更是令人拍案叫绝，不容置疑。

案1 王某，女，39岁。从1962年起手指关节肿痛，渐延及腕、膝、踝关节肿痛，初服抗风湿类中西药，尚能缓解疼痛。至1970年，双手、手指、腕、踝、膝关节肿大畸形，呈梭状，屈伸受限，行走困难。患者罹患此病缠绵十载，痛楚万分。根据信中描述脉证，拟越婢加术汤合乌头汤加减。

处方：麻黄120g，生石膏500g，生白术60g，红花12g，威灵仙9g，乌头15g，防风12g，甘草9g，生姜15g，大枣15枚。

患者视麻黄用量较大，120g，不敢服用。踌躇10余日，觉得将处方药量各减一半试服。服后汗不出，心不烦，夜睡甚安，未见有不良反应。于5日后，决定按照上方原量内服。服药当日11时许，心烦汗出如水洗，身疲惫无力，旋又入睡。次日见关节肿胀全消，周身如去千斤重，行动自如，遂以益气养血、补益肝肾、活络祛风法，连服20余剂，恢复正常。[董长富医案]

案2 患者，男，46岁，1987年1月5日初诊。

患者坚持冷水浴10余载，极少生病。2个月前出差去北方，跋涉奔波，左足外踝曾扭拐数次（未扭伤）。返家后因久坐、熬夜而受凉，感觉左小腿肌肉酸痛，未曾介意。25日前的黄昏，左小腿疼痛加剧，不时痉挛，不敢伸直，不能站立。当即热敷、搽麝香舒活灵，贴麝香虎骨膏，服吲哚美辛（消炎痛）、布洛芬等，挛痛渐渐缓解。但半夜时挛痛增剧，患者呼痛、呻吟达旦。翌晨请一中医来诊，医予以艾灸、针刺，并疏重剂芍药甘草附子汤，服2剂而剧痛略减。复诊于西医外科，被怀疑为缺钙、痛风、小腿肌肉损伤、半月板损伤、交叉韧带损伤等。

三二、麻黄——散结止痛第一药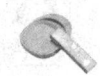

但经实验室检查，血钙、尿酸均正常；经 X 线摄片，亦未见左腿诸关节之异常。既无法确诊，便只能对症治疗，而予以消炎止痛药及维生素。

不得已改延一老中医诊治。老中医细察精详，熟思良久曰："此为小腿伤筋、风寒侵袭之证。"治疗方案：①内服舒筋活血汤加减，药用羌活、独活、川芎、防风、秦艽、牛膝、乳香、没药、血竭等，每日1剂；配服三七粉、云南白药、跌打药酒。②外用祛风散寒除湿活血中草药，煎水趁热熏洗，每日3次。③艾灸、针刺左腿、足相关穴位，每日2次。诸法兼施，综合治疗23日，仍无明显起色。

刻诊：左腿、足畏寒，肌肉萎缩，不敢伸直，伸直则挛痛。右侧卧时疼痛稍轻，如左侧卧或仰卧则疼痛难忍。下午、夜间疼痛增剧，不时痉挛；上午疼痛较轻，且能弯腰曲背，扶杖而移动几步，但不敢直立，直立则剧痛不已。纳可，舌脉无明显异常。证属阳虚阴盛、寒凝腿络之痛痹，治宜温阳消阴、祛寒通络。

处方一：取阳和汤之意，合麻黄附子细辛汤。生麻黄 50g，熟地黄 100g，北细辛 30g，熟附子 100g，3 剂。

煎服法及禁忌：熟附子先用文火煮沸 1 小时，纳诸药，再用文火煮沸 40 分钟，连煎 2 次，约得药液 500ml，分 5 次温服。每日 1 剂。忌食醋、水果及其他生冷食物。

处方二：山茱萸 500g，用白酒 2000ml 浸泡 7 日以上，备用。

二诊：服药 1 剂，左小腿疼痛显著减轻。服完 3 剂，坐、卧时左腿已能伸直，且能扶杖徐行百步，但仍不能长时间直立。效不更方，原方续进 3 剂。

三诊：左小腿疼痛消失，已能较长时间直立，可弃杖缓行数百步，唯觉左腿足较沉重、不灵活。嘱其每日午、晚饭后各饮山茱萸酒 50ml，连饮 15 日。

1 个月后随访，已经康复如初。［余国俊医案］

古道瘦马按：麻黄辛温，入肺、膀胱经，有解表散寒、宣肺平喘、利尿消肿之功效。一般方书均列在解表散寒药之首。其实，麻黄的作用十分广泛，除用于外感风寒外，《神农本草经》言其"破癥坚积聚"，《日华子本草》谓"通九窍，调血脉"，《现代实用中药》认为"对关节疼痛有效"。据此，我们要放开眼界，不断探索和研究麻黄未发现的作用，本文只是谈了点治疗疼痛方面的作用，仅是抛砖引玉，望大家能踊跃讨论这方面的体会和经验，以便交流。

125

附：网友交流

funny1573：麻黄非独发汗，只是世人惧于峻汗。善用药者于平淡中见奇功。

一脑门官司：冠心病患者用麻黄是否适合？因为我过去在治疗风寒时出现过冠心病患者用麻黄桂枝汤导致犯心脏病的。当时使用的剂量都很小，麻黄在方中剂量最大，为15g。

古道瘦马：心脏病，尤其是虚证，还是要慎用。

杏林村夫：可否用炙麻黄代替生麻黄，以减轻其不良反应。其实事情都有两重性，例如麻黄有发汗解表作用，故可用治疗感冒、荨麻疹等疾病；可使心率加快，故可治疗窦缓。关键是辨证准确。麻黄具有温散寒邪的作用，可用于治疗风寒湿痹、阴疽、痰核等，但在上述情况时，我想请教，应用生麻黄还是用炙麻黄？

古道瘦马：我常用生麻黄。

ajt713：麻黄在治疗周围血管病时常用15～30g，合方疗效显著。

zhou88：麻黄确有很好的止痛效果，如九分散、清心散中都有麻黄。其功效不止如此，如张锡纯的麻黄汤加知母凉服有利尿功效。《五部医话》中有一病案，是用大量麻黄治下肢瘫痪，功效奇特。麻黄的临床运用值得大家注意。

haca168168：麻黄有双向调节作用，既能兴奋神经，又能抑制神经的兴奋。所以既能发汗，又能止汗。这也是从医话中学来的。兴奋神经对有些方剂来说是不良反应。如古方煎麻黄汤的时候去上沫，为啥要去上沫？就是此意。而对有些方剂来说，则是变不良反应为神奇功效。再如，治失眠在早上和中午给服的药中加点麻黄，起到兴奋神经的作用，而晚上则给服安神的药，这样治失眠，疗效又快又好。开需要兴奋神经或经脉方面的处方时加入些许，即可增加疗效。我平时在治疗伤及神经或经脉的疾病时，都加入麻黄和伸筋草（石松），其比例是1∶2。即伸筋草用量是麻黄的2倍。本草药书上只载发汗、平喘、利尿的功效，而没有兴奋神经的记载，所以总是令我不断思索……好多中药都是在实践中不断发现，不断挖掘，不断发展……

三二、麻黄——散结止痛第一药

麻黄还有多种治疗功能：

麻黄是临床上使用很频繁的一种药，教材上一般将其功效归纳为解表散寒、宣肺平喘、消肿利尿，常用的麻黄汤、射干麻黄汤、小青龙汤等皆是此运用的典范。然而临床实际上，麻黄的功能远远不止这些，我还经常用于治疗各种风湿骨节疼痛、疏肝理气散结、兴阳补肾固尿等，效果也很好，所以临床上要善于开发运用麻黄治疗多种疾病。现介绍补充贾亚夫先生在这些方面的成功医案和医话，我均重复过，可行。

（1）坐骨神经痛：即前所述诊治甄某女性患者之医案。

（2）五更泄：五更泄常见于黎明阳气升发之时，发则腹鸣泄泻，虽与阳气不足有关，但和阳气当升不升，郁而不发亦密切联系。"麻黄轻清上泛，专疏肺郁，宣泄气机"（《本草正义》），对病久而阳虚不升者甚为切当。

患者张某，男，45岁。每日凌晨三四点钟时腹痛泄泻，时2年。饮食正常，无肢冷。多次应用补脾温肾、收敛止泻等药无效。查舌淡红，苔薄白，脉缓。

处方：麻黄8g，党参10g，白术10g，薏苡仁15g，半夏10g，茯苓10g，甘草8g，水煎服。

2剂后泻泄反剧，但腹痛不明显。此即麻黄疏通气机后，阳升阴降所致。"虽暴烦下利日十余行，必自止。"（《伤寒论》）复进2剂，果然病愈，至今未发。

此后，凡遇体壮之人五更腹泻，皆加麻黄5～8g，奏效颇捷。

（3）臌胀：臌胀多因积聚日久，阻塞经络，水毒气结聚于体内而成，清阳不升，浊阴不降，水湿不得排泄，则腹胀如鼓，患者常苦于小便不利。攻逐虽能见效，但大伤正气，且不久即发。温阳利水又缓不济急，颇费心思。实际上，肺为水之上源，主一身之气，肝升肺降才能维持正常气机活动。膀胱为太阳之府，太阳不舒则膀胱失去气化功能。臌胀与肺及太阳经脉密切相关。因此，临床以麻黄5～8g，水煎服后，上通则下达，则每每汗出周身，随即

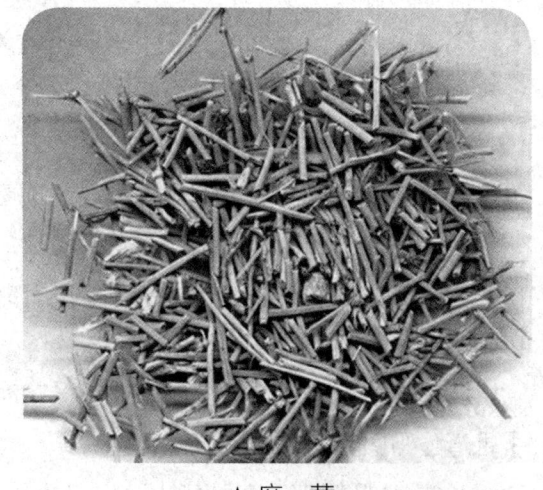

★ 麻 黄

127

尿如泉涌，诸症得以缓解。再以麻黄8g加入健脾益气、利湿化浊剂中，标本兼治，可使病不复发。此提壶揭盖之法，屡用屡效，颇感得心应手。

陶某，男，6个月，先天胆道闭锁，经葛西手术后，引起肝硬化腹水，我开始用验方：柴胡6g，当归6g，赤芍10g，丹参15g，土鳖虫10g，白蒺藜15g，合欢皮15g，生大黄1g，茯苓15g，猪苓10g，白术10g，桂枝6g，泽泻10g，7剂，水煎服，每日200ml。腹水纹丝不动，小便量逐渐减少，后思良久，认为应该用提壶揭盖法，宣肺气，于是在前方中加入麻黄3g，又续服7剂，服后小便量明显开始增多。效不更方，又以健脾利湿之法，方中不离少量麻黄，病儿逐渐步入治疗坦途。[古道瘦马医案]

（4）恶性肿瘤：此类疾病多由阴凝之邪积聚而成，故常见舌暗苔腻，堪称顽疾。麻黄破癥坚积聚，能使阴凝之邪"从阴出阳，则癥坚积聚自散"，堪称对证之品。历年以麻黄5～10g，伍白芥子15g，薏苡仁15g，半枝莲15g，茯苓15g；正气大虚者，加人参5g，银耳8g；阳虚者，加附子8g，鹿茸2g；阴虚者加山茱萸15g。所治数例，皆使症状缓解，生命延长。

（5）遗尿症：麻黄通利九窍，宣肺利小便，但若伍以石菖蒲、桑螵蛸、益智等，又能治疗遗尿症。因肺为人体的相傅之官，主司治节，关系于一身的功能协调，肺失肃降，则小便不通，发生癃闭。若肺失治节，则膀胱当闭不闭，发生遗尿。麻黄、石菖蒲既能助肺通调下达，又能助肺宣发疏散，使肺升降得宜，癃者得通，不约者得闭，此法在临证中多为人所不解，但疗效确切，不可忽视。若在辨证基础上加入麻黄，效果更佳。

陈某，女，10岁。半夜睡中尿床已5年，多方求医治疗无效，其父母又找各种偏方服用亦无效，经人介绍求治于我处。

刻诊，身高1.3米左右，发育正常，面白略胖，舌淡苔白，脉浮濡，饮食尚可，每晚遗尿1～2次，令全家烦恼，小孩随着年龄增长亦感难堪。

处方：益智30g，覆盆子15g，金樱子15g，五味子6g，莲须9g，杜仲15g，山药15g，太子参15g，桑螵蛸15g，韭菜子15g，麻黄10g，鸡内金10g，7剂，水煎服，每日2次。

服完3剂即见效，每晚偶有遗尿，7剂服完即正常，不再遗尿。全家甚喜。[古道瘦马医案]

（6）疏肝解郁：在临床上，每见由于情志不舒，气机郁结，不能宣泄而造

三二、麻黄——散结止痛第一药

成气、血、痰、火、湿、食诸疾，治疗颇感棘手。

朱丹溪曰："气血冲和，百病不生，一有怫郁，万病生焉，故人身诸病，多生于郁。"郁结为病，尤以肝郁气滞最为多见。

遇到此类患者，起初我多选用柴胡疏肝散加郁金、青皮、合欢皮等味，但效果并不全部令人满意。后来受《黄帝内经》"诸气膹郁，皆属于肺"的启示，想到肺为气之主，郁结为病，气机阻塞，肺气亦不得宣泄，此时若在疏肝方中稍佐一味麻黄以开提肺气，令郁闭得开，岂不正投机缘？

曾治一妇女，32岁，诊时，诉其两胁胀痛，口苦，不思食，经前两乳胀硬作痛，经来滞涩，少腹痛，脉弦而细，经用柴胡疏肝散加丹参、青皮、郁金、路路通等，服10剂仍无效果，后在原方中稍加麻黄6g，3剂而诸症悉除。因而悟出，疏肝解郁，还应注意宣肺。[《陈沫金医话》]

三三、芍药——缓急止痛它为首

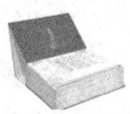

白芍始载于《神农本草经》，列为上品，原名芍药。白芍为毛茛科多年生植物芍药的干燥根，多为人工栽培，主产于浙江、安徽、四川、湖南、山东、湖北、陕西、河南、贵州、云南、甘肃等省。产于浙江者名杭白芍，产于四川者名川白芍，产于安徽亳州为亳白芍等。白芍含芍药苷、苯甲酸、鞣酸、挥发油、脂肪油等，有解痉镇痛、抗金黄色葡萄球菌、抗真菌的作用，味苦、酸，性微寒，入肝、脾、肺三经，主治头晕目眩、胸腹胁肋疼痛、四肢挛急、泻痢腹痛、虚汗不止、月经不调等症，是治疗妇科病的良药。

白芍不仅有上述作用，临床上大量使用还有利尿作用，这方面《医学衷中参西录》中张锡纯有医案说明，我在临床上也运用过；还有大量使用以止血验案，如中医老前辈岳美中等。但是我认为白芍的作用主要还是体现在解痉止痛上。

对于这一点，实际是滥觞于《伤寒论》的芍药甘草汤。"胫尚微拘急，重与芍药甘草汤，尔乃胫伸。"后世几无出此范围，这一点我想大家都会认同的，但是要用好此药，有一点是必须要注意的，这就是大剂量。缓急止痛，我一般用50～120g，低于此量则效果不明显。其次，症状最好是平滑肌痉挛类，如气管炎咳嗽哮喘、胃脘疼痛、少腹经行疼痛等，其他神经性疼痛不明显。临床上常见有些同道运用此药很不得法，要么是十克八克蜻蜓点水，不起作用；要么乱用一气，说能止痛，什么痛都用，不分性质，结果时有效、时不效，不明其理。

关于剂量，《伤寒论》芍药甘草汤用芍药、甘草各四两，一两按15g折也要60g。再看当归芍药散中用芍药直接就是一斤，可折合250g，可见量是绝对不能少的。近人张锡纯利水用180g，万友生治下肢游火用芍药90g效如桴鼓，都说明了量的重要。下面举两例示之。

案1 王某，女，37岁，四川在陕西一打工者。因右上腹部疼痛，吃

三三、芍药——缓急止痛它为首

不下饭，冷汗淋漓，求治于中医治疗。

刻诊：疼痛，急症面容，捂着胃脘部呻吟不止，舌淡苔白厚，脉弦紧，大便微溏，已一月有余。我断为胆囊炎或胆结石症（后经彩超证实为胆囊炎急性发作），大柴胡汤合理中汤证。

处方：柴胡60g，黄芩15g，枳实15g，半夏30g，党参50g，白芍30g，大黄15g，干姜10g，苍术12g，生甘草30g，生姜6片，郁金12g，延胡索30g，川楝子10g。5剂，水煎服，每日3次。

一周后复诊，疼痛稍缓，兼胀，大便微溏，纳差，舌苔稍薄，脉弦已不紧，效果不大。患者急求解决胀痛问题，我思之良久，认为证对药轻，于是在上方中将白芍改为90g，干姜改为30g，又服5剂。

三诊，患者说吃完2剂药胃脘部就不痛了，但是还有点胀，纳差。换方，异功散合四逆散善后，痊愈。

案2 秦某，女，27岁。痛经多年，经人介绍，要求中医治疗。

刻诊：中等身材，面白胖。舌质淡，苔薄白，脉细弦，每次月经痛得死去活来，经色偏暗，量适中，经期基本准时。饮食、二便正常，因个人问题未如意解决，心情郁闷，脾气急躁。看过多次中医效果不佳，有点信心不足，经安抚，处以当归芍药散合桂枝茯苓丸、失笑散加减。

处方：当归15g，白芍60g，川芎12g，桂枝15g，牡丹皮12g，桃仁12g，茯苓30g，五灵脂（包）15g，生蒲黄（包）15g，鸡血藤30g，白术10g，泽泻30g，甘草10g。7剂，水煎服。

每次经行前1周左右开始服至月经中停，连服3个月。服药后第一次月经有轻微疼痛，比过去好多了，患者很高兴。第二次月经未痛，第三次也未再痛，痊愈。后以上药蜜丸服3个月彻底治愈。

【按】案1实际上辨证准确，但是药量不足，故患者又遭痛苦一周，我心中很是惭愧，用药不到家，医技不过硬，好在迷途知返，终使患者渐入坦途，最后治愈，真为吃一堑长一智。以后用药只要辨证不误，即大胆用药，收效颇速，案2即是明例。除了药量的问题外，再强调白芍治平滑肌痉挛导致的疼痛较好，诸位还可探讨，这只是我一家之言。

再论芍药。临床上除了止痛外，我还用于止血。用大剂量白芍止血，这是根据岳美中经验引《芷园医话》之说。白芍重用至一两以上，止血效果往往神妙而不可言。

案3 刘某，女，40岁。这是一例电话远程指导治疗的病例，患者在黑龙江，崩漏1个月，经血淋漓不断，时多时少，人也虚弱无力，连上下楼的力气都没有了，头晕、心悸、纳少、恶心，大小便尚可，脉、舌象不明。西医西药止血无效，很是恐慌，经人介绍，电话求治。崩漏这么长时间，尽管没有面诊，根据口述症状，基本可以判断为气血虚亏，拟补气敛涩，双管齐下。

处方：生黄芪60g，当归30g，生地黄30g，白芍100g，藕节30g，生地榆60g，生龙骨、生牡蛎各30g，仙鹤草50g，乌梅30g。3剂，水煎服，每日3次。

3天后电话复诊，吃完药，下血稍有减少，但恶心呕吐，小腹下坠。令其加姜半夏30g，生姜10片，再服1剂。后来诉，仍然恶心，想吐，吐不出来很难受。我认为是虚得太厉害，胃气偏弱，药轻病重。

又易方：生黄芪120g，当归30g，白芍100g，桑叶30g，生地榆60g，红参15g，仙鹤草50g，乌梅30g，大枣（切）10g。2剂，水煎服，每日3次。

两日后再诊，血量减少，但还不净，时有时无，量不多，人稍有精神。说明此方已见效，略为调整，击鼓再进。上方白芍减量为60g，毕竟偏寒；再加海螵蛸15g，进一步固涩。

陈皮10g，炒三仙各15g，生姜6片，调胃。2剂，水煎服，每日3次。

两日后，血已完全止住，但人还是虚，没劲。此为虚亏的时间太长，无形之气易补，有形之血难复。令其将人参归脾丸合左归丸，加一倍量，坚持服1个月，善后。[古道瘦马医案]

附：罗芷园论白芍止血吐血、肺痨之咯血或吐血……中药中之白芍，其止血之效力，乃至神妙而不可思议。上述数例，于麦角及其他西药不能完全止血时，或再发更大吐血时，竟以白芍四钱至一两，佐以藕节一两、汉三七一钱、生地四钱至八钱等药而完全止血，且止血后均经过数年或数十年亦未见再发。或根本不用西药，一遇吐血或咯血，即以白芍为主药与之，率皆一剂即有奇效。有时以白芍之方与麦角之方，每星期调换，令患者试服，十分之十皆于服麦角时期复发吐血，病势反复，此例亦不下数十。故余至今废止麦角剂，并以余之

三三、芍药——缓急止痛它为首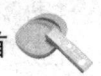

确实试验与比较成绩坦白说明于此。愿中医坚信白芍为止血神品，放胆用之；愿西医注意白芍止血，千真万确，毫无流弊，迥出于麦角等止血西药之也。

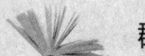 **群贤见智录**

（1）于鹄忱教授自拟治痛缓急汤，用以和血舒筋、缓急止痛，疗效颇佳。用白芍、甘草、川芎、牛膝、柴胡、僵蚕，随证加减，方中重用白芍30～50g。[《名中医治病绝招》]

（2）龚去非教授习以细辛治疗三叉神经痛，同时配伍重剂白芍30～50g，止痛功效尤强。[《中华名医特技集成》]

（3）周本善主任医师常用白芍治疗风阳头痛、虚风眩晕、肝气胸胁痛和胃脘痛等，用量为10～60g。周医师认为白芍养血柔肝，功擅缓急止痛，其疗效与用量相关。[《方药心悟》]

（4）吴荣祖医生用白芍30～60g，配炙甘草，每日1剂，水煎服。治疗肌肉痉挛综合征32例，疗效显著。病在上肢，配桂枝、伸筋草；在下肢，加续断、牛膝；在肩背颈，加葛根、川芎；在胸胁，加柴胡、桔梗；在腹部，加佛手、白术。[云南中医杂志，1991，12（1）：20]

（5）万友生教授常用四逆散加味治疗肝经郁滞胸胁疼痛，方中重用白芍60g，取其滋养肝体、柔缓筋脉、解痉止痛之功也。[《中国现代名中医医案精华》]

（6）司徒树长教授认为慢性咳喘常有与肝气上逆和心脉瘀阻相关者。若肝失所养，木气亢逆，升动太过，势必冲击肺金，致使肺金失其宣降功能，发为咳喘。故自拟柔肝降逆汤以降肝之逆气，则咳喘自平。药用白芍、杏仁、川厚朴、旋覆花、代赭石、枳壳、地龙、甘草。方中重用白芍60g，临证每获良效。[《首批国家级名老中医效验秘方精选（续集）》]

（7）朱志超医生常用当归、川芎、白芍、赤芍、白芷、独活、细辛、僵蚕、薄荷、甘草为基本方，随证加减，治疗偏头痛，常获佳效，方中白芍用量为30～120g。[四川中医，1992（11）：27]

133

(8) 严燕翎主任医师善用止痉汤加减治疗面肌痉挛，方药为丹参、杭白芍、葛根、地龙，其中杭白芍用量为 10～150g，疗效显著。[中医杂志，1985，26（3）：77]

(9) 桑景武教授是长春名医，在治疗消渴时，凡无明显热证，舌不红者，皆以真武汤加减治之，方中白芍用量为 50～100g。[《古今名医临证金鉴·消渴卷》]

(10) 郭维一主任医师是陕西名医，曾治一盛夏畏寒大汗证属少阴虚寒、营卫失和患者，药用桂枝、白芍、附子、白术、茯苓、干姜、细辛、炙麻黄、薏苡仁、防己、甘草、大枣，方中白芍用量为 120g。[《古今名医临证金鉴·奇症卷》]

(11) 刘廷俊医生善用重剂白芍治疗胆石症，药用白芍、郁金、牡丹皮、柴胡、枳实、半夏、黄芩、大黄、干姜，水煎服，方中白芍用量为 100g。[《常用中药特殊配伍精要》]

(12) 曹春宝医生临床观察研究发现，对泌尿系统结石，白芍用量达到 20～50g 时，确有促进结石排出之功效，同时配伍利湿通淋药，则其排石效果更佳。[《常用中药特殊配伍精要》]

(13) 程远文医生善用芍药甘草汤治疗妇女阴道痉挛症，方中白芍用量为 100g，疗程最长者 2 个月，治疗过程中未发现有不良反应。[《常用中药特殊配伍精要》]

三四、红藤——少腹疼痛就用它

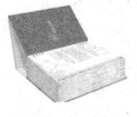

我临床用方施药有一习惯和规矩,这就是专方加专药。专方就是经方与时方;专药有两种意思:一是引经报使药,二是专治某症之药。这样用药的好处是标本兼治,尤其是专药的使用能快速见效,既能及时解除患者痛苦,又能增强患者的信心。临床上这类药很多,今天专门谈其中一味:红藤。

红藤即大血藤,是我初涉中医时较早认识的一味药。20世纪70年代初,卫生系统曾掀起"一把草,一根针"的潮流。在草药的王国里,3种药给我留下了深刻印象,即虎杖、红藤、鱼腥草。虎杖治肝炎,红藤治阑尾炎,鱼腥草治肺炎。治阑尾炎,主要是在大黄牡丹汤的基础上加入红藤,疗效可得到大幅度的提高。

自从学会使用这味药,我从单一的治疗阑尾炎,即中医的肠痈开始,几十年下来,逐渐发展到治以少腹为中心的诸多疾病,诸如痛经、子宫肌瘤、子宫内膜异位症、附件炎、膀胱炎、前列腺炎、无名疼痛等,疗效非凡。可以说红藤在活血止痛、消炎散结、专主少腹方面,无有出其右者,是一味难得的好药。

红藤具体从什么年代开始入药,我也未考证过,只是从现代有关中医书刊中得知,红藤为木通科植物大血藤的干燥藤茎,主产于河南、浙江、安徽、广东、福建、湖北等地。味苦性平,归大肠、肝经,有清热解毒、活血止痛之功效。对于红藤的妙用,当代不乏名医,安徽名老中医张琼林就是其中一位。其《临证碎金录》中的红藤六妙散就是一则:"红藤30g,黄柏12～15g,炒苍术12～15g,败酱草30g,生薏苡仁50g,甘草8g。功效为燥湿清热,涤浊浣带。主治湿热带下(急慢性盆腔炎、宫颈炎、宫颈糜烂、子宫内膜炎、附件炎、盆腔炎性包块等)。"我常以此方加大剂量土茯苓治上述诸证,疗效可靠。

又,上海名老中医戴德英的妇科名方红藤方,亦是以红藤为主。其方为红藤、败酱草、薏苡仁、桃仁、牡丹皮、丹参、紫草、生牡蛎、生蒲黄、莪术、香附、延胡索。适用病证为瘀热阻滞胞宫脉络所致的子宫内膜异位症、痛经、经期延长、崩漏、月经量少等妇科疾病，临床效验亦不虚言。我在临床上除了用于上述妇科疾病外，也用于外科的肠痈、肠粘连、肠激惹证，以及无名少腹疼痛。总之，凡是以少腹为主的疼痛不适、鼓形包块，都可重用红藤，疗效显著。

案1 患者，女，80多岁，上海人。2010年10月慕名来诊。右少腹下经常隐隐作痛，看了很多地方无法确诊，B超检查亦未见占位性病变，但患者怕是癌症，来我处要求中医治疗。

刻诊：中等身高，瘦弱白皙，舌微红，苔薄黄，脉弦细有力，饮食一般，二便基本正常，精神尚可，但心情不爽，忧心忡忡。体检，右下腹未见明显包块，据述痛时有条块。在医院曾用大量抗生素无效，病程已有1年多。我诊断为慢性阑尾炎引起的肠粘连，属中医气滞血瘀证，方用四逆散加红藤、乌药。

处方：柴胡15g，枳实10g，炒白芍50g，炙甘草30g，红藤30g，乌药12g。5剂，水煎服。

二诊：言服上药后略有效，疼痛的次数减少。我告知患者，因是肠粘连，不可能三五天就能治愈，估计需要2个月。既然有效，说明辨证无误，本着效不更方的原则，以此方为主，中间适时加入一些人参、黄芪、当归、地黄之类药，总计服药50多剂，彻底治愈。

案2 白某，女，22岁，河南省漯河人。2015年3月8日，因腹痛到医院就诊。

刻诊：急性病容，右下腹疼痛，牵扯右大腿根抽痛，发热，按压麦氏点反跳痛，化验血白细胞高，B超检查阑尾脓肿。

西医诊断：急性化脓性阑尾炎。

中医辨证：肠痈。

漯河二院要求患者入院手术治疗，因费用高，又无人在身边照顾，故托人寻求中医治疗。经永福堂邀请，我在西安为其网诊。因病情单纯，确诊明确，属于中医肠痈。于是果断处方如下。

北柴胡30g，枳壳30g，赤芍、白芍各60g，生甘草30g，红藤30g，蒲公英60g，白花蛇舌草150g，败酱草30g，生薏苡仁60g，桔梗10g，金银花100g。3剂，水煎服，每日4次。

三四、红藤——少腹疼痛就用它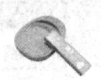

要求永福堂每日追踪病情,服药第一天后,大便3次,先干后溏,已不发热,右下腹疼痛稍减;第二天已基本不痛了,仅按压隐隐微痛。第三天后彻底不痛,停药。随访5天后无任何症状,痊愈。

此案比较简单,故用药果断,药大量猛。中医将少腹归为厥阴肝经,故用四逆散疏肝理气,加红藤、赤芍活血祛瘀,白花蛇舌草、败酱草、生薏苡仁、金银花、蒲公英清热解毒。力大药专,直捣黄龙。3天即治愈,一点不输西医,且省钱不遭罪。

【按】上述两案之所以有效,与我坚持以红藤为主用药甚为有关。治此类少腹疼痛,我感到用不用红藤大不一样,实践证明红藤是一味专主少腹疼痛的好药,其作用暂无他药可替代,诸位不妨临床一用。

 附:网友交流

刘显洪:之前虽有用红藤治少腹痛之体会,但无如此深之认识。

haca168168:红藤在我们这里,民间广泛用于妇科疾病,也广泛用于伤科疾病,只是没有这样深刻的体会。据老药农说,这味药不但药效好,用途广泛,而且几乎无不良反应,所以用起来比较安全。

杏林村夫:我最近也用大黄牡丹汤加红藤、白花蛇舌草治疗阑尾炎,疗效颇佳。以前曾用于治疗妇科炎症、前列腺炎等疾病,也得了很好的疗效。

樊正阳:大血藤虽和鸡血藤功用有别,但都是平和效佳的好药,各位不妨放胆大剂用之,疗效确实出乎意料之外!一主腹内痛滞,一主经络血痹。

三五、细辛——温阳散寒止痛功力强

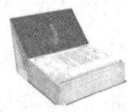

说起细辛这味药，我真是爱恨交加。每当我读到名医妙案中，用重剂细辛治大病、疗顽疾时，总是拍案叫绝，手中发痒，总想跃跃一试。然而又每每受到谚语"细辛不过钱，过钱命相连"掣肘，不敢重用而恨恨不已。

细辛能不能重用并为我所使？几十年临证下来，我可以负责地说，可以重用，而且很好使，如能掌握好，没有什么毒性和危险。并非皆如前人所言，危险多多。

对于细辛的重剂使用，我经历了一个很长的认识和实践的过程。

早年在学习中医时受教科书和医谚的影响和束缚，不敢越雷池一步，用细辛从未超过一钱。后来又读到伤寒大家刘渡舟先生用小青龙汤的医案，其中谈到，一男性患者咳喘用其他药不效，刘老三剂小青龙汤就解决，该患者奉此方为神方，连续服用一冬，结果引起心力衰竭住院，险些丧命。对此，刘老特别告诫，细辛不可重用、长用、轻易用。因我早年学医时特别崇拜刘老，所以也就把这话当作了圣经，而后一直不敢重用、长用细辛。

然而，因为我读书较多也杂，每每看到重用细辛的医案和报道，加之受燕赵名医刘沛然《细辛与临床》一书的冲击，想重新实践重用细辛的热情又在我的心中燃起。这也和我每年重温一遍《伤寒论》不无关系，每当我读到仲景先圣用细辛的方证条文时，不禁就想，2000多年前，细辛一用三五两，一两按15g折算，也远远超过一钱，为什么都没有事呢？既然前圣后贤都敢大量应用，我为什么不能效仿之。本着大胆设想、小心求证的思想，我开始了重用细辛的实践历程。

在治疗痰饮咳喘小青龙证时，细辛先用10g，无副反应。有了初步的经验以后，细辛的用量我基本是从10g起步，5g递增，一直用到过60g，也未见什么危险和反应，但临床效果却大不一样。除了痰饮证，我用小青龙汤，细辛用量一般在15～30g外，对于其他重症如心动过缓，一般都是30g起步，一直加

三五、细辛——温阳散寒止痛功力强

到心率正常为止。治疗脉管炎、风湿痹证都是30g、60g，通阳驱寒作用特别显著，非此不行。

在此要说明一点，我的用法和刘沛然老中医的用法不同，刘氏是后下、轻煎，我是先下、久煎。因为现代药理研究发现，细辛含挥发油2.7%～3.0%，其中药用有效成分主要是甲基丁香酚（占60%），有毒成分是黄樟醚（占8%），如果单以细辛研末冲服，用量仅4～5g即可出现胸闷、恶心、呕吐等毒副反应，这与《本草纲目》所言"单用末不可过一钱，多则气闷塞不通者死"十分吻合。但若用作汤剂，因黄樟醚的挥发性胜于甲基丁香酚，所以经煎煮30分钟后，煎汁中还保存着一定量的有效成分甲基丁香酚，而有毒成分黄樟醚的含量经过久煮挥发，含量已大大下降，不足以引起中毒。故而，在大剂量用细辛时我采用先下、久煎的方法。实践证明，我用此法一不影响疗效，二不产生毒性，多年来从未出过事故。

自从我学会用重剂细辛后，在治疗一些疑难杂证时屡屡得手，心中甚喜。我经常重用细辛治疗慢性气管炎咳喘证、过敏性鼻炎、寒性便秘、风湿疼痛、血栓性脉管炎，以及一些不明原因非炎性包块等，其特征为寒凝痹阻，阳气不通，用量均10～100g不等。下举一例示之。

2006年3月间，曾治一患者谭某，女，32岁。经人介绍来我处治疗过敏性鼻炎。已近10年病史。

刻诊：面白胖，穿戴严实，怕风，鼻塞，清涕不断，纳少，易感冒，月经偏少。舌胖大质淡，苔白腻厚，脉沉细无力。二便基本正常。辨证为气虚感寒，肺窍不利。

处方：玉屏风散合桂枝汤、平胃散加减。

生黄芪30g，党参30g，防风10g，苍术10g，桂枝15g，白芍15g，厚朴12g，陈皮12g，桔梗6g，细辛10g，辛夷10g，石菖蒲15g，生甘草10g，生姜6片，大枣3个。5剂，水煎服。

一周后复诊，诉除吃饭稍好些，不太恶风了，但仍鼻塞流涕。患者再次强调主要想看鼻炎。余证脉、舌象变化不大。我诊后，稍沉思一刻，认为是证对药轻。仍用上方，将其中的细辛改为30g，再服5剂。

三诊，患者告知，这回有效，鼻子时通时不通，鼻涕也少多了，很是高兴，要求继续治疗。效不更方，细辛再次更改为45g，又服5剂，效佳。后以此方，细辛45g，坚持用药50天，十年痼疾终于蠲除。

【按】 此案治疗成功，除了用方正确外，关键在于重用了细辛。量小，杯水车薪，无助于蠲除十年陈寒，这一点尤为重要。通过多年运用细辛，除了要掌握逐步递增和先下久煎的方法外，还要注意四点，用细辛等处方时一定要抓住"四个不"：即患者一不口渴，二不舌红，三不苔黄，四不脉数（速）。如有其中之一或二者出现，则表示患者阴血伤而有虚热也。阴伤有热不能用辛温之细辛，切记！切记！

群贤见智录

（1）朱良春教授为当代名医，善配伍细辛治疗咳逆、水肿、痹痛及口疮等，用量为 10～20g。朱良春教授认为细辛具纯阳之性，为药中猛悍之品，以温散燥烈为能事，用之得当，则立现奇效。朱氏言，有人曾报道，细辛每剂用量达 60～120g 者，未见毒副作用，可能与地域、气候、体质有关，仍宜慎重为是。[《朱良春用药经验集》]

（2）李述文教授多年来用自拟驱痹汤治疗坐骨神经痛逾百例，均获良效。药用细辛、制川乌、制草乌、麻黄、牛膝、木瓜、乳香、没药，随证加减，方中细辛用量为 12～15g。注意煎煮时间不能少于 1 小时，服药期间不能饮酒，以免发生不良应。经验证明，治疗本病细辛用量不能少于 12g，否则疗效不佳。经多年观察，未发现有不良反应或毒副作用者，特别是对用量较大、用药时间较长的患者，亦未发现肝肾功能损害。[中医杂志，1993，34（7）：391]

（3）严冰主任医师是江苏名医，认为细辛温里，芳香走窜，破寒凝，涤痰浊，开肺气。常用于治疗因寒或素体阳虚所致之病证，如咳嗽、痰饮、哮喘、头痛、牙痛、少腹疼痛、痛经等。咳嗽、哮喘、痰色白者必用，效佳，用量为 6～20g。对于体无寒象，或吐痰色黄，或痰中带血，或有其他出血征象者不宜用。误用则病情加重，甚则咯血、鼻衄、头昏、血压升高。[《方药心悟》]

三五、细辛——温阳散寒止痛功力强

（4）顾维超主任医师是江苏名医，惯以细辛治疗风湿顽痹、心绞痛、心动过缓、癫痫、雷诺病、复发性口腔炎、鼻炎、头痛、牙痛等，认为咳逆上气、头痛、关节痹痛、四肢麻木等为本品必用之指征。用量为3～20g，散剂3g以内为宜。对气虚多汗、阴虚阳亢头痛或无风寒湿邪的痛证、阴虚咳喘等慎用，有高血压及肾功能不全病史者亦当慎用。误用有助阳生火、伤阴、升高血压之虞。[《方药心悟》]

（5）周午平主任医师治疗慢性支气管炎，对痰多胸闷者，常重用细辛30～40g，配伍炙麻黄、桂枝、半夏、五味子、百部、紫菀、款冬花等，疗效较佳。[吉林中医药，1985（2）：29]

（6）刘亚娴教授治疗血栓闭塞性脉管炎证属寒凝血闭者，恒于辨证方中重用细辛20～40g，未见不良反应。[中医杂志，1993，34（6）：326]

（7）冯恒善主任医师习惯以细辛、附子、豨莶草为基本方，随证加减，治疗类风湿关节炎疗效显著。方中重用细辛30～60g。[河北中医，1984（1）：16]

（8）渠敬文主任医师用当归四逆汤加减治疗雷诺病，方中重用细辛20～90g，未见有不良反应发生。[陕西中医函授，1991（1）：6]

（9）代云波教授以自拟乌附麻辛桂姜草汤为治疗风寒湿痹之基础方，随证加减，疗效显著。药用川乌、附子、麻黄、细辛、桂枝、干姜、甘草，方中细辛用量为12～90g。[《古今名医临证金鉴·痹证卷》]

三六、鸡血藤——肩周炎疼痛用它最灵

鸡血藤性温味甘,活血通络,养血调经,尤其是妇科病最常用。广西中医学院的妇科老前辈班秀文最擅用此药,曾有专文论述,我最早学用鸡血藤就是受班老的影响。在治疗妇科病时用于调经,妇人血少、血瘀,常常不离此药,疗效显著。一药二功,既能养血,又能通瘀,和丹参不差上下。这里主要谈一谈其在外科方面,尤其是在治疗肩周炎方面运用的体会。

肩周炎,又称五十肩、肩凝证,属中医血痹、寒痹的范围。患此病的中老年人较多,尤其是在秋冬季。我自己也曾经在47岁时患右肩肩周炎,到了54岁,左肩又患一次。这个病,一部分人不用治疗,经过几个月能自愈。还有相当一部分人经久不愈,甚是痛苦,病发时吃饭、梳头、干活均不便,时间一长,肩关节还容易粘连。西医治疗一般用布洛芬一类的止痛药,或按摩治疗,疗效也不是很明显,于是很多患者就找到了中医。

我将此证的治疗分为两个时期,早期喜用活血通瘀加虫类药,或温阳散寒加虫类药,如张锡纯的活络效灵丹加大量的蜈蚣、全蝎,或麻黄附子细辛汤加大量的蜈蚣、全蝎,治疗20日左右基本治愈,但是近些年全蝎、蜈蚣的价格昂贵,我只有另起锅灶,重新寻找物美价廉的中药。经过一段时间的摸索和临床验证,终于发现了鸡血藤这味既便宜又好使的良药。

对于鸡血藤这味药的认识我也是有个过程。前期主要是用于妇科调经,以活血通瘀为主,对其养血通络的作用认识不足。后来在学习了其他医家的经验后,我逐渐在治疗风湿痹证时

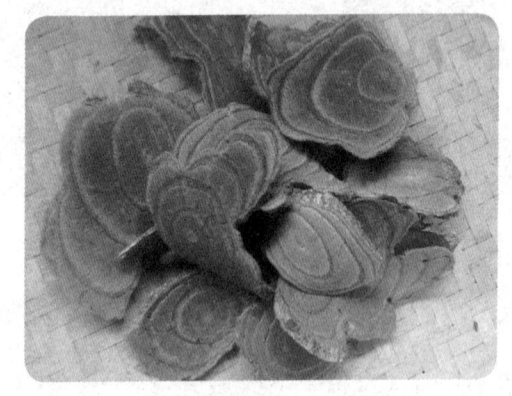

★ 鸡血藤

三六、鸡血藤——肩周炎疼痛用它最灵

也试着加用鸡血藤,发现疗效也很好,也有丹参的一味顶四物的作用,既养血又活血。只是剂量太小不起显著作用,只有大剂量才能发挥通络止痛的效用。既然该药在治风湿疼痛中能起效,我就想到了在治疗肩周炎时试试看的想法。经过一段时间的考虑,我选定了两个方子作基本方,一是桂枝汤,一是阳和汤,加大剂量的鸡血藤,分别用于一些患者,结果收到了不错的效果。

案1 乐某,女,50岁,西安北郊某单位退休职工。2006年11月来诊。已患病2个多月,越来越重,现在右胳膊痛得举不起来,梳头、穿衣都困难,在北郊某诊所针灸了几次效果不大,特求速治。

刻诊:中等身高,面白胖,脉沉细无力,舌淡苔白,平时乏困,易出汗,饮食一般,二便基本正常,已于2年前绝经。辨证为气血不足,血虚受风。方用桂枝汤加鸡血藤。

处方:桂枝45g,白芍45g,鸡血藤150g,生姜15片,炙甘草30g,海桐皮15g,片姜黄15g,大枣(切)12枚。5剂,水煎服。

1周后复诊:自诉药后全身发热,右胳膊痛已减轻,要求继续服药。效不更方,原方又开了5剂。

三诊:患者自诉右胳膊已不痛。前方减鸡血藤为60g,又开了7剂,巩固善后。

1年后,因其他病就诊,告知最后一次药吃完,肩周炎就彻底治愈,至今未再犯。

案2 何某,女,60岁,干部。2009年8月来诊。左肩患肩周炎1周。

刻诊:人瘦高,面色白皙,舌淡苔薄白,脉沉弦细,寸弱,时有头晕,怕冷,腰困酸。血压偏低,80/50mmHg(10.7/6.67kPa)。饮食、二便基本正常。现症见左肩疼痛,不能上举至后背。辨为肩凝证,治以温补肾阳、活血通络,方用阳和汤加鸡血藤。

处方:熟地黄60g,鹿角胶(烊服)15g,麻黄10g,炮姜6g,桂枝30g,白芍30g,白芥子15g,鸡血藤150g,生甘草10g。7剂,水煎服。

1周后复诊:言症状已见轻,但还是痛,服药至第3剂时,药后有眩瞑反应,一过性头晕。于是将鸡血藤减至100g,续服7剂。

三诊:左肩已基本不痛,能上举后背。巩固治疗,又服7剂。血压已上升为90/70mmHg(12.0/9.33kPa),头亦不晕,基本痊愈。

【按】鸡血藤味苦甘，性温，入肝经，有活血补血、舒筋活络之功，行补兼备。临床上治疗血虚类痹病有其独特功效，尤适合于筋骨麻木、风湿痹痛的老人和妇女。因其多有血虚在先、痹阻在后之病机，故宜取具有一药二功之药物，鸡血藤正符合此要求。但在临床上使用时要大剂量才能取效。

附：网友交流

yeju：鸡血藤治疗血虚痹病疗效确实不错，我治风湿性心脏病，鸡血藤用量在30g，似乎也有疗效，150g的剂量没用过，在临床中尝试一下，疗效或许更好些。

薛东庆：鸡血藤这味药我经常使用，具强壮之功。通络，补血活血。其质重，剂量要大些。一般最小剂量30g。

辛玉公子：一些证型的银屑病我也常投此药，很便宜，也很好用。

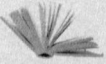 群贤见智录

（1）陈景河教授认为，鸡血藤温不伤阴，补不壅滞，善通络活血，主要治疗血虚兼瘀滞所致之周身关节痛、痛经等，用量为30～70g。临床配防风治疗风寒身痛伴血虚有瘀者；配附子治疗阳虚型风湿性心脏病；配玉竹治疗阴虚血热型风湿性心脏病；配川芎、防风、全蝎，治疗舞蹈病；配益母草治疗月经不调及痛经。[《方药传真》]

（2）黎镜教授习用自拟脉炎汤治疗血栓闭塞性脉管炎，疗效显著。药用忍冬藤、当归、玄参、党参、蜈蚣、川牛膝、鸡血藤、丹参、石斛、白术、桃仁、红花、甘草、鹿角霜。方中鸡血藤用量为30～60g。[中西医结合杂志，1991，11（11）：677]

三六、鸡血藤——肩周炎疼痛用它最灵

（3）冉刚祝教授习用自制鸡血藤汤治疗原发性血小板减少性紫癜证属阴虚火旺者，药用鸡血藤、升麻、仙鹤草、栀子、熟蛋黄（2枚，冲服）。方中鸡血藤用量为50～150g。[广西中医药，1996，19（1）：8]

（4）黄和认为，鸡血藤功擅活血养血，舒筋活络，大剂量时通瘀止痛之力著，凡血虚血瘀络阻之头颈、身体四肢疼痛麻木之证，则为必用之品，用量为30～150g。

古道瘦马按：鸡血藤所治之证为痹病、痛证、月经失调、痛经、血管炎、血小板减少性紫癜等，其最小用量30g，最大用量150g。鸡血藤甘温无毒，临床应用较为安全。一般小剂量养血和血，中剂活血通经，大剂逐瘀疏络止痛之功著。

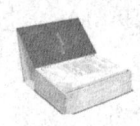

三七、天丁——专治乳腺增生和包块

说起天丁，可能一般人都不知道为何物？其实它就是中药里一味寻常的中药——皂刺。该药平常医生用得不多，一般老百姓更是少知其作用和功效，但却是我方中常用之药，尤其是在治疗乳腺病中少有不用，且是超常规地用。为什么呢？物美价廉，疗效出众。先看文献记载。

[异名] 皂荚刺（《太平圣惠方》），皂刺（《医学入门》），天丁（《本草纲目》），皂角针（《江苏植药志》），皂针（《中药材手册》）。为豆科植物皂荚的棘刺，性温，味辛，有小毒。

[主治功效] 搜风，拔毒，消肿，排脓。治痈肿，疮毒，疠风，癣疮，胎衣不下。

① 《本草图经》：米醋熬嫩刺针作浓煎，以敷疮癣。

② 杨士瀛：能引诸药上行，治上焦病。

③ 《本草衍义补遗》：治痈疽已溃，能引至溃处。

④ 《纲目》：治痈肿，妒乳，风疠恶疮，胞衣不下，杀虫。

⑤ 《本草崇原》：去风化痰，败毒攻毒。定小儿惊风发搐，攻痘疮起发，化毒成浆。

⑥ 《四川中药志》：治风热疮疹，并能通乳。

⑦ 《仁斋直指方》）：治妇人乳痈。皂角刺（烧存性）一两，蚌粉一钱。和研，每服一钱，温酒下。

从文献记载上看其主要功能是拔毒散结，类似穿山甲（代），为外科常用药。我在临床上主要用于乳腺病，缘于穿山甲太贵用不起而替之。乳痈、乳腺增生以其为重药，常常是破关斩棘，速收卓效，一点不亚于穿山甲。

在治疗乳痈（西医称为乳腺炎）时，配合五味消毒饮，3～5剂即解决问题，其中的关键就在于天丁要用100～200g，少则不行。

在治疗乳腺增生病时，我过去不得法，用疏肝解郁、活血散结法时，按《药

三七、天丁——专治乳腺增生和包块

典》常规，一般用量，服药二三十剂，没有大变化。我甚为着急，恨无良方效药，患者看效果不大，离而去。后经勤求古训，精研效方，发现天丁一药是治疗乳腺病的妙药，且有不少老中医运用于此症，效果斐然，诸如山东妇科名医郑长松、湖北名老中医李幼安、天津名老中医胡慧明均是运用此药治疗乳腺病的高手。前贤有辙，后学效之，自此大胆验于临床，顿起效用。

在治疗乳腺增生病时，我一般是用柴胡疏肝散合消瘰丸，并重用天丁（90～150g）加减，常收良效。《外科正宗》附录中说："皂刺消散之力亦甚大，大概用皂刺不过五六分至二三钱而止便是托药，用至四两是消药。"乳腺增生病用至90g以上是取其消散之力。《本经逢原》谓天丁"其性善开泄也"。《中药新用》谓"复方中重用皂角刺治疗……纤维瘤及其他腹腔肿瘤属实证者，有较好疗效"。《用药心得十讲》谓"皂角内服，有消痰积、破癥结、下风秘的作用。……皂角刺偏用于活血、散结"。下面举例示之。

验案 徐某，女，28岁，西安市北草滩人。患乳腺增生病已3年了，多处寻医治疗，吃过大量中草药，基本上是以逍遥散为主，外敷专用膏药，无大效果，经人介绍找到我，求再诊治。

刻诊：人中等个子，偏瘦，面略黄，舌质略红，苔白，脉弦细，性急躁，月经基本准时，量少，色黑。饮食一般，二便正常。查两乳房偏小，内各有一鸡蛋大小包块，不规则，每次来月经时胀痛。断乳癖证。

处方：柴胡12g，当归30g，赤芍15g，川芎12g，青皮、陈皮各15g，牡丹皮10g，栀子12g，香附15g，枳壳15g，海藻30g，甘草30g，浙贝母18g，生牡蛎30g，玄参30g，皂刺90g。14剂，水煎服，每日3次。

二诊：服药后无什么异常，脾气好转，查乳腺增生包块已松软，略为缩小。效不更方，上方去牡丹皮、栀子，加大当归至50g，皂刺为120g，续服50余剂，包块消失。3年后，因其他病再见面时，询之，乳腺增生愈后未再复发。

【按】天丁重用治疗乳腺病此仅举一例，我在临床治疗此病颇多，不管方子怎么变化，皂刺一药重用是不变的，量小是不行的，这是关键点。其中个别人服后，有胃不舒服，可减量和对症用药，未见有中毒表现。除了乳腺病外，外科上红肿热痛的痈证都可以加入天丁，以加快治疗时间，效果也是满意的，这方面就不多谈了，诸位同道可自己参悟。

群贤见智录

（1）郑长松教授在辨证方剂中擅伍重剂皂刺60g治疗乳痈，其临床实践证明疗效显著。[《名中医治病绝招》]

（2）胡慧明教授为天津名医，精于疮疡、乳腺病、周围血管病等治疗，常用自制消痈汤（皂刺、赤芍、白芍、柴胡、生甘草）治疗急性乳腺炎，重用皂刺90g，取其消散之力也。胡教授认为皂刺味辛性温，辛者能散能行，温者善宣善通，以其辛温散结之功而较单纯用苦寒药疗效显著。[《中华名医特技集成》]

（3）李幼安教授为湖北名医，见解独到，医技精湛，尤擅治急性热病、内伤杂证、疮疡肿毒等。每遇急性乳腺炎患者，无论是红肿结块期，还是成脓将溃期，均投以自制天丁汤（天丁、炒打桔、荔枝核、鹿角片、赤芍、乳香、没药、蒲公英、野菊花），其中天丁（即皂刺）重用至100～200g。[《中华名医特技集成》]

按：皂刺辛散温通，药力锐利，为消疮排脓所常用，脓成可排，未成能消，在疮疡疖痈之脓已成将溃之际用之最宜，大剂量效佳。《本草汇言》谓其"于疮毒药中为第一要剂。凡痈疽未成者，能引之以消散，将破者能引之以出头，已溃者能引之以行脓。"

（4）马同长教授擅用皂刺治疗血栓闭塞性脉管炎，认为皂刺具有攻坚散结、活血消肿、透脓化疽功能，疗效可靠。但此药穿透作用较强，服后可出现走窜性疼痛，为药物反应，不必停药，一般用量为50g，可据病情加大剂量。患者服用后坏死组织脱落较快，新鲜组织生长较为迅速。[上海中医药杂志，1990（6）：11]

（5）孙明寿医生用六味通络饮治疗脑血栓58例，药用黄芪、当归、附子、干姜、水蛭、皂刺，疗效较佳。方中皂刺用量为60g。[《神经精神疾病效方430首》]

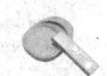

三八、霜桑叶——妇科崩漏要靠它

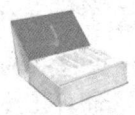 ## 三八、霜桑叶——妇科崩漏要靠它

我的童年不像现在的儿童幸福惬意，可玩的东西应有尽有，琳琅满目。在那缺吃少穿的动乱年代，我们穷人家的孩子只能自我找乐趣，抓蜻蜓，斗蛐蛐，养小蚕。我就是那时认识桑叶的，没想到儿时的玩物，竟是中药王国里一味重要的救命之药。

桑叶，性寒苦甘，入肝、肺二经，擅长于祛风清热，故后世本草书中多归类于清凉解表类，临床上亦多用于风热表证，我临床上亦常用于红眼病、嗓子痛、风热咳嗽等，诸如在桑菊饮、桑杏汤中作为主药，有时也用于盗汗、脱发二证，但是用得最多的还是妇科的崩漏证，即西医所称的"功能性子宫出血"之类。实践证明治疗此证，桑叶有独到之功，一旦加入治崩漏之方中，如虎添翼，力挽狂澜，常常可使崩漏迅速痊愈。关于桑叶治崩漏，本应好好写一篇文章论之，不意发现董汉良名老中医一篇佳作，颇合我意，论述翔实，就此借来以飨读者。

严用和说"夫血之妄行，未有不因热之所发，盖血得热则淖溢。"张景岳亦云："血本阴精，不宜动也，而动则为病……盖动者多由于火，火盛则迫血妄行。"故热邪内盛，灼伤冲任，必致崩漏。

桑叶清热、平肝、祛风，从其性味、归经、功效、主治来看，用以治疗崩漏颇合病机。桑叶虽以祛风清热为主功，但亦有滋阴平肝、凉血止血之次功。

《本草经疏》曰："桑叶，甘所以益血，寒所以凉血，甘寒相合，故下气而益阴。"《重庆堂随笔》认为："已肝热妄行之崩漏，胎前诸病，用于肝热者尤为要药。"故《本草从新》记载有"滋燥、凉血、止血"之功，所以桑叶治疗崩漏有卓效，为妇科医家所重视，并广为运用于临床，尤其明后清代医家多有论述和记录，足供我们临床参考和应用。

如《济阴纲目》引方氏曰："治崩次第，初用止血以塞其流，中用清热凉血以清其源，末补血以还其旧。若只塞其流而不澄其源，则滔天之势不能遏；

若只澄其源而不复其旧,则孤子之阳无以立,故本末勿遗,前后不紊,方可言治也。"从治崩的三步法程看,桑叶不但能止血塞其流,亦可清热凉血以澄其源,且能润燥补血以复其旧,故自始至终均可配伍运用以疗崩漏。

自明之后,清代医家颇为重视,记载较详细的为《傅青主女科》,在《年老血崩篇》中所立加减当归补血汤,方中当归(酒洗)30g,黄芪(生用)30g,三七根末10g,桑叶14片,水煎服。并曰:"二剂而血少止,四剂不再发。"又说:"夫补血汤乃气血二补之神剂,三七根乃止血之圣药,加入桑叶者,所以滋肾之阴,又有收敛之妙耳。"并说:"以此方以止其暂时之漏,实有奇功。"此方虽黄芪、当归为补气养血之剂,其性甘温益气,另佐以桑叶甘苦性寒之品,即一以滋阴养血,以制归芪之甘温;二助三七活血凉血以止血,起到相得益彰之效。

在《血海太热血崩篇》中清海丸,药有14味,炼蜜为丸,其中方内桑叶500g,此方"补阴而无浮动之虑,缩血而无寒凉之苦,日计不足,月计有余,潜移默夺,子宫清凉,而血海自固"。

前后两方,加减当归补血汤,即温热方中用桑叶之范例;清海丸,即寒凉方中用桑叶之典型。桑叶虽本性寒凉,但配伍得宜,均能起到止血塞流、清热澄源、滋阴复旧的作用,故从傅氏的经验,凡治血崩,均可配伍运用。

自傅氏之后,近代妇科医家屡有报道,并载入妇科专著中,《裘笑梅妇科经验选》(1982年浙江科技版)一书中,有自创经验方治疗中气下陷的崩漏,方曰固气补血汤,用参、术、苓、甘、归、地、萸肉、三七外,亦加桑叶一味。细看此方,实脱胎于傅氏加减当归补血汤,并举了多例治崩漏验案。同时在书中还特别强调"止血药可选用:鲜地黄、牡丹皮、桑叶"。

《何子淮女科经验集》(1982年浙江科技版)一书中,在《崩漏篇》中说,"经来崩下,宜清源遏流,药用桑叶、炒白芍、荷叶、桑叶……"在其所列血崩案中指出,"年近五十,岁在更年,女子七七天癸竭,肝肾亏,水涸火炎,血海为之沸腾,而致妄行崩下。方用桑叶、牡丹皮、甘菊、槐米、竹茹等清肝凉血、宁静血海,以抑沸腾之势"。本案即仿《傅青主女科》中加减当归补血汤与清海丸之意;从"年近五十"系老年血崩之证,傅氏立有加减当归补血汤;从血海有热,傅氏创制清海丸,故论述病机和立方遣药均宗傅氏,故方中重用霜桑叶15g。前后两诊均不弃桑叶,调治4个周期而愈。

三八、霜桑叶——妇科崩漏要靠它

《陈氏妇科秘要》（家传本见《医林荟萃》11辑，浙江中医学会编），关于"崩漏"自拟方育明潜阳固冲汤中，亦用桑叶止血以疗崩。

关于桑叶治疗崩漏，据《医林荟萃》第四辑（内部印行本，由浙江中医学会编）中"钱氏女科学术经验简介"一文介绍，可谓是最早的记载和运用。

绍兴钱氏女科为浙江世传女科之一，钱氏自南宋以来，代有名家，其"调经善用风药"。桑叶善于祛风清热，故治月经不调，除用桑叶外，还用藁本、白芷、防风之类，对于历代妇科医家惯用风药荆芥，有所发展和创新。钱氏崩漏方即突出了桑叶的作用，并常配甘菊以治崩漏，钱氏云："血崩之因多为喜怒劳役伤肝，导致血热沸奔，顺肝经下行，暴则为崩，缓则为漏，斯证平肝清热凉血之品，当首选，故谓桑叶、甘菊为治崩漏之功臣。"因此，溯其源者为钱氏，创其用者为傅氏，验证于临床者为今世各家之实践。

桑叶疗崩漏，根据近代药理研究，如日本村尾静夫证明，桑叶及蚕体内含有麦角甾醇；我国杨思福测定每百克干桑叶中含维生素B_1 460μg，鲜品含有140μg，其他尚含有叶酸、维生素B_{12}、维生素C等，这些有效成分可能直接起着止血治崩漏的作用。因此笔者认为，对于崩漏证，无论虚实寒热，均可配伍运用，这方面傅青主已作了示范性说明。所以在中医辨证的基础上适当配伍桑叶，可以收到增强治疗崩漏作用的效果。桑叶是一种较理想的治崩漏首选药物，可供妇科医家临床参考。

关于用风药调经以治崩漏的经验，历代妇科专著惯用炒荆芥随证加入，但荆芥毕竟是辛温发散之品，虽有祛风之功，但远不如桑叶祛风清热、凉血止血契合病机，但桑叶、荆芥，一寒一热，作为风药调经，随证施治，可补荆芥之不逮。因此，笔者认为，凡虚寒性崩漏，可考虑以炒荆芥为主药，血热性崩漏可选用桑叶为主药，但两药亦可配伍运用，尤其桑叶，在崩漏证中均可应用。

荆芥疗崩漏一般需炒炭入药，似有炭药止血的作用，但桑叶疗崩漏无须炒用，故可避炭药固涩凝血之弊。桑叶止血而畅流，用之而无弊端，诚可谓疗崩漏之良品也。［《琐琐药话》］

附：（古道瘦马治崩漏验方）黄芪30g，当归30g，生地黄30g，霜桑叶30g，三七粉9g（现可用云南白药胶囊代替），加生地榆60g，生贯众60g，白头翁60g，桑白皮30g，益母草120g。

出血严重时加红参30g和龟甲30g，多年运用，疗效在90%以上。

三九、桃仁——肝病活血它为先

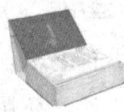

说起肝硬化这个病来，患肝病的人真有些谈虎色变，其实不必恐惧。除了晚期的硬化不可逆转，早期的、中期的都有恢复正常的可能，只要治疗得法，用药正确，中医都可以做到起死回生。在治疗这个病中，我的经验和认识是有两味药非用不可，用之必效，一是鳖甲，一是桃仁。前者已有论述不谈了，此文专述桃仁。

桃仁，始载于《神农本草经》，原作"桃核仁"，是蔷薇科落叶小乔木植物桃或山桃的成熟种子。本品味苦、甘，性平，归心、肝、大肠经。

学医的人都知道，桃仁、红花是活血祛瘀的常用药，著名的桃红四物汤首味药就是桃仁。但是要说桃仁是治疗肝硬化的专药和特效药，可能很多人并不知道，其实对这个问题我也是有一个认识和实践的过程。

最初，我也是把桃仁作为一个普通的活血药用，在治疗肝病和肝纤维化中一般不用它，而是用大量的丹参和赤芍之类，效果虽说也可以，但总是有不惬意的地方，对于个别人效果不好。后勤求古训，翻检文献，读到上海已故名医王玉润先生的著作，获悉王氏毕生的研究成果就是发现桃仁是治疗肝硬化的特效药。有病例，有实验数据，且一研究就是几十年，真乃中医界罕见。

对于这一研究成果，我如获至宝，马上运用于临床验证，多年实践下来，证明王玉润先生的结论是正确的。治疗肝硬化，用桃仁效果斐然，用不用效果大不一样。从此我就把此药列为肝硬化治疗必用之药。

桃仁使用后可以改善肝功能，使肝质变软，表面结节减少，肝脏纤维化有不同程度的减轻，肝结缔组织减少，纤维束变松等变化。

这里要提出的是，桃仁不宜一次大量使用，应控制在 10～15g，慢慢肝纤维化就会改变。有很多同仁，经常看我的文章，因写药物大量运用的多，容易引起错觉，可能以为什么药都可以大量，其实不然。桃仁不宜一次大量使用，

三九、桃仁——肝病活血它为先

因有一定的毒素，只能少量频用，细水长流，功到自然成，这一点不可不知。下面举一病例示之。

验案 雷某，男，52岁。家族性乙肝，轻度纤维化。经某肝病医院治疗3个月余，无效，反致极度消瘦，便溏，每日3～4次。后又经某肝病世家治疗3个月，使用大量丹参亦不见效。后慕名求治于我处，出示肝功能检查报告，肝轻度纤维化，门静脉变粗，脾大，转氨酶及黄疸指数均高，血清提示小三阳，心情郁闷，精神紧张。

刻诊：面黑红，舌暗紫，苔白腻，纳呆，便溏泻，日3～4次，疲乏无力。辨为肝郁脾虚，处以柴胡桂枝干姜汤加减。

柴胡12g，黄芩10g，桂枝12g，干姜30g，天花粉12g，牡蛎60g，炙甘草10g，苍术30g，桃仁10g，鳖甲15g，白蒺藜15g，合欢皮12g。15剂，水煎服，每日3次。

半个月后复诊，精神好转，便溏每日1次，纳开。效不更方，上方干姜、苍术减为10g，牡蛎减为30g，桃仁加为12g，又加枳壳、木香各6g，山药30g，同时去掉黄芩，换为白花蛇舌草30g，续服3个月。人稍胖，大便正常不溏，化验肝功正常，二对半仍提示小三阳，B超检查门静脉和脾均已缩小。

患者很高兴，要求继续治疗，半年后检查肝纤维化消失，门静脉和脾恢复正常，仍以上方为主，每半个月微调一次方子，大旨不变，桃仁、鳖甲不变，一年后，小三阳转阴，患者兴奋无比，又介绍了不少患者来我处诊治。此乃后话。

【按】此病之所以治愈，除了辨证用方正确，疏肝理气，活血软坚，健脾益气外，坚持用治疗肝硬化的专药、特效药桃仁、鳖甲，这点甚为重要，方中其他药均可随证变化，但此两味药始终不移，终获佳效。这一点请同道注意。

四十、茵陈蒿——治疗黄疸要重用

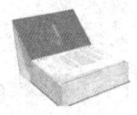

对于茵陈的认识,最早来源于《伤寒论》治黄疸的茵陈蒿汤。其中的茵陈六两要先煎,给我留下了深刻的印象,但是临床多年,读众多名家医案,却不见有大剂量使用的情况。

按当代柯雪帆教授的考察,汉时一两为15.625g,取整数15g计算,六两亦为90g。显然后世医家所用远远未达到张仲景的用量,故临床效果参半。

20世纪80年代曾读过一本小册子——《提高中医疗效的方法》,书中讲到重用茵陈的问题,王辉武老中医谈道:茵陈蒿汤用于治疗阳黄是常法,但如何用好茵陈蒿这味主药的剂量则大有学问。

经我会诊治疗的几例重症肝炎,至今令我久久不能忘怀。重症肝炎,病情危笃,黄疸消长是病情向愈或恶化的指征,医者、病家对退黄都要求甚切,多数情况都可用茵陈蒿汤化裁,其中茵陈蒿用量30~40g不等,可谓大剂量。

但经反复诊治,虽利湿、活血、解毒并进,仍不见黄疸消退,在技穷之际,想到了"经方"的剂量问题,在《长沙方歌括》"茵陈六两早煎宜"指导下,按原方剂量4.6∶1.5∶1的比例,即茵陈90g,熟大黄30g,栀子20g。因为茵陈质轻,嘱将其先用容器冷水浸泡,另煎,以保证有效成分的充分溶出。通过剂量调整以后,退黄疗效倍增。此后每见常法乏效的阳黄,都参照这种方法,调整全方剂量比例,比常规用量疗效好得多。

后又看到辽宁名老中医陈国恩重用茵陈的资料,更令人咋舌。陈老颇推徐灵胎"一病必有一主方,一方必有一主药"之说,主张精方简药,重点突出。尝谓:"用药如兵,贵乎选帅用将,不可随意拼凑,以图面面俱到,如此则互相牵掣,药力难以集中,何以愈病?一方之中君药用量必重,任之以权,否则即为无制之师,焉能取胜乎!"寒热虚实,辨证已明,即应大胆用药。

陈老在治疗急性黄疸型肝炎时,自拟茵陈退黄汤:茵陈1250g,栀子10g,

四十、茵陈蒿——治疗黄疸要重用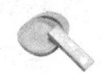

大黄10g，胆草15g，红花10g，白茅根50g，柴胡10g，茯苓30g。

陈老体会，茵陈为一年生草本植物，味苦性微寒。阳春三月，百草生发，山野村民常以茵陈嫩苗煮食代菜，味美适口，多食无碍。该药疗效确切，退黄迅速，非大剂量不可，成人每剂不少于1000g，儿童不少于300g。

曾治一患者李某，男性，素体健康，1周前食欲减少，恶心欲吐，困倦肢沉，面目色黄，伴胃脘不适，厌油腻，右肋隐痛，大便干燥，舌红苔黄而薄，脉弦数，黏膜黄染，巩膜黄染，肝右肋下2cm，质软，触痛。肝功能：麝浊7U，锌浊14U，黄疸指数250U，转氨酶425U，碘反应（+），诊为湿重于热型黄疸，拟清热利湿退黄法。

处方：茵陈1250g，栀子15g，黄柏10g，红花10g，滑石30g，木通15g，龙胆草10g，白茅根100g，大腹皮20g，水煎服。

服药16剂，历时18天，肝功能及黄疸指数均恢复正常，诸症悉愈出院。

前有车，后有辙，自此，我开始在临床重用茵陈治疗黄疸，疗效显著。

验案 刘某，女，73岁。胆管癌手术后，引起高度黄疸（TBil：396μmol/L），西医治疗降不下来，又因年龄大，预后不良，令其出院。因不愿坐以待毙，故从千里之外的青海赴陕寻求中医治疗。

刻诊：人清癯黄瘦，面灰黄，眼结膜尤甚，脉弦细滑数，舌尖边红，苔白腻。纳差，脘胀，乏困，小便不爽利，大便尚可。好在精神不错，因家人未告知其患有胆管癌。现家属要求先解决黄疸，然后再治疗癌症。辨为湿热郁阻，血瘀脉络。处方茵陈蒿汤合血府逐瘀汤加减。

处方：茵陈90g，栀子15g，生大黄6g，虎杖25g，桃仁12g，红花12g，当归15g，川芎12g，赤芍30g，生地黄30g，桔梗10g，怀牛膝12g，柴胡12g，枳壳18g，郁金18g，生黄芪45g，蒲公英30g，丹参30g，青皮、陈皮各15g，太子参30g，生甘草15g。15剂，水煎服，每日3次。

半个月后，如期复诊，黄疸退净，化验TBil：16μmol/L，患者精神焕发，神采奕奕，很是高兴。现已能正常吃饭，脘腹不胀，大小便正常。黄疸已解决，又为其处方，调养身体，治疗癌症。[古道瘦马医案]

实践证明：重用茵陈疗效可靠，临床值得推广。

四一、益智仁——尿床重用法最灵

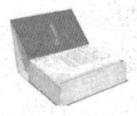

临床上，小儿尿床病常见，因为我现在经常遇到，故对这个病也做了点研究，最后终于找到了一个稳妥而又十分有效的方子，发现了一味专药，这就是大家常用的可固精涩尿的益智。中医界有一句话叫"不传之秘在于量"嘛，确实是这样，要想完全治好小儿遗尿，必须重用益智，这是关键。

益智最早记载于《本草拾遗》，为姜科多年生草本植物益智的成熟果实，主产于海南、广东、广西等地。夏、秋间果实由绿变红时采收，晒干，去壳取仁，生用或盐水炒用，用时捣碎。

益智味辛，性温，主要归肾、脾经。本品辛温助阳，气香兼涩，既能温脾胃、和中止泻摄涎唾，又能暖肾阳、固精涩尿止遗泄。凡肾阳不足、封藏失职，脾胃虚寒、运化失常所致的滑脱失禁等证，皆可选用。益智配乌药为末，用山药糊为丸，名缩泉丸，常用于治疗遗尿、小便频数、夜间尿多等症，每次可服2钱，每日2次，温开水送下。如加入桑螵蛸、五味子、山茱萸、补骨脂等同用，则效果更好。配补骨脂、肉豆蔻等，可用于脾肾虚泻。

用法用量：水煎服，6～12g；或入丸散剂。

外用：煎水熏洗。

验案 2005年5月，一中年妇女带领一位十一二岁的男孩来就诊。说听村里的人介绍，你看病特别好，特求诊于你。我这儿子尿床已十多年了，看了很多地方，吃了不少药，也没治好，大家都说等到20岁以后，结了婚就好了，你说愁人不愁人。你水平高，给孩子治治吧。我听后哭笑不得，我能看好一些病不假，但不是什么病都看得好。既然人家找上门了，先接下来再说，于是开了个套方，先吃2剂，容我回去研究研究，下次正式出方。

处方：益智15g，山药30g，山茱萸15g，桑螵蛸15g，金樱子15g，芡实12g，补骨脂10g，炙甘草10g。3剂。

四一、益智仁——尿床重用法最灵

我估计效果不大，因为这是教科书上记载的，也是大家常用之方，都说有效，但都不说绝对显效，所以我心中有数。晚上回去后，翻阅了大量的医案医话资料，方子、用药都大同小异，只有南京中医药大学教授孟景春老中医的一段医话与众不同。

他说：治小儿遗尿（益智30g，覆盆子15g，金樱子15g，五味子6g，莲须9g，杜仲9g，山药15g，党参、桑螵蛸各15g，鱼鳔9g），方中益智必须用至30g，一般3～7剂即愈。若益智减至15g，则效果较差。

看到这里，我认为这就是精华，人云亦云大多不行。我经常和我的学生讲，看书要会看，外行看热闹，内行看门道。书中，尤其是老中医，而且是长期坚持在临床的老中医，讲出与众不同，见解独特，超凡脱俗，并反复强调的道理，一定要注意吸取，并及时在日后的临床中验证，长期积累，必有所得，必有长进。

3日后，该患儿如约而至，其母说效果不大。我说不要着急，我只是先试几剂药，看其适应不适应，"绝招"还没用呢。因为心中有底，故而再处一方。

处方：益智30g，山药30g，桑螵蛸15g，金樱子30g，芡实15g，补骨脂15g，杜仲15g，莲须15g，麻黄10g。5剂，水煎服。

此方加麻黄，因我平时看书经常见到有人用麻黄碱治小儿遗尿，也曾听过我叔父（他是西医）讲用麻黄碱有效，故而加此药。

1周后，患者母子再来，告知，患儿尿床已大见好转，基本上已治愈。5天晚上只尿了1次，因为那天玩得太累，晚上睡得太沉。其母怕再犯，要求再服用一段时间的药物。又续10剂，彻底治愈。

后来，该患儿之母又连续介绍了几位遗尿患者，我均重用益智30g治之，屡用屡效，一时好多患者找我治尿床，我俨然成了治遗尿的专家。其实不然，应归功于孟景春老中医重用益智的经验。

【按】通过以上论述，有的同道可能会发现一个问题，此处都是超常规用量。那么是不是所有的药都要大量去用呢？非也！这一点诸位要注意。有些病需要重剂超常规用量，有些病就没有必要，必须用轻剂才能获效。如湿热证呕恶不止，昼夜不差欲死，属肺胃不和，胃热移肺，肺不受邪者，用川黄连1～1.5g，紫苏叶0.6～1g，煎汤，呷下即止。

又如已故名医秦伯未治一女性患者，呕吐数月，食已即吐，甚则闻食味、药味即吐。检前处方有健脾养胃之剂，有养胃化浊之剂，药量均较重。测其脉，关弦小数；验其舌，舌中、根苔黄薄。治以黄连1分，竹茹5分，佛手柑2分，呕吐即平。这3味药前医均已用过，有人问：为何此效而彼不效？秦伯未答曰：效在用量之轻。

盖以呕吐既久，胃气已虚，黄连虽能止呕降逆，但其性味大苦大寒，易伤胃气，若用重量更伤其胃，对胃虚气逆者不宜。黄连仅用1分，再加佛手柑、竹茹理气和胃，能使胃气不伤而发挥其降逆和胃作用，故应手取效。

再如玉屏风散对肺卫之气不足易感冒的防治，用黄芪180g，白术120g，防风60g，研粗末，每次服10～15g，每日1次，煎服，连用30日，疗效比较满意。有人用大剂量玉屏风散预防感冒，服3剂即胸闷不适，改小量乃获效。

从上可见，用药剂量的轻重对治疗的效果是有决定意义的。使用轻量、重量应有个客观依据，即正确掌握适应证，该重则重，该轻则轻，不可一味大量，否则，岂不成了误人子弟的千古罪人了？

 附：网友交流

神奇平衡力：中药不传之秘在量上，的确如此。

大内密探：曾用麻黄汤加益智、桑螵蛸治疗尿失禁患者，效果不错。

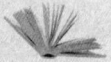 **群贤见智录**

（1）益智擅治崩漏。益智，味辛、微苦而性温，长于温脾、暖肾、固气、涩精，临床常用于脾胃虚寒所致的吐泻、腹中冷痛、食少、时吐清涎，肾虚不固所致的遗精、小便频数、遗尿、白浊等。此外，本

四一、益智仁——尿床重用法最灵

品"治妇人崩中"（《经效产宝》）。此用奇于一般之见，故阐发于后：脾为太阴，喜温恶寒，喜燥恶湿。益智性温暖脾，温燥湿，益脾统血，故脾虚所致之崩漏，用之为宜。肾乃封藏之腑，肾虚不固则男子遗精，女子崩中。益智温涩，补助肾阳，秘精固气，肾虚而阳无权所致之崩漏宜用。况益火则能补土，故脾肾两虚所致之崩漏用之亦宜。益智温涩，故虚、脱之证得之，可补可固皆知之，而郁滞者得之，又可辛散宣通之，则少有虑及。盖因本品气温"秉天春和之木气，入足厥阴肝经"（《本草经解》）。气温益肝，则肝气固，而血藏矣。其味辛，"辛能开散，使郁结宣通"（《本草害利》），故因肝虚或郁滞而致的崩漏者亦可用之。

列历代临证用方以征之：①治妇人崩中（《经效产宝》）。益智子，炒细，研，米饮入盐服1钱（折合3.73g）。②治胎漏下血（《济阴方》）。益智仁半两（折合18.65g），缩砂仁1两（折合37.3g），为末。每服3钱（折合11.19g），空腹白汤下，每日服2次。③治产后血崩不止（《护命方》）。菟丝子、杜仲（去皮）、益智子（去皮）、草薢、山茱萸、五味子、茯苓、赤石脂、龙骨、川芎各一分（折合0.373g），川椒3铢（折合1.803g），覆盆子半两（折合18.65g）。上为细末，炼蜜丸如梧桐子大，早晨空腹盐汤下30丸。

（2）单味益智可愈怪症气脱。严洁言："怪症，腹胀多时，忽泻不止，诸药不效，此气脱也。用益智仁二两（折合74.6g），煎浓汁，服之立愈。"

（3）益智药对的配伍运用。益智配山药，温肾固精；配乌药，固精止遗；配草薢，温肾利浊；配高良姜，温中暖胃；配小茴香，散寒止痛；配茯苓，摄涎止遗；配白术，固涩去浊；配巴戟天，温肾止遗；配石菖蒲，温肾制浊。

四二、川草薢——尿浊味臊多用它

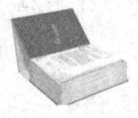

临床上经常遇到一些患者,诉说每天清晨起床后,尿特别臊臭,刺鼻难闻,别无他病。一般遇到这类患者,我首先想到是肝胆湿热下注,常用龙胆泻肝汤加导赤散合方,结果是疗效参半,过些日子又犯了。对此,曾思考一段时间,仍不得其解。按理说用这两个方子,理论上是合理的,辨证也是对的,并无大错,怎么就疗效不高呢?

一日在读《北方医话》时,发现了"新大陆"。其中一篇《川草薢治疗湿热遗尿——侯士林》的医话,引起了我的兴趣,不知不觉就联系到上述思之已久的问题。顿时心中豁然一亮,何不将川草薢加入上方呢?

这篇医话的原文说:"遗尿一症,多属中气不足,下元不固。然湿热下注亦多见不鲜。1958年吾师授方:川草薢50g(小儿酌减)水煎,夜卧时顿服,治湿热下注遗尿痼疾。

笔者近20年用本法治疗有录者42例(成人18-21岁者4例)。只要掌握辨证要点——遗尿腥臊恶臭,无不药到病除。

余治一患者黄某,男,14岁,遗尿10余年,每夜尿炕,尿腥臊恶臭,同屋人无法忍受,令其在外屋地铺而睡,病情渐加重。家长代诉:患者曾经大量服桑螵蛸、菟丝子、覆盆子之属,及八味丸、补中益气丸、尿崩灵等,全然无效。

1980年4月,改用川草薢30g水煎,夜卧时顿服第一煎,次日晨服第二煎。患者连服3日,尿腥臊味大减,又连服3日,病告痊愈,随访至今未犯。

草薢治遗尿,医籍刊载颇多。《本草纲目》记草薢'气味苦平,无毒',入肝、肾、胃,治'白浊、茎中痛''遗浊';《本草备要》记草薢'……固下焦……治膀胱宿水,阴痿失溺,茎痛遗浊……';《名医别录》有治'失溺'的记载。"

他山之石,可以攻玉。自从看完这则医话,我再碰到此类患者时,就加川草薢30~50g,一般3~5剂药就解除症状。尽管不是遗尿,但病机相同,故

四二、川萆薢——尿浊味臊多用它

效之。

我家虽几世行医，但学中医的就我一个，也从未拜过师，完全是自学，反复研读经典《伤寒杂病论》，在阅读名医医案医话方面尤为下功夫。秉持的方法就是学习、临证、检验、总结，即古人说的"博涉知病，多诊识脉，屡用达药"。

我最爱看的就是老中医的医话，文字不多，内容深刻，言简意赅，特别是一些老中医一生最得意、最拿手的医案医话，常熟读耳详，将之经验用于临床，一旦有效，就及时记录，屡用屡效。这也算是一点经验体会吧，现谈出以抛砖引玉。

 附：网友交流

诚信中药：川萆薢最善清利湿热，临床只要见到舌苔黄腻、脉滑数即可用。用量在30g以上效果明显。临床不独治疗下焦湿热，对口腔异味、口臭亦有特效。

中医一生：的确是这样，我受龚士澄老中医的影响，这样的患者一般用此药，但一般还加栀子、苦参，看情况再加竹叶，很少让人失望。

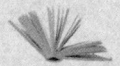 **群贤见智录**

（1）朱良春先生擅以通泄化浊法治疗痛风，对降泄浊毒药的选择，特别推崇土茯苓、萆薢两味，每方必用，且多重用。一般萆薢用量为15～45g，土茯苓用量为30～120g。[《古今名医临证金鉴·痹证卷》]

（2）黄和医师认为，萆薢以善清脾胃湿热而祛浊分清见功，且疏通脉络而利筋骨，故常用治湿痹、痛风、水肿、慢性胃窦炎、泌尿系感染、前列腺炎等病证，用量为15～60g。

（3）治疗骨痿。骨痿是痿病之一种，亦称肾痿，多由湿热伤肾，阴精耗损，骨枯髓虚所致。症见腰脊酸软不能伸举，下肢痿弱不能行履，伴有面色暗黑、牙齿干枯等。治肾损骨痿，不能起床，《赤水玄珠·卷四》有金刚丸方，药用川杜仲、萆薢（炒）两味，用酒煮猪腰子为丸，

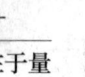

如梧桐子大。每服50～70丸，空腹盐汤送下。川草薢利湿，杜仲补肾强腰，合用之，湿热俱去，肾坚骨强，体若金刚，故方名金刚丸。《医学纲目》金刚丸用草薢、杜仲、肉苁蓉、菟丝子各等份，为丸服，加强了补肾健腰效用，主治和制服法与本方相同。又《本草纲目·卷十八》引《广利方》，草薢与杜仲比例为3:1，为散服，重在清利湿热，治腰脚痹软，行履不稳，并注明服药时须禁食牛肉。

（4）治疗小便频数。小便频数，日夜无时，川草薢（洗）不拘多少，为细末，酒和为丸，如梧桐子大。每服70丸，空腹、食前盐汤送下（方见《济生方·卷四》草薢丸）。治小肠虚冷，小便频数，也可用牛膝（酒浸、切，焙）、续断、川芎各5钱，草薢2两，为末，炼蜜丸，如梧桐子大，空腹盐汤下40丸，或作汤，入盐煎服亦得（方见《圣济总录》牛膝丸）。《普济方·卷四十一》引《护命方》草薢散，治小便频数，不计度数，临小便时疼痛不可胜忍，用草薢1两（用水浸少时，漉出，用盐半两相和，炒干，去盐），川芎1分，为细末，每服3钱，水1盏同煎，取8分，和滓空腹服二三盏后，便吃化毒汤。草薢能治"失溺"，《名医别录》有明文。张锡纯说："拙拟醒脾升陷汤中，曾重用草薢治小便频数不禁，屡次奏效，是草薢为治失溺之要药可知矣。"（《医学衷中参西录》）

《本草纲目·卷十八》李时珍在"草薢"条下按："杨子建《万全护命方》云：凡人小便频数不计度数，便时茎内痛不可忍者，此疾必先大腑秘热不通，水液只就小肠，大腑愈加干竭，甚则浑身热，心躁思凉水，如此即重症也。此疾本因贪酒色，积有热毒、腐物、瘀血之类，随水入于小肠，故便时作痛也。不饮酒者，必平时过食辛热荤腻之物，又因色伤而然。乃小便频数而痛，与淋证涩而痛者不同。"由此观之，则草薢之用，实有分别水道之功，引水归于大肠以通谷道，使尿液澄清，临小便时无痛苦之患。但草薢不能泛用于淋，《本草经疏》说，下部无湿，阴虚火炽，以致溺有余沥，茎中痛，不宜服。张锡纯亦认为，本品误用于淋涩之证，有可能引起癃闭，甚至小便滴沥不通。这一点要注意。

（5）治疗肠风痔漏。治肠风下血等疾，用草薢（细剉）、贯众（去

四二、川萆薢——尿浊味臊多用它

土）各等份，为细末，每服2钱，空腹温酒调下。（方见《类编朱氏集验医方·卷六》如圣散）本方在《杨氏家藏方·卷十三》名胜金丸，治疗诸般痔疾。若大便后重下脓血，可选用《圣济总录·卷七十八》如圣散：臭橘、萆薢各1两，共捣碎，炒令烟出，放冷，为细末。每服2～3钱匕，茶清调下。贯众清热止血，善除湿热之毒；萆薢清热祛风，善利下焦之湿。两药配伍，最宜用于湿热蕴结大肠之肠风痔漏。臭橘，枸橘之别名，有行气止痛之效，与萆薢同用，善除后重脓血。

（6）凡湿热下注，清浊混淆者，用萆薢分清渗浊最宜。配益智、茯苓、石菖蒲、车前子，治精浊、癃闭；配刘寄奴、马鞭草、炮山甲（代）、赤茯苓，治早、中期大脚风（下肢象皮肿）及膏淋；配炒桑枝、防风、防己、羌活、独活、威灵仙、老鹳草，治风寒湿痹；配土茯苓、槐花、白鲜皮、甘草，治杨梅疮毒；配金钱草、土茯苓、金银花、薏苡仁，治痛风。用量一般掌握在10～30g。［《临证本草》］

四三、白头翁——尿道灼热之专药

白头翁，功效清热解毒凉血，为治痢之要药，如白头翁汤就是以此药为主。历代文献均论本药治热痢，但却很少论及其他功用。近代名医冉雪峰之龚姓弟子所著《医笔谈》中提出了白头翁有治尿道灼热坠痛之功效。笔者临床治疗尿道灼热坠痛时，常在辨证基础上加入白头翁，每每收到良好疗效，现将点滴体会介绍于下。

尿道灼热坠痛主要是由湿热蕴结下焦，导致膀胱气化不利所致。症见小便频急，淋沥不尽，口干口苦，舌红苔黄厚而腻，脉数。笔者认为本病病机尚与肝木之气逆乱有关，因肝经络阴器，肝木逆乱之气与邪热郁遏迫注阴器，则可致尿道灼热坠痛。故笔者以八正散合白头翁汤治疗本病疗效甚好。

曾治一25岁男性患者，小便时尿道灼热坠痛，尿黄口苦，舌红苔厚腻，尿常规隐血，蛋白（-），血常规正常。前医诊为尿道炎，用诺氟沙星（氟哌酸）和中药清热通淋之剂，辗转数医治疗2个月余，疗效不佳。刻下症如前述，属下焦湿热之淋证。处以八正散合白头翁汤加减。

白头翁、栀子、瞿麦、生地黄、甘草、木通各10g，车前草、萹蓄各15g，黄柏12g，滑石20g。3剂而愈。

由上可见，白头翁的功用不仅能治热痢，在临床上只要辨证准确，还能治尿道灼热坠痛。（方药妙用：刘仁毅）

说起白头翁，大家并不陌生，

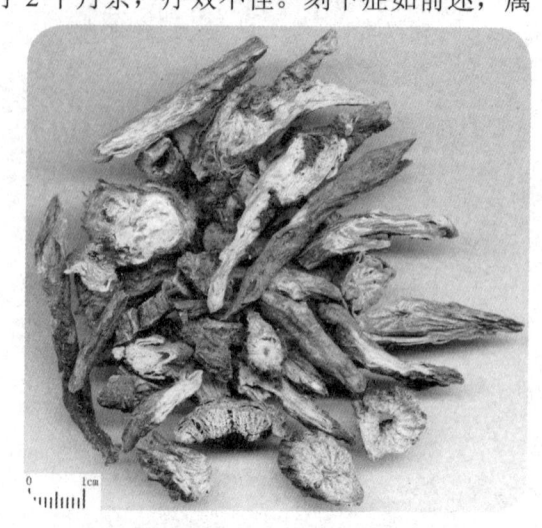

★ 白头翁 - 药材

四三、白头翁——尿道灼热之专药

著名的经方白头翁汤即是,临床上一般用于痢疾,我亦不例外,但是正如上文所述,白头翁的作用不止此一端。我临床上治血热崩漏证也擅于重用白头翁清热凉血,效果颇佳。山东名老中医张志远的生地榆生贯众白头翁汤即是。尽管病证不同,但病机相同,同取白头翁清热凉血的作用是一致的,移治于尿道灼热坠痛同理,亦是可行的。临床上,泌尿系感染除了引起尿急、尿频外,部分患者亦常见尿道灼热疼痛,一般用八正散、导赤散解决其他症状较容易,但解决尿道发热灼痛则不佳,在这方面,白头翁是专药。受上文启示,我常用之,可收立竿见影之效。

我曾治一龚姓中年妇女,泌尿系

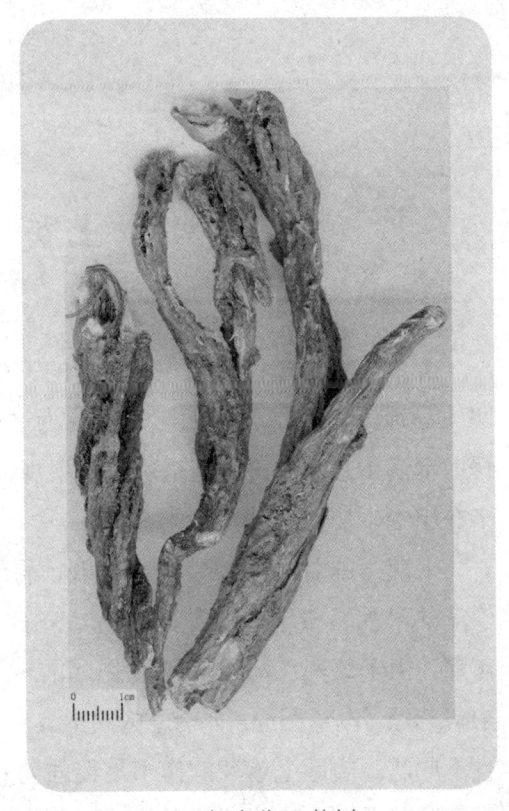

★ 白头翁 - 药材

感染,发热,尿急、尿频、尿涩痛,尿检后诊断为急性尿道炎,在医院静脉滴注一周,诸症消失,唯有尿道灼热涩痛不减,西医无法,寻求中医治疗,我即予四妙散加白头翁50g,一剂痛轻热减,三剂即愈。类似此症,只要是尿道灼热突出者,我即在治淋方中加入一味白头翁,屡收速效。其实临证中很多中药都有多种功效,学中医者不妨广开思路,多探索中药多方面的功能,充分挖掘和发挥中药的作用。

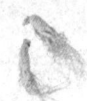

四四、土茯苓——痛风尿酸医爱用

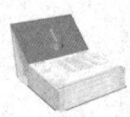

土茯苓为百合科植物光叶菝葜的干燥根茎,主产于广东、浙江、安徽、湖南、四川等地。该植物蔓生如莼,被称为过山龙、过岗龙者,乃言其藤藤相接,攀援而至满山之意;其根茎呈块状而不规则,其结节状隆起如盏连缀,大若鸡卵,半在土中,皮如茯苓,故得名。

土茯苓味甘、淡,性平,归肝、胃经,功能除湿、解毒、通利关节,可用于湿热淋浊、带下、痈肿、瘰疬、疥癣、梅毒及汞中毒所致的肢体拘挛、筋骨疼痛。由于该药入药较晚,如张山雷曰:"自濒湖《纲目》,始以药入本草。"宋代苏颂《本草图经》始有"施州土人用以敷疮颇效"。临床上应用的人并不多,且不广泛。实际上该药的作用是很强大的,用得好,往往起沉疴,疗大病。

要想用好土茯苓这味药,一定要掌握好两个功能特点:一是祛湿,二是解毒。尤其是第二个特点。前贤在这方面的论述特别突出:土茯苓利湿导热、凉血解毒,历来为治梅毒要药。明·兰茂《滇南本草》中有一专治杨梅毒疮的单方,即用"土茯苓一两或五钱,水酒浓煎服"。明·汪机《本草会编》亦用以治疗杨梅毒疮。李时珍在《本草纲目》中对土茯苓治疗梅毒有较详细的记载:"今医家有搜风解毒汤,治杨梅疮,不犯轻粉。病深者月余,浅者半月即愈。服轻粉药筋骨挛痛、瘫痪不能动履者,服之亦效。"若因服轻粉导致肢体拘急者,可重用土茯苓,配猪牙皂、牵牛子各3g。

名医张山雷善用土茯苓治疗杨梅毒疮,其独特之处为大剂量久服,"专用大剂,采用鲜根,熬膏长服""多服此药,永无后患"。现代临床用土茯苓为主药,配合金银花或苍耳子,或蒲公英、忍冬藤等清热解毒药组成复方,治疗早期梅毒或隐性梅毒,其血清转阴率在90%左右,而中晚期梅毒治愈率在50%左右。

梅毒是毒,湿毒更是毒,虽说种类不同,但都可以划归于中医湿毒的范围。

四四、土茯苓——痛风尿酸医爱用

我在临床上常用土茯苓治疗湿疹、牛皮癣、头痛、带下病及痛风等,凡是湿热瘀久,化毒伤正,湿毒邪盛者,都可以重用土茯苓来治疗,往往应手起效。

验案 霍某,男,62岁。西安民航管理处退休职工。2008年诊。患顽固性痛风3年,经医院查血尿酸925μmol/L,病理活检确诊为痛风石,X线片提示右足趾跖关节第5跖骨头外缘有半圆形掌齿状小透亮区。诊断为痛风。平素怯冷,面白无华,形肥神疲,走路一瘸一拐,声称痛极了。曾服西药别嘌醇片,因胃肠道反应停药,后经多处治疗不效。现舌淡苔白厚,脉滑大。辨证为湿毒留滞经脉,痹闭不利。治宜化湿毒,通经络,蠲痹着。

处方:生黄芪30g,当归10g,土茯苓120g,川萆薢30g,生薏苡仁50g,泽泻30g,猪苓15g,苍术15g,滑石30g,阿胶(烊化)10g,僵蚕10g,全蝎15g,威灵仙30g。

基本上以上方为主,每服7剂调一次处方,重用土茯苓90~120g,共服60余剂药。经检查,血尿酸恢复到正常,右足亦不痛了,人也有精神了,基本痊愈。嘱戒海鲜肥肉半年。

【按】 痛风乃嘌呤代谢紊乱所引起,中医认为系湿浊瘀阻、停着经隧而致骨节肿痛,时流脂膏,应予搜剔湿热蕴毒,故取土茯苓健胃、祛风湿之功。脾胃健则营卫从,风湿去则筋骨利。此证确以湿毒为主因,但往往兼夹风痰、死血为患。治此证,恒以土茯苓为主药,在用量上突破常规,一般每日用60~120g,参用虫蚁搜剔、化痰消瘀之品,坚持守方,定收佳效。

群贤见智录

(1)朱良春先生擅以通泄化浊法治疗痛风,常用基础方为土茯苓、萆薢、生薏苡仁、泽兰、泽泻、当归、桃仁、红花。方中常加入祛风通络之品,如豨莶草、徐长卿、威灵仙、老鹳草、鸡血藤、乌梢蛇、地龙等,同时据症加减。对降泄浊毒药的选择,特别推崇土茯苓、萆薢二味,每方必用,且多重用。朱良春认为,土茯苓甘淡性平,主入脾、胃两经,可助升清降浊;萆薢苦甘性平,主入肾、膀胱二经,有利于分清泌浊。二药皆有除湿、解毒、利关节之功。而痛风既缘于浊毒瘀滞为患,用土茯苓与萆薢既能降泄浊毒,又可通利关节,不但降低血尿酸,还能解除骨节肿痛,一般土茯苓用量为30～120g,萆薢用量为15～45g。至于湿浊上蒙清窍所致之头痛,亦常用土茯苓治之,一般每日用60～120g,随症配伍,多获显效。[《朱良春用药经验集》]

(2)周达人主任医师常以重剂土茯苓治疗妇女带下,如白带、白浊、白淫等。一般用量宜重,30～100g,方可获效。[《方药心悟》]

(3)朱延山在辨证方中重用土茯苓60～250g(必要时量更多),治疗梅毒400例,总有效率96.75%。[福建中医药,1960(3):19]

(4)阎崇文以身痛逐瘀汤为基本方,重用土茯苓120～240g,治疗膝关节腔积液,疗效显著。[江苏中医杂志,1986,7(9):21]

(5)王玉常在辨证方中重用土茯苓100～120g,治疗急性肾炎、慢性肾炎蛋白尿,取得了较好的疗效。[吉林中医药,1985(2):14]

(6)黎镜分型分级辨治血栓闭塞性脉管炎,对证属湿热者,常配伍土茯苓90～200g。[中西医结合杂志,1991,11(11):677]

(7)任继学教授认为,土茯苓上可解毒利咽,散结止痛;中能和中解毒,散湿除满;下可渗透肾络,化毒排浊;内入经络,外达皮腠,为解毒之上品。故常在辨证方中伍用土茯苓,治疗病毒性心肌炎、肾小球肾炎、肾盂肾炎、咽喉炎、风湿性关节炎等,对水湿邪毒内盛者必用,用量为15～200g。服用该药时忌茶,慎用升散之味。[《方药传真》]

(8)范国梁教授常在辨证方中配用土茯苓10～200g,治疗急、慢性肾炎有蛋白尿者。[《方药传真》]

(9)黄和治疗急性肾炎、慢性肾炎、肾病综合征、肝炎、痛风、

四四、土茯苓——痛风尿酸医爱用

类风湿关节炎、系统性红斑狼疮、白塞病、血管炎、炎性肠病、过敏性皮炎、湿疹、荨麻疹、痤疮、头痛等病证属湿浊邪毒壅郁者，常在辨证方中配用土茯苓30～500g。凡湿浊毒蕴者必用此药，且剂量宜大。该药甘淡平和，虽重剂服用亦无明显不良反应。大剂煎汤时，宜适当多加水。[《中药重剂证治录》]

附：土茯苓治头痛有效

案1 杨某，女，38岁。右侧头痛反复发作8年，1～2个月发作1次，发作时痛如锥刺，前额、眼眶胀痛，右侧面部发红，伴呕吐稀涎。服麦角胺、卡马西平可以缓解。笔者接诊时，察其舌质暗红，边尖有瘀点，苔薄黄，脉弦略数。考虑为气郁痰滞络阻，用清代陈士铎《辨证奇闻》所载散偏汤加减，服3剂头痛渐止。1996年5月8日，头痛复发如前，用上方加土茯苓。

处方：土茯苓120g，川芎30g，白芍30g，柴胡10g，白芥子10g，炙远志6g，白芷10g，葛根30g，生甘草6g。

服1剂，头痛即止。未及3个月，头痛又发，乃尝试独用土茯苓120g水煎服，亦服1剂止痛。

迄今3年余，头痛发作间隔时间延长，4～6个月发作1次，症状逐渐减轻。每次发作均用土茯苓120g水煎服，均1剂止痛。

案2 张某，女，17岁，1997年4月20日初诊。患神经官能性头痛3年多，每因受凉、生气而发作，剧时满头胀痛伴恶心，平时则绵绵作痛。常服吲哚美辛（消炎痛）、索米痛片（去痛片），止痛效果越来越差。患者12岁时曾做过心脏瓣膜手术，体质差，情怀抑郁。察其舌质偏淡、苔薄白，脉弦细。

予土茯苓120g，装入保温瓶中开水泡2小时，代茶频饮之。服药后，当晚头痛大减，遂每日泡服120g，3日后头痛消失。

用藥傳奇
中医不传之秘在于量

【按】土茯苓首载于《本草纲目》，未言其治头痛。以后的中医学著作亦未言其治头痛。如此解毒清热、健脾除湿之药，重用120g何以能止头痛？笔者百思不解。于是重温清代徐大椿关于"药性专长"的一段妙论："凡药性专长，此在可解不可解之间，虽圣人亦必试验而后知之。如菟丝子之主面䵟，亦其一端也。以其辛散耶？则辛散之药甚多。以其滑泽耶？则滑泽之药亦甚多。何以他药皆不能去，而独菟丝能之？"徐大椿由此而推论药性之专长曰："但显其形质气味者，可以推测而知，而深藏于性中者，不可以常理求之……药中如此者极多，可以类推。"故临证者除了熟悉药物的四气五味、升降浮沉、归经及常规用法之外，还应掌握药物的特殊专长与优势，便于出奇兵而奏厥功。[《我的中医之路》]

四五、牛膝——淋症治疗莫忘它

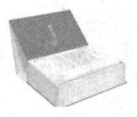

牛膝始载于《神农本草经》，列为上品，市场商品分为怀牛膝和川牛膝两种。怀牛膝主要产于河南焦作，古称怀庆府地区。牛膝味苦、酸，性平，入肾经，有活血祛瘀、补益肝肾、强筋壮骨、利湿通淋之功，性善下行，故可治疗下半身腰膝关节酸痛。

我临床上很喜欢用这味药，除了补益肝肾外，重点突出两个方面：一是引药下行，补肾和治妇科病时常加；二是治淋症，即西医称的泌尿系感染，非用不可。引药下行为一般医家所熟悉和善用，但是对后一方面的作用，却用得不多，真有点埋没了怀牛膝的功劳。

实际上，这味药治疗淋症是一味不可多得的好药，既补又攻，祛邪又不伤正气，是一般药所不具备的。我曾治一老年男性，60多岁，尿急、尿频、尿涩痛，发热，乏困，腰酸痛，典型的泌尿系感染，在医院挂了几天盐酸左氧氟沙星（左克），同时口服八正合剂，仍不见好转，求治于我处，要求中医治疗。刻诊见舌微红，苔薄，脉弦细，右尺细数，左尺沉细无力，腰痛如折，辨为湿热下注，耗阴亏肾，处四妙散加减。

处方：怀牛膝45g，黄柏10g，苍术10g，生薏苡仁30g，虎杖15g，炒杜仲15g，炒川续断15g，乳香5g。3剂，水煎服，每日3次。

3天后，尿急、尿频、尿涩痛消失，腰痛减轻，改六味地黄汤加怀牛膝5剂，痊愈。该证是老年淋症兼肾虚，我重用怀牛膝，实际上，我在治疗热淋、血淋、石淋、虚淋、浊淋、毒淋等各种淋症时，不分男女老少，不管用何方，都会加入怀牛膝，取效甚为明显。其实这种用法古时即有记载，不过是现代人有所忽视罢了。

《本草纲目》早已有言："治久疟寒热，五淋尿血，茎痛，下痢，喉痹，口疮，齿痛，痈肿恶疮。"

《名医类案》：鄞县尉耿梦得妻苦砂石淋十三年，每溺时，器中剥剥有声，痛楚不堪。一医命采苦杖根，俗名杜牛膝者，净洗碎之。凡一合用水五盏，煎耗其四，而留其一，去滓，以麝、乳香末少许，研调服之，一夕愈。

今人邹孟城在《三十年临证探研录》写道：……愿将家中秘守之治梅毒方公诸于众，以拯失足之人。其胞兄曾于孤岛时期涉足花柳身染梅毒。经其母之店主用秘方治之得愈。新中国成立之后曾一度复发，其母又往求药，店主曰："我已退休，子孙不业药，祖传秘方当行诸于世矣。"遂告之曰："采鲜怀牛膝全草一大捆，洗净后揩去水，打取自然汁，每日饮服一大碗，直至痊愈而止。"其兄如法服之，加以善自珍摄，竟得根治焉。

李时珍于《本草纲目》"牛膝"条下云："牛膝乃是厥阴、少阴之药，所主之病，大抵得酒则能补肝肾，生用则能去恶血，二者而已。其治腰膝骨痛、足痿、阴消、失溺、久疟、伤中少气诸病，非取其补肝肾之功欤？其治癥瘕、心腹诸痛、痈肿、恶疮、金疮、折伤、喉齿、淋痛、尿血、经候、胎产诸病，非取其去恶血之功欤？"用牛膝治腰肌劳损，既取其去恶血之力，又取其补肝肾、强筋骨之功，未越出中医传统理论之范畴。而新鲜淮牛膝取汁饮服，以治梅毒，为诸书所不载，固是独具心得之经验秘法，若此法确实有效，则可推测鲜牛膝尚具解毒杀菌之能。

参考古今验案，结合临床实践，充分证明怀牛膝不失为一味治疗淋症（泌尿系感染）的良药，诸位同道切莫忽视其治淋之功效，应进一步发掘运用之。

群贤见智录

（1）徐文华教授是苏州名医，擅以重剂牛膝治疗嗜铬细胞瘤、后腹膜炎性包块、阑尾周围脓肿，并在临床实践中取得了显著疗效和丰富可贵的经验，用量多为12～250g。体会：牛膝的剂量在上述疾病的治疗中非常重要，小剂量治疗时效果不佳，大剂量应用才能取得显著疗效。[《方药心悟》]

（2）符为民教授常以重剂川牛膝治疗眩晕、头痛、中风后遗症、风寒湿痹等，兼有血瘀者必用该品，用量为10～60g[《方药心悟》]

四五、牛膝——淋症治疗莫忘它

（3）侯钦丰医生用牛膝90～120g，芹菜种子45～60g，每日1剂，水煎分2次服，治疗乳糜尿21例，一般用药3～4剂显效，总有效率86%。[山东中医杂志，1989，6：40]

（4）刘傲霜教授习用自拟越痹汤治疗坐骨神经痛，药用川牛膝、细辛、川续断、桑寄生、伸筋草、木瓜、海风藤、秦艽、丹参、赤芍、桃仁、红花、全蝎、乳香、没药，随证加减。方中川牛膝用量为60～100g，一则取其重降，引药下行，二则用其温肾活血除湿之功。[河南中医，1997，17（1）：41]

（5）张琪教授习用自拟除痹四方治疗肢体酸楚重痛，包括神经根炎、坐骨神经痛等病，凡属湿热伤筋者，用之皆有卓效。药用穿山龙、地龙、丁公藤、薏苡仁、苍术、黄柏、知母、白芍、牛膝、萆薢、茯苓、甘草，随证加减，方中牛膝用量为50g。[《古今名医临证金鉴，痹证卷》]

（6）陈士铎先生治胎死母腹，以牛膝益母汤堕其死胎，药用牛膝3两，益母草1两，水煎服。[《辨证奇闻》]

（7）《外台秘要》载治疗腰痛之寄生汤，其药物组成为杜仲、狗脊、桑寄生、独活、桂心、附子、芍药、白术、牛膝、石斛、人参、炙甘草、川芎，水煎，分3次服用，方中牛膝用量为3两。

（8）黄和医师治疗痹证之下肢肿痛者，常在方中加用川牛膝30～150g，以达除痹止痛之功。在治疗头痛、三叉神经痛时，常用川芎、川牛膝这一药对，阴虚阳旺者重用川牛膝，寒湿或痰瘀者重用川芎。治疗下肢痹痛常伍独活，腰痛则配川断，下肢肌肉疼痛拘挛不舒则配木瓜、伸筋草，痰凝湿阻痹痛配天南星、半夏。黄医师认为，川牛膝通痹镇痛作用强于怀牛膝。[《中药重剂证治录》]

四六、楮实子——养阴利水赛阿胶

我初学中医时,从教科书上得知楮实子能滋肾,清肝,明目,壮筋骨,助阳气,补虚劳,助腰膝,益颜色。也就是说仅知道其主要作用是补,尤其是滋肾补肝,在临床方子里还不常用。后来随着临床时间的推移,逐渐认识了这味药,不仅有补的作用,还有利的作用,一药兼攻补两种功能,我多年一直在寻找这种药。

我喜欢用经方,尤喜欢用猪苓汤,在治疗肾炎一类水肿病时更离不开它。但是对其中的阿胶要烊化冲服深感不方便,一是不能同煎,二是价格不菲,不用吧,又不是完整的猪苓汤,达不到育阴的功效,对此曾苦恼多时,一直想找个药能代替。

功夫不负有心人,一日在读《药性通考》时看到:"楮实子,阴痿能强,水肿可退,充肌肤,助腰膝,益气力,补虚劳,悦颜色,壮筋骨,明目,久服滑肠(我临床未见有此作用)。补阴妙品,益髓神膏。"阴痿能强,说明能育阴;水肿可退,说明可以利水。这不就是我要找的阿胶替代品么?纸上得来终觉浅,绝知此事要躬行。以后在临床上再遇见患者水肿和阴虚同时存在时,我就有意识地加入楮实子,观察效果,发现还真不错,既起到了补阴的作用,又达到了利水消肿的作用,一举两得。反之,不用则效果大减。实践证明用楮实子治阴亏水肿可行,收效亦佳。

我曾治一汪姓女子,28岁,急性肾炎,发热,腰痛,小便不利,全身水肿,平时月经量稀少,舌微红,苔薄白,脉沉细微数无力,纳差,

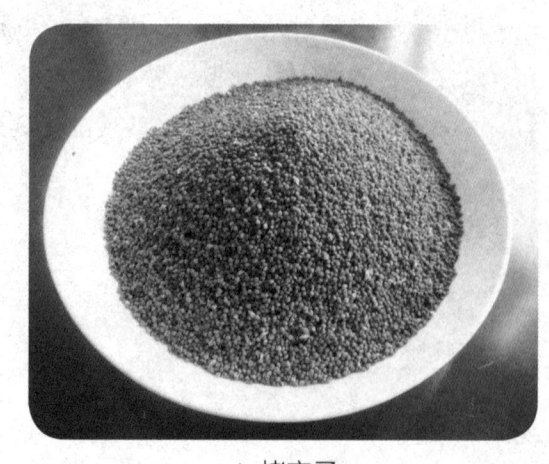

★ 楮实子

四六、楮实子——养阴利水赛阿胶

大便尚可。中医可辨为风水证，前医曾用五苓散合真武汤治之，不效。我辨为阴虚水肿，用轻剂越婢汤合猪苓汤加减，其中阿胶用楮实子30g代替，再加怀山药30g，女贞子15g，墨旱莲15g，7剂，水煎服。第二天轻微汗出，小便通利，3天以后全身水肿消退。后又以六味地黄汤加楮实子、杜仲、川续断之类善后，1个月即痊愈。

考《名医别录》云：本品"主阴痿，水肿，益气"；《大明本草》言其"壮筋骨，助阳气，补虚劳，助腰膝"。据此可知，楮实子确有扶正利水之效。临床上不仅可以用本品治疗一般的阴伤水肿，而且治老年更年期面浮胫肿、妇女特发性水肿等也有殊效，因为这类患者有相当一部分是肝肾阴虚，内分泌失调，气化不利，阴水漫肿，所以我常在治疗这类疾病的方子里加入楮实子，取其平补肝肾与枸杞子相仿（滋肾），利水消肿与泽泻相似（泄水），兼有二者之长而无利水伤阴之弊。尤其是其能代替阿胶这一点，让我很是惬意，高看一眼，屡用不舍，一能省钱，二是方便。中药王国真乃遍地是宝，大有可为。

四七、益母草——高血压治疗显功效

益母草，它有活血调经、行气消肿的作用，这一点学中医的人都知道。但是，它还有治疗高血压的作用，知道的人恐怕就不多了。益母草味辛、微苦，性微寒，入心、肝二经，长于活血祛瘀，为治疗妇女经事不调、产后瘀阻腹痛诸疾之要药。其子名茺蔚子，又名小胡麻、三角胡麻，主治略同，尤擅解郁平肝、活血祛风。至于两者区别，李杲谓："根茎花叶专于行，子则行中有补也。"朱良春则认为："二味活血祛瘀之功近似，若论利水，则益母草为胜。"

临床上经常见到用大量的益母草活血利水治水肿的报道，受此启发，我想，既然能利水活血，那么用于高血压不就相当于西药的利尿药么？西医治高血压经常配用利尿药，以降低血容量来达到降压。参考西医医理，用益母草不是挺好吗？一能活血，二能利水，何乐而不为？且早有人指出，益母草具有平肝潜阳治产后高血压之作用。再说益母草的活血作用可替代丹参，利水作用可替代车前子，一药二用，省钱省药。根据此想法，我在临床上有意把益母草加入方中来治高血压，结果收到预期的效果。从此，就把它作为治疗高血压病的有效药物来使用。

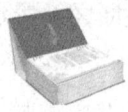**验案** 刘某，男，54岁。2008年5月来诊。身高1.8m，身体魁梧，面黑红，耳赤，声音洪亮。

刻诊：舌微红，苔白厚，脉弦滑大，头晕涨，腿软，睡眠不好，记忆力下降，小腿肿胀明显，饮食、二便正常。说服西药不良反应太大，故改中医治疗。测血压190/100mmHg（25.3/13.3kPa）。辨证为肝肾阴虚，肝阳上亢。治以滋补肝肾，平肝潜阳，活血利水。

处方：白蒺藜30g，钩藤50g，菊花30g，墨旱莲30g，女贞子15g，益母草150g，川芎10g，怀牛膝12g，磁石（包）30g。3剂，水煎服。

3日后复诊：血压140/90mmHg（18.7/12.0kPa），头已不昏胀，腿部肿胀消失，

四七、益母草——高血压治疗显功效

余症略有改变。效不更方,又续服7剂,兼送服杞菊地黄丸。

1个月后停药,血压平稳为130/80mmHg(17.3/10.7kPa),上述症状不复存在。嘱再服杞菊地黄丸3个月。

【按】益母草治疗高血压,实践证明是可行的,但要注意用量一定要大。我临床上常用100～150g。量小仅有活血作用,利水的作用不明显,这一点要注意。另外,用益母草的一个指征是小腿肿胀,肿即为必用之证,不肿可考虑用其他具有降压作用的药。

 附:朱良春老中医用益母草治产后高血压验案

益母草之降压作用,已为现代药理实验所证实,但决非泛泛使用,它主要适用于肝阳偏亢之高血压症。《杂病证治新义》之天麻钩藤饮(天麻、钩藤、生石决明、栀子、黄芩、川牛膝、杜仲、益母草、桑寄生、首乌藤、朱茯神)有平肝阳、降血压之作用。分析此方,除用潜阳、泻火、平肝诸品外,尤妙用牛膝、益母草之活血和血、降逆下行,使肝木柔顺,妄动之风阳得以收敛,其"新义"殆在于斯。朱老指出:"益母草有显著的清肝降逆作用,对产后高血压症尤验,但用量必须增至60g,药效始宏。"当肝阳肆虐,化风上翔,出现血压增高、头晕肢麻时,或久病夹有痰湿、瘀血,伴见面浮肢肿、身痛拘急者,均适用。朱老曾制益母降压汤,药用益母草60g,杜仲12g,桑寄生20g,甘草5g。头痛甚者,加夏枯草、生白芍各12g,钩藤20g,生牡蛎30g;阴伤较著者,加女贞子12g,川石斛、大生地黄各15g。

验案 周某,女,93岁。夙患高血压,长期服用降压片。今测血压为178/106mmHg(23.7/14.1kPa),经常头晕且胀,肢麻身痛。近半个月来,又增腹中隐痛,腹泻日三四行,更觉疲乏难支。舌苔薄,脉弦紧。缘风阳偏亢,脾土受邪。治予潜阳息风,抑木安中。

处方:益母草、生牡蛎(先煎)各30g,桑寄生、钩藤(后下)各20g,白芍12g,乌梅肉6g,木瓜10g,甘草5g。

连进8剂。血压下降至150/88mmHg(20.0/11.7kPa),腹泻已止。仍从原

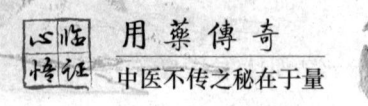

方出入，调理而安。

群贤见智录

（1）陈继明教授常以《金匮要略》当归芍药散（当归、芍药、川芎、白术、泽泻、茯苓）为主方，着眼肝脾，兼顾血水，加用重剂益母草、泽兰治疗肝硬化腹水，以达扶脾利水、养血和肝之功，益母草用量为120g。[《古今名医临证金鉴·黄疸胁痛臌胀卷》]

（2）孟维滨主任医师用益气活血法治疗肺心病，重用益母草100g，每日1剂，水煎服，获得较好的疗效。[中医药学报，1983（1）：42]

（3）戴希文教授治疗慢性肾功能不全，常在辨证方中配伍益母草，每剂用量达到200g。曾有报道，益母草有肾毒性，但戴希文临床长期应用未遇有肾损害者，故此论尚有待于进一步研究。[《第五届全国中西医结合肾脏病学术交流会论文集》]

（4）吴翰香教授治疗严重的急性肾炎早期病例，症见血尿、少尿、水肿、高血压等，常在萍翘四苓汤（浮萍、连翘、白术、茯苓、猪苓、泽泻）的基础上，加用益母草120g。临床观察，此方连用6～26日，血尿、水肿可以消失，高血压亦可下降，疗效较满意。[《古今名医临证金鉴·水肿关格卷》]

按：益母草具清热解毒、活血逐瘀、利水消肿之功，大剂应用时利水消肿作用显著，对急性肾炎及早期急性肾功能不全的近期疗效较佳。现代药理研究显示，益母草具有抗血小板聚集、抗凝血、抗血栓、降低血液黏滞度、改善微循环、抗变态反应、调节体液免疫、增强细胞免疫、改善肾血流量、利尿、降血压、调节肠道运动、抗菌等作用，而此诸多功用对改善肾脏病变（包括肾功能不全）具有积极重要之意义。

（5）《常用中草药新用途手册》载，用益母草120g，每日1剂，水煎，分早、晚2次服，治疗中心性脉络膜视网膜炎24例，一般15日左右见效。

（6）夏天教授认为，益母草能祛瘀生新、活血调经、利尿，其生

四七、益母草——高血压治疗显功效

药有效成分含量低，故水煎剂用量宜大，一般为15～60g。治肾炎用量更大，可用30～120g。临证配当归、川芎、赤芍、桃仁、红花、三棱、莪术、牛膝，治月经不调，产后恶露不尽，闭经，痛经；配香附、延胡索、川芎、当归、乌药、小茴香，治痛经；配白茅根、车前草、玉米须，治肾炎水肿兼瘀者。[《方药传真》]

（7）奚九一善用益母草治疗血栓性静脉炎，药用益母草、紫草、紫花地丁、赤芍、牡丹皮、甘草，随症加减。方中益母草用量为60～100g。[《常用中药特殊配伍精要》]

（8）赵轩亮习用重剂益母草治疗女性不孕症，药用益母草、赤芍、当归、红花、桃仁、香附、川牛膝、木香、沉香、紫河车，随症加减。方中益母草用量为90～120g。[《常用中药特殊配伍精要》]

（9）陈士铎以解悬汤治疗垂乳证属胃之气血虚衰、胃血燥者，药用人参、当归、川芎、益母草、麦冬、荆芥、炮姜，方中益母草用量为3两。[《辨证奇闻》]

（10）黄和认为，益母草长于活血祛瘀，且能解毒利水，是治疗妇女月经失调、产后瘀阻腹痛诸疾之要药，亦为治疗肝肾疾病水肿之效药。常于辨证方中加用重剂益母草90～150g，治疗急、慢性肾炎，妇女痛经、闭经、荨麻疹等，颇有良效。

四八、竹沥——清热化痰消炎一身担

禾本科植物净竹及同属植物的新鲜杆，经火烤所沥出的淡黄色澄清汁液即为竹沥，乃一寻常之物。其味甘性寒，临床上一般用于清热化痰，这一点人人皆知。但是其能治疗败血症和严重性感染者却少为人知，而且一般人很少想到用鲜竹沥。

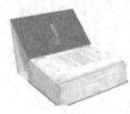验案 2006年5月，一于姓妇女经人介绍找到我，请我出诊，诊治一位外阴癌患者。我说这病恐怕看不了。她说，西医现在没办法，你就给看一看吧。盛情难却，只得硬着头皮跟她去了。到了医院，在重症监护室看到患者，系一老年妇女，七十多岁，高个，白胖，处于半昏迷状态。其女儿为我介绍了病况，患者经两次外阴手术，现经过植皮外观已愈合，但腹腔内感染，少腹胀大，靠近腹股沟处有一小口，经查看，溃口不红肿，但稍一动就从里向外流脓，最近每天都要排出一小碗脓液。西医给予大量抗生素仍控制不住，认为癌细胞已扩散，无法救治，动员患者出院。我仔细做了检查，外阴部刀口缝合都很好，仅是腹腔内严重感染，发热流脓不止，脉象略为小滑，舌质干红，苔白厚，呼吸缓慢，痰多，旁边的呼吸机一直开启，神志半清醒，虽问话但不能回答，从眼神能看出来，她明白我所说的话。饮食尚可。给我的总体感觉是只要控制住感染，就有希望痊愈。此时我已心里有底了，根据我的经验，觉得采取补气清热、化痰排脓应该可以。首先我就想到了鲜竹沥，用其清热化痰，一举两得。

处方：生黄芪120g，当归15g，高丽参30g，桔梗15g，生薏苡仁100g，3剂。水煎服。另，鲜竹沥每次10支，每支20ml，每日服4次。

第2天，其女儿打电话告之，热已退，伤口流脓明显少了，人也有点精神了，简单的问话能回答。我说只要不腹泻，加大鲜竹沥用量，每2个小时1次，每次100ml，每日5次。中药煎剂停服。

1周后，患者腹内的脓排干净了。半个月后，伤口愈合。1个月后出院，后

四八、竹沥——清热化痰消炎一身担

又生存了3年。

> 【按】也许有人要问,你怎么能想到用鲜竹沥口服液治重度感染呢?实话告诉大家,这并不是我的发明,也不是心血来潮,而是厚积薄发,平时脑子里就装了大量的名医医案,临床上只要碰上同样的患者或类似的患者就可以套用。这个患者的治疗方案就是10年前学习四川已故名老中医江尔逊的经验。

江老在《豁痰丸抢救痰热伤津危证的体会》一文中,反复谈到用鲜竹沥治疗重症感染的神奇作用,尤其是治疗一位涂姓青年妇女,因急性阑尾炎穿孔导致全腹膜炎,高热40℃,阴道流脓性分泌物一案,经用豁痰丸加大量鲜竹沥治愈,我的印象极为深刻。后来我在临床中反复大量地验证其清热化痰解毒的作用,基本上不用加其他清热解毒药,照样收到佳效。在平时治疗小儿痰多,气管或肺部感染不能喝中药的情况,就可用鲜竹沥口服液,令其多饮,每每有药到病除之效,成人亦然。各位同道不妨一试。

 附:网友交流

大内密探:余国俊曾介绍,竹沥一味,非重用不可!这是江老的独家经验,也是他在患病自疗中的亲身体验。

江老40年前,向有痰饮宿疾,初则咳嗽、胁痛、寒热如疟,服香附旋覆花汤而愈,不久,又受外感而复发,外证不彰,唯咳嗽痰多,胸部牵掣作痛,用六安煎不效,改用香附旋覆花汤亦不效。又数次更医,皆不中窍。病益剧,呼吸、转侧均牵掣胸部作痛,仰卧于床,不敢稍动,气喘痰鸣,痰浊稠黏,有如饴糖成筋丝状,咯至口边而不出,须用手捞之。

7日之间,饮食不进,口干欲饮,入水则呛,势近垂危。他的老师陈鼎三先生说:"试用豁痰丸。"因夜深无竹沥,权用生莱菔汁代之,连服两煎,病无进退,其师亦束手无策。恰外地来人延请出诊,其师匆匆而去。天明,江老的师兄师弟多人会诊,忧心如焚,连拟数方,江老皆不首肯,且曰:"本是豁痰丸证,毋事更张。"乃嘱人急砍竹子,

用藥傳奇
中醫不傳之秘在於量

多備竹沥，仍煎豁痰丸，兑入竹沥3碗（约500ml）。

下午3时服头煎，黄昏服二煎，至夜半，感觉痰浊已减少，气喘胸痛亦减轻，竟可翻身。又服三煎，次晨诸症大减。其痰浊既未吐出，亦未泻下，于不知不觉中逐渐消失，且知饥索食。守方再服1剂，便可扶床走动，2日后即可出门。改用气阴两补方药调理半个月，身体康复如初。

这一次出入于生死存亡之间的亲身经历，用江老的话说，叫作"如人饮水，冷暖自知"。从此以后，江老用本方抢救痰热壅肺伤津危证时，便推己及人而重用竹沥，屡用不爽。

竹沥何以有此卓效呢？《本草衍义》说："竹沥行痰，通达上下百骸毛窍诸处，如痰在巅顶可降，痰在皮里膜外可行。又如癫痫狂乱，风热发痉者可定；痰厥失音，人事昏迷者可省，为痰家之圣剂也。"

实践证明，竹沥重用之，其清热豁痰与润燥生津两擅其长，无出其右者。据江老体验，每剂不能少于60ml。又，豁痰丸原方用的是荆竹沥，江老临证时就地取材，曾用过淡竹沥、苦竹沥、茨竹沥等，疗效均可靠，尤以苦竹沥为优。

最后再强调一次：豁痰丸取得卓效的关键是重用竹沥。

四九、生甘草——解毒最全最快要数它

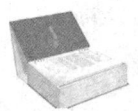

熟悉《伤寒论》和《金匮要略》的人都知道，仲景方中八九不离甘草一药，以致后人邯郸学步，方中也不离甘草，但大多数都是照猫画虎，象征性地用上几克，还美其名曰是国老药，其实这种做法，离仲景用甘草的意境相去甚远。甘草在临床上不是一味可有可无的药，也不是胡椒面，什么方子里都可以撒。《神农本草经》中论甘草：味甘平。主五脏六腑寒热邪气，坚筋骨，长肌肉，倍力，金创，解毒。久服轻身延年。《药品化义》曰：甘草，生用凉而泻火，主散表邪，消痈肿，利咽痛，解百药毒，除胃积热，去尿管痛，此甘凉除热之力也。炙用温而补中，主脾虚滑泻，胃虚口渴，寒热咳嗽，气短困倦，劳役虚损，此甘温助脾之功。上述古文献的论述说明甘草是有大用处的，可补中益气、调和诸药、清热解毒、养血止血等。其他方面我不谈了，专谈一下清热解毒，在这方面，它是一味难得的好药，有时胜过大家熟悉的金银花、连翘之类，绝非夸大之词。《金匮要略》中的甘草泻心汤，重用甘草四两（折合今60g），治狐惑病（即贝赫切特综合征）；桔梗汤中用甘草二两（折合今30g），治肺痈；一味甘草二两（折合今30g），治咽痛（即今咽炎）等，仲景方中比比皆是。当今名医在这方面的应用更是青出于蓝胜于蓝。

在先贤们的启发和实践引导下，我在临床中也大胆重用甘草治疗诸多感染性疾病，类似于中医的火盛热毒，如痤疮、疔疮、口腔溃疡、泌尿系感染、咽喉肿痛、老年性阴道炎等等，收效颇著。现举一例示之。

验案 刘某，女，21岁，经熟人介绍，专程从外地来西安找我看痤疮。刻诊：人白胖，满脸长红色小疖子，小黑头，里有脓栓，据说已三四年了。四处求治不效，甚是苦恼。观舌尖边红，苔薄，脉寸关浮滑，月经基本正常，饮食二便亦无异常。辨证为肺胃火盛，热毒蕴结。处以甘草泻心汤合五味消毒饮加减。

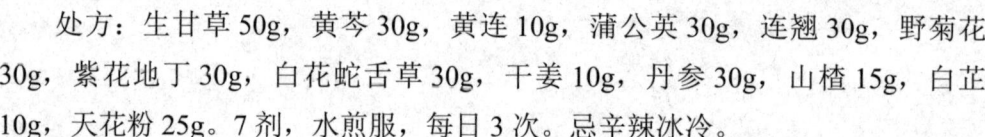

处方：生甘草50g，黄芩30g，黄连10g，蒲公英30g，连翘30g，野菊花30g，紫花地丁30g，白花蛇舌草30g，干姜10g，丹参30g，山楂15g，白芷10g，天花粉25g。7剂，水煎服，每日3次。忌辛辣冰冷。

一周后复诊，痘疹减少一半，没有新发。效不更方，上方加桔梗10g，皂刺10g，再予7剂。

三诊，痘疹已退，留有色素斑印记，上方去白芷，减五味消毒饮量，加大丹参至50g，又10剂，彻底治愈，未再复发。

【按】我在治疗痤疮时，无不重用生甘草，轻则30g，重则50g，清热解毒，收效迅速。此乃吾之经验也。甘草不仅能解百草毒，更能解人身之毒，诸位切不可小视，仅把它视为一味调和药实在无足轻重。有时用好甘草胜似金丹。

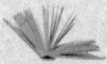 群贤见智录　当代名医用甘草特色

甘草是本草王国中的"国老"。古人云："诸药中以甘草为君，功能调和诸药，遂有国老之号。"南北朝时，陶弘景对"国老"的解释为："国老即帝师之称，虽非君而为君所宗。"明代李时珍还赞美说："甘草协和群品，有元老之功，普治百邪，得王道之化，可谓药中之良相也。"不管叫"国老"也好，称"良相"也罢，这都说明甘草是本草王国应用最多的药物。

历代用甘草，均以炙甘草治脾胃气虚，生甘草清热解毒。然而，近代一些中医专家跳出传统，各显新招。这些著名老中医应用甘草的经验，为中医学又增添了一份光彩。

近代名医张锡纯认为，古方治肺痈初起，单用粉甘草四两，煮汤饮之者，恒有效验。对此，张氏又有发挥，他的经验是：对于肺结核之初期，咳嗽吐痰，微带腥臭者，恒用生甘草为细末，每服钱半，用金银花三钱煎汤送下，日服3次，屡屡获效。

四九、生甘草——解毒最全最快要数它

蒲辅周先生用"甘草油",可谓一绝,其法是用大甘草,刮去皮,切细晒干,勿用火焙,研成细粉末,经纯洁芝麻油(或纯洁菜油亦可,花生油及其他杂油俱不可用),用瓷缸或玻璃缸,将香油盛入缸内,再纳入甘草粉,浸泡三昼夜,即可使用。此方治一切火毒疮疖,以及溃久不愈之溃疡,俱效。如遇初起之疔疮,阴部溃疡,厚涂于上,干时再涂,能泻火消肿止痛。蒲老说:"我曾用数十年,颇有效。小儿暑天热疖疮,其效显著。经过数十年,用之满意,疗效好,价廉。"

借助甘草"清热解毒"作用,治疗疮疖痱毒和脓肿,中医研究院阎孝诚先生也颇有心得。阎氏曾于1965年夏,在山西巡回医疗,治疗不少疖肿和痱毒患儿,初用一般清热毒的黄柏、蒲公英、紫花地丁之类,虽获效于一时,但多反复。后改用生甘草30g,马齿苋30g,忍冬藤30g,生大黄30g,共研细末,每次服10g,每日服3次,重者水煎服。按上药剂量,每日1剂,一般5～7日获愈,很少复发。从此以后,阎氏应用上方治各种皮肤感染,每每获效。对荨麻疹、湿疹、紫癜等过敏性疾病,重用甘草治之,效果也很好,一般3—5岁儿童用量可达30g。不仅如此,阎孝诚还善用甘草调理一些慢性疑难杂证。以炙甘草30g,灵芝30g,紫河车30g,共研细末为丸,每丸重6g,每日3次,每次1丸,用于哮喘缓解期、肾病综合征减用或停用激素之时及再生障碍性贫血的辅助治疗,疗效均较理想。

另用炙甘草30kg,黄精30kg,益智30kg,石菖蒲30kg,熬膏,兑入生晒参、紫河车细粉各6kg,搅匀,烘干后压片,每片0.3g,每服6～10片,每日3次,功能益气补精,治疗五迟五软,大脑发育不全及久治不愈、反复发作的癫痫,实属独特。

古人云:"呕家忌甘。"而河南中医学院的郑颉云却另有见解,他常用生甘草30g,生大黄3g,伏龙肝15g,专治热吐证,临床表现为食入即吐,吐物酸臭,便干,舌质红,苔黄厚,脉滑数,一般1～2剂即能止吐。[《名医用药佳话》]

甘草重用方能见效:"甘草之功用如是,故仲景有甘草汤、甘草芍

药汤、甘草茯苓汤、炙甘草汤,以及桂枝、麻黄、葛根、青龙、理中、四逆、调胃、建中、柴胡、白虎等汤,无不重用甘草,赞助成功。即如后人益气、补中、泻火、解毒诸剂,皆倚甘草为君,必须重用,方能见效,此古法也。奈何时师每用甘草不过二三分而止,不知始自何人,相习成风,牢不可破,殊属可笑。记以正其失。"[汪昂《本草备要·卷一·草部》]

汪昂论药,多遵古法,肯定"前人识见深远,不易测识",对时医"背弃古法"深感痛心,常常引述前人之训并结合己见加以论证和阐发,或慎思明辨以纠正时弊,或提出创见以嘉惠后学。上文中,他对时师"每用甘草不过二三分而止"且相习成风颇不以为然,引用仲景重用甘草诸方加以论说。陶弘景曾说:"此药最为众药之王,经方少有不用者。"《伤寒》《金匮》共223首方中,有164首方用了甘草,其中炙甘草汤、桂枝汤、甘草泻心汤、甘草干姜汤,每方各重用甘草至4两(约合今55.68g),用量最轻的防己黄芪汤也用至半两(约合今6.96g)。仲景重用甘草主要是益气温中、甘缓缓急、斡旋升降;其次是调和营卫、健脾和胃、平调寒热。小量甘草主要是助麻、桂解表。

甘草含有甘草甜素、乌热酸、甘草素、异甘草素、甘草苷、新甘草苷、甘草酸、淀粉、胶质等多种成分,具有肾上腺皮质激素样作用,及抗炎、抗变态反应、抗组胺、抑制胃酸分泌、解除肠胃痉挛、镇咳、镇痛,增强其他清热解毒药物抑菌作用等,作用广泛而明显。实验研究证明,甘草1~2g在药方内起调和作用,用到5~10g就有温胃养心的功能,用到30g以上就有类似激素样反应了。故而以甘草调和诸药、辅助解表,以及增效解毒等,"二三分"用量一般而言确也足矣。但凡虚寒内里之证,需甘辛化阳、补中温阳、温肾助阳以促其阳生阴长者,均有必要重用甘草,乃至调和营卫、健脾和胃、止咳化痰也当以甘草为重,总当以大剂量使用而能发挥出其本身所特有的疗效为要旨。[《新安医学医论医话精华》]

(1)贺方礼医生治疗急性乳腺炎常以重剂甘草、赤芍为主药,疗

四九、生甘草——解毒最全最快要数它

效显著,其中甘草用量为50g。[湖南中医杂志,1990,6(5):17]

(2)孟秀英医生重用玄参、天冬、麦冬、金银花、桔梗、甘草,每日1剂,水煎分服,治疗肺痈效良,方中甘草用量为60g。[《河北省中医中药展览会医药集锦》]

按:甘草具有抗菌、抗病毒、抗炎、解毒之作用,凡急慢性炎症,均可配伍应用,且剂量宜大。

(3)吴瑭以甘草汤或桔梗汤治疗温病少阴咽痛,方中重用甘草60g。[《温病条辨》]

(4)张景岳用人参建中汤(炙甘草、桂枝、生姜、大枣、芍药、人参、饴糖)治疗虚劳自汗,方中重用炙甘草3两。[《景岳全书·古方八阵》]

(5)孙建华医生用活络效灵丹合四妙勇安汤治疗血栓闭塞性脉管炎,药用丹参、当归、金银花、乳香、没药、川牛膝、甘草,方中甘草用量为30~60g。[山东中医杂志,10(5):24]

(6)万友生教授是江西名医,擅用四逆散加味煎服治疗胸胁痛,方中甘草常重用60g。[《中国现代名中医医案精华》]

(7)高仲山教授是黑龙江名医,擅用复脉饮(炙甘草、红参、柏子仁、桂枝、麦冬、生地黄、阿胶、大枣)加减治疗心血不足、心阳不振之心悸,方中重用炙甘草60g。[《中国现代名中医医案精华》]

(8)周霭祥教授治疗过敏性紫癜时,在辨证方中常加用大剂量甘草,从20g开始,最多可用至100g。[中医杂志,1985,26(9):9]

按:过敏性紫癜多因于风热瘀毒虚,本案大剂量甘草之作用是:①清热解毒;②抗炎、抗变态反应、调节免疫,甘草具有肾上腺皮质激素样作用,大剂量应用时作用明显;③患此病者多有脾虚气弱,甘草为补中益气之效药。

(9)代云波教授是四川名医,由张仲景《金匮要略》之乌头汤、乌头桂枝汤、麻黄附子细辛汤三方化裁,选取川乌、附子、麻黄、细辛、桂枝、干姜、甘草七味药组合,命名为乌附麻辛桂姜草汤,以此为治疗风寒湿痹之基础方,随证加减,疗效显著。方中重用甘草30~60g。[《方

药传真》]

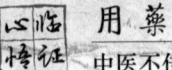

按：方中重用甘草，盖取其五点功能：①解乌、附、辛之毒；②通血脉，利血气，以助开痹之功；③缓和诸烈药之性；④缓急止痛；⑤现代药理研究显示，甘草具有糖皮质激素样作用，大剂量应用，具抗炎止痛之效。

（10）沈源先生是清代医家，在其《奇症汇》中载一病案：一人发生水珠，如汗滴不止，用甘草一斤煎汤三四碗，作三四服，其水即止。

（11）唐步祺先生擅用经方治疗肺痿。对于寒湿肺痿，常用麻黄汤、麻黄附子细辛汤、四逆汤、甘草干姜汤化裁治疗，方中甘草可用至60g。[《古今名医临证金鉴·咳喘肺胀卷》]

（12）王文彦教授是辽宁名医，擅用甘草治疗外感热病、脾胃虚弱证、肝胆疾病、胃肠或横纹肌痉挛、中毒等病证，用量为5～80g。尤其是甘草乃解毒圣药，用于解毒时须大剂量使用。[《方药传真》]

（13）晏友君医生治疗胆道感染方：醋炒白芍、炙甘草、藕节、白矾，随证加减，水煎服。方中炙甘草用量为60～120g。[《常用中药特殊配伍精要》]

（14）黄和医师治疗咽炎、扁桃体炎证属郁热、痰火者，以及急、慢性乳腺炎等，每于辨证方中重用甘草、桔梗各30～100g，取效迅捷。[《中药重剂证治录》]

五十、地骨皮——外用能止痒

读《中医临床家——胡天雄》一书时，读到《地骨皮止痒》一篇真让人拍案叫绝，我不时拿到临床上验证确有实效。

原文是：地骨皮性味苦寒，通常作用有二：退伏热以除蒸，清肺而定喘。此外，尚可祛风热以止痒，则不甚为人所注意。一人患疹，遍身瘙痒，胸腹尤甚，久治未效，谭礼初老医师用地骨皮30g，生地黄30g，紫草15g，猪蹄壳7个，煎水服，3帖即愈。以药测证，知此种瘙痒当有血分燥热证候之可验。又见一人患脓疱疮，瘙痒流汁，遍请县城诸老医治之不愈。一年轻女医师单用地骨皮一味煎水洗之，随洗随愈，因而声名大噪。[《中医临床家——胡天雄》]

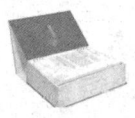 曾治一孕妇，33岁，妊娠3个月，突患荨麻疹，浑身上下陡然起大片红白相间的大疙瘩，瘙痒无比，抓挠留血痂。要求中医治疗，坚称不服中药，要外洗。余接诊后，思之：外治之理即内治之理，结合胡天雄老中医重用地骨皮之经验，处方如下。

荆芥12g，防风12g，透骨草30g，地骨皮100g，野菊花60g，蝉蜕20g，益母草60g，地肤子60g，蛇床子60g，生甘草10g。3剂。令用大锅煎20分钟，洗浴。

3剂药用完即告痊愈。此案即是重用了地骨皮，合其他药，共奏疏风、透热、活血、止痒之功。平时临床上，吾不但外洗重用地骨皮止痒，内服亦效佳。

临证悟证 用药传奇
中医不传之秘在于量

五一、苦参——力克牛皮癣之要药

苦参是清热燥湿杀虫的一味良药,在治疗皮肤病中屡有运用,而且效果很好。该药始载于《神农本草经》,是豆科多年生亚灌木植物,以其根部入药。味苦,性寒,归心、肝、胃、大肠、膀胱经。

我认识和使用苦参起源于消风散。消风散(明·陈实功《外科正宗》)是治疗皮肤病的名方,很多名老中医都喜欢用它。我开始用于轻症的皮肤病效果还不错,但是对复杂性、长久性的皮肤病,尤其是顽症牛皮癣(即西医所称的银屑病)效果就显得不理想,对此百思不得其解,退而勤求古训,翻阅名贤医案,终于发现关键所在,即消风散中的苦参很关键,用量大小,作用大不一样。

我过去治疗牛皮癣时用消风散,一般用苦参10g左右,这对于一般的痒疹和银屑病还可以,但重症就不行了,不管用多少剂、多长时间都无进展,后来经过学习,有几则医案,对我启发很大,现引录于下。

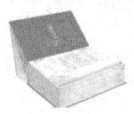 **医话医案1**　张子维运用苦参一得

1984年秋,王叟年逾古稀,居城南郭,体丰壮,于八月上旬来院就医,自云患癣疾已数月,多治少效,诊其脉浮数有力,解衣观之,遍体斑癣,体无完肤,白屑纷落,痒不可忍,余以为乃因湿热淫于血脉,郁于孙络,风因热生,虫从湿化,治当清热燥湿、疏风杀虫。

乃用:苦参30g,玄参13g,蒲公英30g,白蒺藜17g,苍耳17g,牡丹皮12g,白鲜皮12g,乌梢蛇10g,甘草5g。3剂,水煎服,日服1剂,忌五辛。

患者服后症状小减,二次复诊,苦参加至40g,服3剂后功效显著,

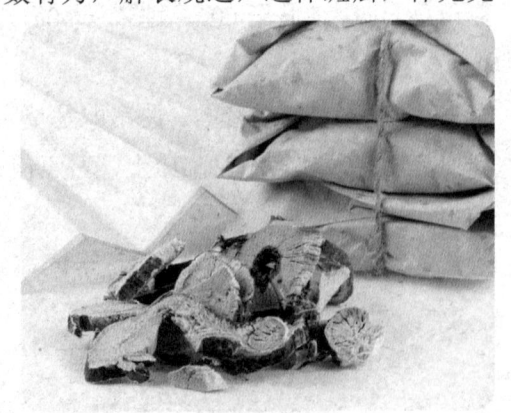

★ 半夏-药材

五一、苦参——力克牛皮癣之要药

原方续服10余剂,痒止屑脱,症状大减,共服20余剂病告痊愈。其翁乃曰:"人皆谓我病此生难愈,谁知竟如此速效,实出意外。"

本草云:"苦参味苦性寒,玄参为使。"为治风热疮疹之良药。

近数年余用苦参治顽癣、湿疹其效颇佳,若脉浮数而热胜者其效更显,因此症多因湿热之邪浸于皮肤,淫于血脉,留滞不去,郁热甚而生风,湿热蕴而生虫,风行虫动,故痒而难忍也。古人认为,风热湿虫为癣癞之主要因素,取苦参之苦寒,以其苦燥湿清热。湿气除,虫无复生之机,热气清而风自熄也。

医话医案 2 周玉朱重用苦参治疗湿疹瘙痒

张某,男,27岁,1998年6月8日初诊。两小腿肿痒、渗液1周,红疹密布,抓痕累累,左足底长满水疱,触之灼热,渗液较,舌红苔黄腻,脉弦滑。证属湿热下注,法当清热利湿。

方用:苦参50g,黄柏、蒲公英、豨莶草、泽漆、地肤子、冬葵子、生薏苡仁、茵陈各30g,每日煎两次,头煎内服,二煎外洗。

1周后,小腿红已退,渗液明显减少。宗原方继用10剂,其足底皮损已消,干燥而愈。

【按】周老认为清热利湿,苦参为先,临证用苦参治疗的外科疾病主要有急性皮炎、湿疹、痤疮、银屑病、脂溢性皮炎、急性胆道感染、丹毒等属湿热实证。

临床表现多有患处红肿热痛,或痒,或起丘疹、红斑、水疱、渗液,或有腹痛以胁肋为甚,伴发热及身目尿黄,红苔黄腻,脉弦滑或弦滑数。

常用量为10~50g,可酌情配伍黄芩、黄连、茵陈、薏苡仁等。周老认为苦参味苦性寒,归心、肝、胃、大肠、膀胱经,临床适用范围较广,对外科病症为上、中、下三焦热证者皆可应用,尤对各类皮肤病有较好的疗效,可为首选之药,既可煎服,又可外用,具有清热燥湿、解毒止痒、祛风利水效。

医话医案 3 张林运用消风散治松皮癣

治尹某,1978年12月,闻余医癣,叩门求治。自述半个月前劳累、出汗、受风后，周身瘙痒，并见较多的红色扁平丘疹，曾服中、西药半月余均无效。余诊见：其周身有散在癣斑，肘膝关节的伸侧面为多见，胸腹及背部散在发生。境界明显，皮损直径0.5～3cm，有的融合成片，上覆多层银白色鳞屑，其屑脱落后，可见有出血点。其皮损形态有的呈点状，有的呈钱币状、盘状或地图状。舌淡红，苔白腻，脉弦无力。诊为松皮癣。治宜活血疏风、清营解毒，投以消风散加减。

处方：当归25g，川芎15g，红花15g，川羌活25g，独活15g，木通15g，荆芥15g，防风30g，麻黄10g，苍术25g，胡麻仁15g，蝉蜕25g，苦参40g，白鲜皮50g，甘草25g。每日1剂，水煎，早晚空腹温服。

患者服药期间及愈后百日内，忌食鱼、蛋、肥腻、辛辣、生冷。将煎剩的药渣放入脸盆内，加适量水，煎汤，趁热熏洗患处，每日1～3次。内外二法同用，奏效更快。

患者遵法服用，连用10剂痒止，脱屑多，大部分丘疹消退，未见新发。患者又用5剂，皮损基本消失。共服24剂治愈。今已数年，多次随访，未见复发。

通读以上三则医话医案，可见方中其他药均为常见用法，唯独苦参用法不同，均为重剂，这也是取效的关键点之一。通过学习领悟后，我也将此经验大胆地运用于临床，取得了显著的效果。现举例示之。

案1 我曾治一妇女，65岁，患有糖尿病、高血压和严重的银屑病。患者已在其他中医机构和某专门治疗牛皮癣的老中医处看过，无效，经人介绍找到我，不要求治高血压和糖尿病，只要专治牛皮癣。

刻诊：中等身材，略显富态，舌淡红，苔薄白，脉弦滑有力，饮食二便正常。查全身除面部无牛皮癣外，无一处好地方。尤其是双下肢、臀部、背部大面积皮癣，厚度有一枚硬币之多，上面覆有白屑，基底粉红，个别地方抓挠出水，而且满头皆是，奇痒无比，影响美观。曾在某中医处用过大量蜈蚣、全蝎、小白花蛇等药，初期有效，后无效。现诊为重症牛皮癣，银屑病，风热郁表，湿毒浸淫。处方以消风散合荆防败毒散加减。

荆芥12g，防风12g，羌活15g，独活12g，前胡12g，柴胡12g，麻黄6g，苍术10g，当归15g，川芎10g，生地黄30g，鸡血藤50g，胡麻仁15g，苦参40g，白鲜皮50g，蝉蜕12g，忍冬花30g，连翘30g，猪牙皂3g，土茯苓

五一、苦参——力克牛皮癣之要药

60g，乌梢蛇 30g，生甘草 12g。7 剂，水煎服，每日 3 次，药渣外洗。同时外涂一扫光皮癣净。

1 周后复诊，癣处已无流水，痒轻，无伤胃、呕吐等不良反应。效不更方，又服 20 剂，癣处叠加厚屑已退，接近正常皮肤，基本不痒，患者甚为高兴，信心大增。再续 30 剂，痊愈。[古道瘦马医案]

案 2 莫某，女，35 岁。全身红斑，皮肤不厚，脱屑，脉细数，舌质红，苔薄黄。以前用了不少药也没效果。这次在别处治了 3 个月无效，转治于余，这次用了 11 剂药，好了一大半。用方如下。

当归 25g，川芎 15g，红花 15g，川羌活 25g，独活 15g，紫苏叶 40g，芦根 40g，鸡血藤 40g，猪牙皂 3g，土茯苓 40g，玄参 15g，木通 15g，荆芥 15g，防风 30g，麻黄 10g，苍术 25g，胡麻仁 5g，蝉蜕 25g，苦参 40g，白鲜皮 50g，甘草 25g。每日 1 剂，水煎，早晚空腹温服。同时外涂一扫光皮癣净。要求服药期间及愈后百日内，忌食鱼、蛋、肥腻、辛辣、生冷。

二诊，已见大效，患者高兴无比，要求继续治疗，本着效不更方的原则，略是调整如下。

当归 25g，川芎 15g，红花 15g，紫苏叶 40g，芦根 40g，鸡血藤 40g，猪牙皂 3g，土茯苓 40g，玄参 15g，木通 15g，荆芥 15g，防风 30g，麻黄 10g，苍术 25g，胡麻仁 5g，蝉蜕 25g，苦参 40g，白鲜皮 50g，甘草 25g，紫草 20g，茜草 15g，蛇蜕 9g。共 7 剂，每日 1 剂，水煎，早晚空腹温服。同时外涂一扫光皮癣净。

7 剂吃完，彻底治愈，皮肤完好如初，患者大喜。[李中文医案]

这是我的学生李中文先生，根据我的指导，独自治疗的一例成功案例。该案方中川羌活、独活、荆芥、麻黄、防风、苍术、紫苏叶解表疏风，宣通腠理；当归、川芎、红花、鸡血藤活血通络；苦参、白鲜皮、蝉蜕、蛇蜕、木通、胡麻仁、猪牙皂、土茯苓、芦根、甘草泻热解毒，清营润燥。故诸药可奏活血疏风、清营解毒之效。其中既有我的经验，重用苦参，也有老中医的经验，还有学生自己的经验。中文先生将其融会贯通，据证用药，故收效较速，真乃青出于蓝胜于蓝也。

我在临床上治疗顽固的湿疹和牛皮癣，现在基本上都是采取在有效的方中加入大量的苦参（30～50g），疗效较过去大幅提高，实践证明，苦参是治疗牛皮癣的有效药物，值得重视。

然而任何药物超剂量运用都有利有弊，苦参也一样。宋永刚教授在《名方60首讲记》中，论述消风散治疗牛皮癣时写道：笔者一朋友，医传三世，在交流经验时，谓其祖父善用本方加乌梢蛇治疗银屑病，药多在30剂左右，直到患者服用本方至全身乏力、皮损消失方可。对于本方治疗银屑病的疗效屡见杂志报端，笔者也予以肯定，但让患者吃到周身乏力之时，恐觉不当。观其处方，用量较大，均在10g以上，特别是苦参，每剂药量达12g，败胃较甚。以如此的剂量服至30剂，很容易达到周身乏力、胃口全无的状态。笔者认为，治疗疾病不要只盯住局部，也要着眼于整体。药之效与不效，患者服后的感觉尤为重要，只要患者药后舒适，也是中药取效的一种反应。

综上所述，我们既要学会大胆用苦参的经验和技巧，也要注意在临床中善于调整和避免苦参的副作用，真正做到扬长避短。苦参在临床上除治疗皮肤病外，还可以治疗失眠、痢疾、高热、心律失常、手脚发热、泌尿系感染等等，是一味值得发掘的中药。

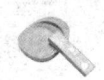

五二、败龟甲——补肾引火归元要用它

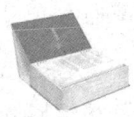

乌龟，别名龟、水龟、元绪、金龟、金头龟、金钱龟。由于种类不同，又分山龟、绿毛龟等，为人们常见的小动物。乌龟体呈扁圆形，腹背均有坚硬的甲，甲长约12cm，宽8.5cm，高5.6cm。乌龟有雌雄之分，一般雌龟的底壳（腹甲）稍稍向外凸出，而雄龟的底壳稍稍向内凹。雌龟个体稍大，躯干短而厚，蹼上的趾爪稍短；雄龟个体稍小，躯干长而扁，蹼上的趾爪稍长。

乌龟多群居，常栖息在川泽湖池中，常以蠕虫及小鱼为食。严冬降临，有冬眠习惯。春暖花开时，便出洞活动。其生命力很强，数月断食不会饿死。因为乌龟具有一套特殊的"节能术"，故它能度过暂时断"粮"的难关。世上对乌龟有"千年长寿老乌龟"之美称，民间把乌龟列入长寿的吉祥物。古代将印章的鼻作龟形，叫"龟纽"。《汉旧仪·卷上》："丞相、列候、将军，金印紫绶绶……银印青绶绶，皆龟纽。"

乌龟既是一种美味可口、营养丰富的佳肴，又有较高的药用价值。龟肉性温，含有丰富的蛋白质及多种氨基酸和多种酶，有止寒咳、抗结核、疗血痢、治筋骨痛的功效，常用于治疗尿多、小儿遗尿、劳瘵骨蒸、久嗽咯血、子宫脱垂、糖尿病、痔疮下血等。乌龟的腹甲称龟甲，别名炙龟板、败龟板。将龟杀死，剔净筋肉晒干称"血板"；用沸水将龟烫死取下的腹甲，叫"烫板"。

《神农本草经》将龟甲列入上品，说："龟甲，味咸平，主漏下赤白，破癥瘕痎疟，五痔阴蚀，湿痹，四肢重弱，小儿囟不合，久服轻身不饥。"《日用本草》云："大补阴虚，作羹，截久疟不愈。"现代药理研究表明，龟甲内含动物胶、角质、蛋白质、多种氨基酸、脂肪、磷和钙盐等。

龟甲在临床上应用很广泛，具有滋阴降火的作用，可治疗阴虚火旺所致的盗汗、心悸、眩晕、耳鸣、足心发热等；因其尚有凉血、填精的作用，又可治疗血热所致的崩漏带下，及肾精不足所致的筋骨不健、腰腿酸软、小儿囟门不合等。

现代药理研究证明，龟甲有抗结核作用，可用于治疗肺结核、淋巴结核和骨结核等。此外，龟甲还有软坚散结作用，可用于治疗慢性肾炎、慢性肝炎、肝硬化等。龟血可治妇女干血痨，龟头可治脑震荡后遗症、头痛、头晕等症。龟溺为乌龟的尿液，点舌下，可治中风、小儿惊风等。经研究，龟血和龟蛋白对癌症有较好的治疗作用。

中药主要用乌龟的甲壳，亦称上龟甲或下龟甲，我在临床上经常用以滋阴补肾、潜阳降火，治疗心悸、口疮、肿瘤、增生、崩漏等一些疑难杂证，往往能收到意想不到的显著疗效。

【验案】 赵某，女，58岁。2008年4月来诊。患慢性复发性口腔溃疡，长年不愈，去了很多地方，吃了很多药，还是无法治愈。西医让其常年服用维生素B_2和转移因子或胸腺肽，几年下来仍有口腔溃疡。现准备去日本，经人介绍来就诊，希望在出国之前能治愈。

刻诊：中等身高，面白皙，舌淡尖微红，苔白腻，舌尖边两侧各有2个或3个溃疡点，底白透红，口腔上腭及两侧散布有4处或5处溃疡，逢饮食辛辣酸咸、过热过凉、刺激性大的食物，则疼痛增剧。每当言及此处就掉眼泪，因这个病而痛不欲生。脉象弦细无力，尺脉尤不足。由于饮食不便，营养缺乏，人偏瘦，大小便正常，已绝经7～8年，睡眠较差，多梦易醒，乏力不堪，每天带个小孩就感到腰酸腿困。辨证属脾肾两虚，阴火上冲。

处方：制附子10g，砂仁6g，龟甲（先煎）30g，黄柏15g，生甘草15g，苍术30g，胡黄连15g，黄连10g，鸡内金10g，肉桂6g，天冬、麦冬各15g，徐长卿15g，怀牛膝10g。7剂，水煎服。

1周后复诊：嘴已不太痛了，查看口腔大部分溃疡已愈合。效不更方，继续以上方为主略事加减，又服14剂，彻底痊愈。后以附子理中丸、六味地黄丸交替服用3个月。随访知口腔溃疡未再复发。

【按】临床上我治疗这种复发性口腔溃疡多从滋补脾肾入手，清热燥湿，屡屡奏效。

口舌疾病与脾、胃、心、肾密切相关。病有虚实，实者多与脾、胃有关，

五二、败龟甲——补肾引火归元要用它

病急痛剧而疗程短，即所谓胃火上炎；虚者病缓痛轻而疗程长，多反复发作。治疗多用滋肾阴、养心血、清虚火、泻南补北等法则，但疗效不甚理想。本方乃封髓潜阳丹合验方，其奥妙所在，乃重用龟甲，少用肉桂。因龟甲乃血肉有情之品，有滋阴潜阳、益肾健骨之效。《本草蒙筌》载："专补阴衰，善滋肾损。"肉桂有温补肾阳、散寒止痛之功，在滋润药中加入少量能引火归元，导龙入海，而使肾阳安，虚火平，复其阴平阳秘之常。在治疗本病时，其他药物可据证灵活取舍，唯有龟甲却是不能缺少，而且还要重用，方可取效。此点不可不知。

龟甲不仅是治口疮的妙药，而且是治疗心悸、崩漏、癌症的要药。我在临床上治疗甲状腺功能亢进之心悸，崩漏之失血，癌症之放化疗，均重用龟甲滋阴液，护正气，每每收效，而且没有其他药可替代。各位同道不妨在实践中去体会。

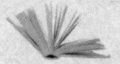 群贤见智录

（1）治淋巴结核。龟甲碾成细粉，与凡士林或香油混合调成龟甲膏，已溃破或已形成瘘管的病灶，如发现创口肉芽不好，不必腐蚀和剪平，也不用除去创面结痂，只需用生理盐水棉球或过氧化氢（双氧水）洗涤创口，即可敷上药膏。对没有溃破、已有成熟溃破倾向的淋巴结核病灶，也可在病变部位敷上药膏。溃破病灶上药1次，创口分泌物即显著减少，一般平均换药6～7次即可痊愈。对未溃破的病灶，敷上药膏也能很快吸出脓液，并促进其早期愈合。[中级医刊，1960（5）：34]

（2）治烧伤。龟甲炭、地榆炭各等份，研极细末，用时加适量麻油调成稀糊状，即成龟榆散糊剂。第一次用药前，先用温生理盐水洗净患处，再涂药于患处，以后涂药时不要冲洗，以免破坏药糊形成的保护膜。每日涂药2次，有较大水疱者，可用消毒针挑破，让渗出液流尽吸干，再涂药。治疗患者53例，治愈率为100%。[赤脚医生杂志，1974（4）：44]

（3）治食管癌痛。龟甲、石斛、枸杞子各20g，北沙参、生地黄、女贞子各30g，当归身、黄药子各15g，麦冬、川楝子、黄柏、知母、玄参、

火麻仁、天花粉各10g，蒲黄、炒五灵脂各6g，白屈菜30g。每日1剂，水煎服。[中西医结合杂志，1985（10）：244]

（4）治不射精症。生龟甲、鳖甲各30g，枸杞子、桑椹、山茱萸各15g，五味子、知母、黄柏各9g（龟甲通精汤）。每日1剂，水煎服。功效为滋阴降火，填精补肾。主治阴虚火旺、肾精亏耗所致不射精症。症见头晕耳鸣，腰膝酸软，阳强不衰但不能射精，舌红少苔，脉细数。[吉林中医药，1983（2）：18]

（5）治心房纤颤。阿胶（烊化）15g，鳖甲15g，龟甲10g，牡蛎30g，炙甘草10g，生地黄15g，麦冬10g，白芍30g，肉桂6g，僵蚕10g，防风10g，全蝎6g（阿胶龟板汤）。每日1剂，水煎服。功效为育阴镇惊潜阳。主治心房纤颤。[陕西中医函授，1995（1）：14]

（6）治高血压病。肝肾阴虚、阴虚阳亢证。枸杞子、菊花、钩藤、白芍、生地黄、牡丹皮、怀牛膝、龟甲、珍珠母（钩藤龟板煎）。功效为滋阴补肾潜阳。主治高血压病，肝肾阴虚、阴虚阳亢证。多见于中晚期高血压或并发脑失濡养或肾功能受损的病变。每日1剂，水煎服。[实用中西医结合杂志，1991，4（5）：261]

（7）治乳糜尿。生地黄、龟甲各15g，知母6g，黄柏、炙橘白、乌药、制香附、牛膝各9g，石斛、车前子（包煎）各12g。每日1剂，水煎服。功效为益阴消热。主治湿热内阻，阴分已伤所致的乳糜尿。症见小便时清时浊，体亏口干，皮肤干燥，舌苔干燥，脉数。[中医杂志，1982，23（9）：13]

（8）治脑动脉硬化症。熟地黄30g，龟甲10g，牡蛎30g，天冬15g，山茱萸10g，五味子10g，茯神20g，牛膝15g，远志15g，灵磁石30g，葛根20g，丹参20g，石菖蒲10g，郁金15g，焦山楂、焦麦芽、焦神曲各15g。治疗患者128例，有效率为92.3%。[中医研究，2000，13（1）：46]

（9）治小儿脑积水。熟地黄（焙干）500g，龟甲200g，生山药150g。共为细末，混匀，过80～100目筛，制成地药龟板散，装瓶备用。

五二、败龟甲——补肾引火归元要用它

1岁以内每次服1g，1—2岁每次服2g，2—3岁每次服3g，每日3次。一直服至前囟闭合为愈。[河南中医药学刊，1995，10（1）：61]

（10）治脑鸣。熟地黄、白茯苓各12g，山药15g，泽泻、牡丹皮、山茱萸、龟甲、鹿角胶各10g，生龙骨、生牡蛎各30g，磁石20g。脑虚神耗、髓海空虚者，加菟丝子、核桃仁。气血亏虚，脑髓失养者，加黄芪、党参、当归、白芍。肝郁气滞者，加柴胡、枳壳。每日1剂，水煎，分2次服。治疗20日为1个疗程。[实用中医药杂志，2000，16（7）：12]

（11）治老年性痴呆。鹿角胶30g，龟甲18g，人参9g，枸杞子15g。每日1剂，水煎，分早、晚服。[中医研究，2007，20（10）：3]

（12）治疗股骨头骨骺骨软骨病。龟甲12g，鹿角胶9g，熟地黄6g，牛膝6g，当归尾4g，桃仁4g，穿山甲（代）3g，白芍6g，炙甘草3g。每日1剂，文火煎2次，取汁300ml，分早、晚2次温服。药渣布包外敷患处，每日1次，每次30分钟。痛甚，加三七、制乳香、制没药；湿重，加薏苡仁、白芥子；肌肉萎缩，加鸡血藤、黄芪。治疗患者48例，总有效率为93.75%。[河北中医，2002，24（4）：259]

（13）治心脏神经症。熟地黄20g，山药15g，山茱萸10g，枸杞子12g，菟丝子10g，龟甲15g，鹿角胶12g，茯苓20g，牛膝12g。每日1剂，水煎，分早、晚服。10日为1个疗程。病重体虚者，可加用能量合剂静脉滴注，好转即停用。

随症加减：以失眠为主者，加酸枣仁、龙骨、牡蛎；以胸闷为主者，加枳壳、瓜蒌；以神疲乏力、气短为主者，加用太子参、五味子。[福建中医药，2003，34（6）：43]

（14）治骨质疏松。龟甲12g，鹿角片12g，淫羊藿12g，威灵仙12g，熟地黄12g，肉苁蓉12g，巴戟天12g，黄芪12g，党参12g，当归12g，红花3g。每日1剂，分2次煎服。以上治疗6个月为1个疗程。治疗患者45例，总有效率为88.88%。[江苏中医，2001，22（6）：28]

（15）姚树锦主任医师善治疑难病症，常用龟甲，可谓得心应手，

特别是良性肿瘤、乳腺增生、各种囊肿，用之皆效。其用龟甲主治甲状腺功能亢进、糖尿病、失眠、肿瘤包块、肝脾大、小儿疳积。

指征：检查有包块、癌肿、囊肿、增生；阴虚骨蒸内热，虚性兴奋的失眠。

禁忌：阳气虚衰、脾虚易动时不易吸收，形成腹泻。

配伍：龟甲15g，配鳖甲15g，秦艽10g，银柴胡10g，青蒿10g，白薇10g，地骨皮10g，治五心烦热，骨蒸盗汗；龟甲15g，配太子参15g，麦冬10g，五味子10g，治甲状腺功能亢进；龟甲15g，配远志10g，石菖蒲10g，龙骨15g，治不寐；龟甲6g，配鳖甲6g，穿山甲（代）3g，白芍6g，茯苓6g，当归6g，清半夏4g，天竺黄4g，鸡内金4g，治小儿疳积。

用量：6～15g。[《方药传真》]

（16）卢芳主任医师使用龟甲的关键是重煎。用龟甲治疗老年性痴呆、脑萎缩、痨热都是文火单煎，每次先煎4小时，滤出清液，再加水煎4小时，两次煎液合并，用于煎煮方中其他药物。常用龟甲主治脑卒中或脑卒中先兆，结核咯血、低热等，痿病，健忘，不寐及老年性痴呆症等，肝脾大。

禁忌：无阴虚和积聚者不宜使用。

配伍：配银柴胡，治痨热（结核发热、自主神经功能紊乱发热）；配白芍，治肝脾大；配川芎，治脑萎缩、老年性痴呆等。

用量：15～50g。[《方药传真》]

五三、大蜈蚣——结核病用上它好得快

说起治结核，有经验的老中医可能首先想到的是百合固金汤，或者百部、麦冬、龟甲一类汤药。实际疗效怎么样呢？我想大家都知道，疗效慢，甚至无效。西医治疗此类病，如肺结核、肠结核、淋巴结核、骨结核等病，一般需要半年到一二年时间。实际上，中医治疗此病，如果得法，药物适当，3个月就可以治愈。我临床上治疗此病基本上都用这么长时间。其中的奥妙就在于用了一味关键药——蜈蚣。

蜈蚣俗称"百脚"。其体扁而长，全体由22个同型环节构成，长6～16cm，宽5～11mm。头部红褐色，身黑绿色，头板杏仁形，窄端向前方突出，头板和第一背板金黄色。具1对触角，有单眼4对和发达的爪及毒腺，最末一对步肢向后延伸呈尾状。栖息于潮湿阴暗处、石隙中，昼伏夜出，行动敏捷，为食肉性动物，全国各地多有分布。其捕食小动物，但也蜇人。

蜈蚣，性味辛温，有毒，具祛风、镇痉、解毒之功。可治中风、惊痫、破伤风、百日咳、瘰疬、结核、癥瘕、瘤块、疮疡、肿毒、风癣、痔漏等，用途甚广。

虽说蜈蚣用途甚广，其中止痛解痉，大家都常用，但作为治结核的特效药用的人并不多。我经过多年的实践验证，其确实是一味不可多得的治结核良药。

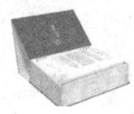**验案** 张某，男，20岁，陕西丹凤县人。在西安打工期间不幸得了肺结核，住在某结核病医院，注射链霉素，口服异烟肼（雷米封），被要求封闭治疗半年。已治疗3个月仍未控制住病情，经人介绍来我处要求中医治疗。

刻诊：身高不足1.7m，人消瘦，低热，乏力，纳差，舌淡白，苔薄，脉细弦微数。胸片显示，右肺上部空洞1.2cm×2.3cm，轻微积水。咳嗽，胸痛，痰少。辨为气阴两虚，偏重气虚。治则为补气扶中，滋阴杀虫。方用十全大补丸加减。

处方：生黄芪30g，仙鹤草60g，茯苓15g，白术12g，生甘草10g，当归10g，百合15g，生地黄15g，麦冬15g，地骨皮50g。30剂。水煎服，每日1剂。

另，蜈蚣胶囊（每粒 0.5g），每次 5 粒，一日 3 次。

1 个月后复诊，空洞基本愈合，留有片状阴影。乏力纳差已有改善。效不更方，在前方基础上加炒神曲、炒山楂、炒麦芽各 15g。又服 30 日，结核已基本痊愈，右肺病灶已钙化，各项症状基本消失。又续服上方 1 个月以巩固疗效。1 年后随访，一切良好，未再复发。

【按】此案是我治疗肺结核中的一例。早年我在治疗肺结核病时，习用百合固金汤、月华丸一类，不用蜈蚣及滋阴补肺的方子，治疗时间常在半年以上，疗效参半。后学习了老中医刘玉璋用蜈蚣散治疗瘰疬的经验，将蜈蚣用于肺结核，疗效大大提高。常叹老中医的经验不可轻视，要认真学习，吸收运用才是。

案 2 患者为出家人，女，47 岁，铜川。脖子右后侧长了一串 5 个疙瘩，中医称为瘰疬，俗呼老鼠疮，西医称为淋巴结核。此症排除脂肪瘤，辨证并不难。但治疗起来，并不是很容易。早年我治疗此症习用《医学心悟》上的消瘰丸，不是很得心应手，时间长，疗效慢。后学习了刘玉璋老中医的经验，在消瘰丸的基础上加蜈蚣，疗效大幅提高，时间缩短。我治疗此案所用的方药是消瘰丸合逍遥丸。用逍遥散，是因为患者由于家中变故，情志抑郁而出家，且时间不长。另加蜈蚣和夏枯草，做成蜜丸。服用了 2 个月就彻底治愈了。

【按】我的体会是，临床上只要是结核性质的疾病，都可以加入蜈蚣，疗效又快又好，各位同道不妨临床再验。

附：刘玉璋老中医蜈蚣散治疗瘰疬

蜈蚣散系老中医刘玉璋老师之经验方，由蜈蚣 30 条，全蝎、僵蚕、炮甲珠各 30g，浙贝母、牡蛎、金银花、伸筋草各 50g，黄芪、海藻、夏枯草各 60g，地龙、白术、玉竹各 15g 组成。诸药共为细末，每服 5～10g，每日 2 次，开水吞服。

本方以蜈蚣、全蝎、僵蚕、地龙、穿山甲珠、牡蛎通络散结、消散瘰疬以治本；

五三、大蜈蚣——结核病用上它好得快

浙贝母、海藻化痰逐水以消结；金银花、伸筋草散风热、通经络；夏枯草清解肝胆郁热；黄芪、白术健脾益气、扶正祛邪以治标。诸药为末服用，利于缓消渐散，不伤正气。一般疗程以3～6个月为限，剂量和服用次数可以酌情增减。

蜈蚣散用于各型瘰疬患者，可随症加减化裁，也可另开方药煎汤作引子吞服药粉。凡瘰疬初起，夹有风热而红肿疼痛者，宜另用薄荷、黄芩、皂角刺、牛蒡子煎汤冲服蜈蚣散，待红肿疼痛消退后则仍服用蜈蚣散原方。瘰疬穿溃，可另用蒲公英、紫花地丁煎汤送服蜈蚣散，并外用验方乾坤散（玄参、生川乌、生天南星、生大黄各60g，生黄柏100g，红花、独活、赤芍、枯矾、蒲公英、皂角刺各30g，白芷、青黛、硫黄各15g，共为细末，调成油膏，贴患处，每日一换）外敷。若瘰疬溃后形成瘘管者，吞服珍珠粉，因珍珠价格昂贵，可改用皮纸条药捻插于瘰疬形成的瘘管中。药捻以皮纸条做成，粗细依瘘管大小而定，药粉由鳖甲、麝香、穿山甲（代）等份为末，将皮纸捻涂油膏之类黏附剂，然后将药粉黏附于药捻上即成。

还有一种脏疬，包括西医肠系膜结核之类疾患在内，则另以百部、山药、地骨皮、益母草煎汤送服蜈蚣散。若脏疬患者倦怠无力、饮食太少、肌肉消瘦、脉大无力，出现一派脾虚症状者，应调理脾胃功能后，再服本方，可选用北沙参、糯米根、隔山消、生谷芽、茯苓、莲子、芡实、薏苡仁等甘淡实脾之品为佳。

本方所以命名为蜈蚣散，据刘玉璋老师说，是因为选用了蜈蚣为主药。他个人经验认为，蜈蚣对瘰疬有特效。换言之，本品对结核杆菌有特殊抑制作用。他曾用蜈蚣一味为末，配合其他养阴清肺之品，治愈多例结核。20余年来，我运用刘玉璋老师蜈蚣散于临床，治愈了数十例瘰疬患者，特笔之于此，以供外科医家选用。介绍两例典型病案如下。

案1 陈某，女，26岁，教师。自诉5年前因婚姻问题，情绪受到很大影响，遂发生颈部之核累累，大小不等。服消瘰丸若干，不效；到某医院就诊，胸部X线透视无肺结核，诊断为单纯性淋巴结核，服抗结核之药亦无效。平时多愁善感，甚而烦躁易怒，舌淡苔白，脉来沉弦。此瘰疬因肝脾不调、痰气郁结所致，宜调理肝脾、化痰解郁。予蜈蚣散全方加百部60g，柴胡30g，生麦芽100g，共为细末，改作蜜丸，每服3g，每日3次。3个月后瘰疬消散1/5。1年后随访，瘰疬全部消散，并云从此笑逐颜开，抑郁之感完全消失。

案 2 张某，男，52 岁，干部。因患肠系膜结核来诊。查患者食欲缺乏，大便时硬时溏，倦怠消瘦，舌淡脉弱，诊断为脏痨。用蜈蚣散全方加阿魏 3g，北沙参 60g，隔山消、糯米根、薏苡仁、山药、百部各 90g，共为细末，做蜜丸。每服 3g，每日 4 次，3 个月为 1 个疗程。服药 2 个疗程后，经医院检查，有 1/3 肠系膜结核消退，可以不做手术。共服药 3 年，结核全部消散，恢复健康。

注意：因本方服用疗程很长，若在服药期间有感冒、腹泻等临时疾病，应停服本药，先治新病；如服本药有不良反应时，应即时停药，辨证论治，不要拘守成方；散剂不便服用，可改散为丸。[《方药妙用》]

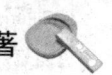

五四、天龙——治疗癌症病疗效显著

天龙也叫壁虎，我小的时候伙伴们都叫它为四脚蛇，据书上介绍，天龙是一种益虫，夏季专门吞吃蚊子。在我学医的过程中，仅知道它是治疗瘰疬和食管癌的药物，不想以后却成了我治各种癌症的一味重要的药。

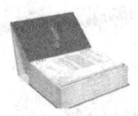 2007年11月，我在藻露堂某国医馆坐诊，遇到一对60余岁的夫妇买药，问我灵芝孢子粉能否治疗癌症，我就多问了一句，谁得了癌症，什么癌？两口子一脸悲伤，带着哭腔说到，大女儿，今年28岁，长了一个神经瘤，已连续2年做了手术，做完不到1年又长出来，医院说是神经上的恶性瘤，现在还没有转移，一旦转移恶化也就没有什么办法了。两口子听后悲伤不已，到处找药试图一治。听到这里，我告诉他们，不妨带来我看看，也许中药还有些办法。两口子听后不胜感激，连忙回家把病历及各种检查治疗资料拿来叫我看。看完病历和资料知悉，该患者右腰侧部长一红枣大小的肿瘤，某肿瘤医院经过切片活检诊断为神经瘤，具体病名已不记得，但不是纤维瘤，暂称为恶性神经瘤。2005年做了第一次手术切除，1年后又在原发处再次长出，又做了第二次手术。医院告知，预后不良。听人说灵芝孢子粉能治疗此病，故而到处打听购买。

根据以往的经验，我觉得可以治疗，遂嘱其隔天将女儿带来，辨证施治。

刻诊：张某，28岁，中等身高，面色灰暗，舌质略红，苔薄白，脉寸关浮濡，双尺沉弱，饮食二便正常，月经略少，腰酸腿困，整日乏力，未婚。检查右腰刀口平整，有褐色肉芽瘢痕长1寸余。辨证为肝气郁结，肾气不足。方用柴胡疏肝散合阳和汤。30剂。

另配守宫散胶囊（西洋参100g，海马60g，守宫250g，全蝎60g，蜈蚣10条，鹿角胶60g）1料，每次5粒，每日3次，同汤药一齐服用。

3个月后，腰酸腿困乏力均消失，停服汤药，继续服胶囊1年，腰部恶性神经瘤未再复发，一家人喜笑颜开。我认为，1年不复发还说明不了问题，至

205

少要3年以上。患者又服守宫散胶囊2年，至今未复发。我认为基本属于痊愈。

【按】此病治愈主要得益于壁虎之功。壁虎亦称守宫、天龙。其体扁平，长12cm左右，背部暗灰色，有黑色带状斑纹。全身密被小鳞，枕部有较大的圆鳞。其四肢及指、趾的下面有横褶襞，用如吸盘，所以能在墙壁上自由爬行而从不失足。其头扁，舌幅广，伸展灵活，善捕食蜘蛛、蚊、蝇等小动物。平时栖于壁间、檐下等隐蔽处，夜间才沿壁活动和捕食，故名"壁虎"，是益虫。壁虎细长的尾巴遇险时可自断，以摆脱天敌的继续追捕。不久以后壁虎的断尾部位会重新生出新的尾巴。

壁虎性味咸寒，有小毒，具祛风定惊、止痛散结、解毒之功，主治癫痫、破伤风、风湿性关节炎、中风瘫痪、瘰疬结核及癌肿。民间早已用于癌症治疗。

 附：壁虎治疗癌症的几个偏方及药理作用

（1）食管癌。民间秘方：白酒600ml，内浸壁虎（最好是活壁虎）20条。1周后可饮用。每次1匙，每日服3次。

（2）脑肿瘤。处方：壁虎粉1.5g，蜈蚣粉1.5g，山羊角粉1.5g，牛黄粉0.6g，吞服。

（3）瘰疬。将壁虎焙干研末，装入胶囊，每日3次，每次3粒，用黄酒送服。已溃破的，可用壁虎干粉掺于创口上，外用普通膏药贴敷。临床治疗4例，均获痊愈。

现代药理研究表明，多疣壁虎含铝、铁、钙、镁、钡、铍、镉、钴、铬、铜、锰、镍、铅、磷、锌、锆等17种微量元素，以锌含量最高。此外壁虎含甘氨酸、谷氨酸等14种氨基酸，并含有蜂毒样有毒物质及组胺等。抗癌体外试验发现，壁虎水溶液可抑制人体癌细胞的呼吸，提示其有抗肿瘤作用。

我在临床上感觉，壁虎消痰软坚、活血散瘀，是治疗有形肿块的特效药。元代以前少入药用，李时珍在《本草纲目》中首倡以壁虎炒焦入药为治噎膈之主药，并在壁虎"发明"条下谓"犹蜈蚣之性能透经络也，且入血分，故又治

五四、天龙——治疗癌症病疗效显著

血病、疮疡，以毒攻毒，皆取其尾善动之义"，并附有《青囊》"血积成块，用壁虎一枚，白面和一鸭子大，包裹研烂，做烙饼熟食之，当下血块，不过三五次即愈，甚验"。《丹溪摘玄》有用壁虎等治疗反胃膈气的方剂。自20世纪80年代，壁虎成为治疗食管癌的主药之一。湖北医学院附属二院用壁虎酒，安徽中医学院李修何教授用壁虎散，均有大量病例报道，特点是取效快。

笔者常将壁虎用于食管癌、脑胶质瘤、脊髓瘤、乳腺癌等病例，多能收效，并延长患者的生命。临床上，早期主要是配合汤药用，一旦病情稳定下来就坚持服守宫散胶囊。实践证明，此药作用非凡，诸位切莫等闲轻视之。

壁虎临床多炙焙研末兑服或作散剂外用，多用于治疗消化道癌肿及颈部肿瘤等。

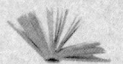 **群贤见智录**

（1）治食管贲门癌。周氏报道，以虎七散治疗食管癌32例、胃癌18例。以壁虎70条焙干研粉，加三七粉50g拌匀。每次空腹服3～4g，每日2次，黄酒或开水送下，并加服汤剂基本方。结果，生存期（从治疗日开始计算）超过6年者2例，3～6年者4例，2～3年者5例，1～2年者25例，6～12个月者10例，6个月以下者4例。大多患者服药后症状减轻，食纳增加。

宋氏报道，用壁虎制剂治疗食管癌42例。以复方壁虎酒（黄酒、壁虎、泽漆、蟾皮等），每服25～50ml，每日3次，饭前半小时服，天冷可温服。能进食后，再每次调服壁虎粉2g及蟾皮粉1g。治疗结果痊愈13例，临床治愈19例，显效7例，无效3例，总有效率92.36%。

蔡氏报道，用含壁虎复方食管合剂口服并配合针刺、化疗，治疗晚期食管贲门癌32例。结果好转10例，稳定12例，无效10例，总有效率69%。

王氏报道，用天龙复方南星半夏汤治疗食管贲门癌梗阻患者36例，并对其中缩窄型或蕈伞型食管癌加服蜈蚣壁虎酒。结果，缓解食管癌梗阻有效率92%，缓解贲门癌有效率72.73%。

郁氏报道，用壁虎复方开关饮加减治食管癌 10 例，对缓解症状有较好疗效，个别患者肿块消失，恢复体力劳动。

临床用壁虎或壁虎酒治食管癌梗阻，民间及各地屡有报道有效。

(2) 治胃癌。顾氏报道，以壁虎复方六君薏苡三虫汤治疗晚期胃癌术后 30 例。用药坚持 1～2 年，结果存活 1～5 年 22 例，6 年 1 例，10 年以上 1 例。服药后大多症状缓解，食欲好转，体重增加，一般情况改善。

陈氏报道，以扶正抗癌 II 号方制成水蜜丸，每日 3 次，口服，治疗晚期胃癌 32 例。用药 2 个月后复查，疗效评价参照 1978 年在常州举行的全国化疗会议标准，结果完全缓解 1 例，部分缓解 6 例，稳定 20 例，恶化 5 例。复查结果还表明，本方能提高机体免疫功能，降低血液黏度，从而改善癌症患者正虚血瘀状态。

(3) 治肠癌。钱氏报道，用消瘤净片（含壁虎、地龙、三七、桂枝等，每片相当于原生药 1.5g）治疗各种肠癌（直肠癌、结肠癌、乙状结肠癌、小肠癌、回盲部癌、肛门癌和肠系膜根部恶性瘤等）61 例（其中未手术或虽手术但已有转移或复发者共 45 例）。口服消瘤净片，每日 3 次，每次 2～3 片，并辨证配以汤剂内服，均不用放、化疗。治疗结果按直接法计算，本组患者 3 年生存率为 30%，2 年生存率为 42.9%，1 年生存率为 58%，均未见毒性作用。

(4) 治颈部肿瘤。李氏报道，以壁虎粉内服结合辨证施治治疗颈部肿块顽症（甲状腺癌、唾液腺癌、癌肿转移、恶性淋巴瘤、淋巴结核及淋巴结炎等），取得满意疗效。

周氏报道，以壁虎散（壁虎、水蛭、蜈蚣、桃仁等）每次 6g，每日 2 次内服，治疗颈淋巴结转移癌 1 例，服药 3 个月后淋巴结肿物均消失。另有以瘿瘤膏（壁虎、蜈蚣、蟾皮等）外敷，加味消瘿散内服，治疗甲状腺瘤 11 例，均获得显效或痊愈。

(5) 治假黄色素瘤。李氏报道，以壁虎粉外用治疗假黄色素瘤 1 例。壁虎粉直接撒于疮面，换药 20 余次，瘤体全部脱落，继敷半个月痊愈。

五四、天龙——治疗癌症病疗效显著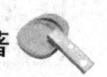

随访半年，未见复发。李氏认为本方有较显著的蚀肉祛腐、拔毒生肌作用。

（6）此外，壁虎在治疗肝癌、官颈癌、白血病、肺癌等方面亦有报道。如上海启东县等以壁虎配蟾蜍等组成蟾龙片，口服，治疗48例原发性肝癌，有效率达54%。有人以守官散治疗官颈癌17例，结果临床痊愈1例，显效4例，有效6例。周氏以壁虎复方消白散治慢性粒细胞性白血病2例获效。陈氏报道，以壁虎复方治恶性胸腺瘤伴左锁骨上淋巴结及右肺转移患者1例获效，已存活5年。

（7）壁虎有小毒，多灸焙研末兑服或作散剂内服或外用。治肿瘤量稍大，一般研末5～8分，入煎剂每次2～4条，浸酒内服则适量。在一般用量下未见有明显不良反应。

五五、全蝎——疑难杂症不效就用它

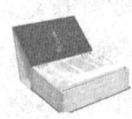

全蝎这味中药,并非像书上讲的那么毒,我用过多年从未出现过中毒现象,不管是 3～5g,还是 20～30g,从临床的实践来看作用多多,用得好的话,常能出奇制胜,起到意想不到的效果。

全蝎又称全虫,味甘、辛,性平,有毒。《开宝本草》云其"疗诸风瘾疹及中风半身不遂,口眼㖞斜,语涩,手足抽掣"。《玉楸药解》亦云其可"穿筋透骨,逐湿除风"。功效大致可归纳为息风止痉,活络止痛,解毒散结。临床常用于中风、癫痫、痹证、脑炎、头痛、肺结核、瘰疬等疾病之治疗。煎剂常用量为 3～9g,散剂常用量为 1.5～3g,分 2～3 次吞服。实际量可根据临床需要而定。

一般医生都知道全蝎的主要功能是解痉止痛、搜风通络,我就不再说了,仅再补充几点作用。

(1) 全蝎具有营养开胃作用。我在治疗肺结核,肠结核、骨结核等消耗性疾病的过程中,在用蜈蚣、全蝎杀虫解毒时,发现凡加入全蝎的患者胃口都较好,身体恢复较快;反之,胃口难开,身体复原较慢。在治疗小儿疳积中,加入全蝎也有此效用。

我曾观察过某擅长治小儿病的一位 70 多岁老中医的方子,发现凡是咳喘和消化不良的患者,方方不离全蝎,常用 3～5g,而且效果很好。当时百思不得其解,仅知全蝎能解痉止咳,不知消化不良为何也用。后来我也照猫画虎,试着在治疗这类小儿病中加入少量全蝎,发现效果就是不一样。加之,不仅咳止得快,小孩胃口也好;减之,就慢。老中医的经验就是老道,后又在治疗结核类病中得到印证,全蝎具有营养开胃、扶助正气的作用。

我治肺结核之所以只用 3 个月,其中除了杀虫的蜈蚣、百部、地骨皮外,实际上还得力于全蝎醒脾开胃,营养身体。后在读《温病条辨》时,看到吴鞠

五五、全蝎——疑难杂症不效就用它

通以全蝎末入牛肉中蒸食，治小儿疳证、消瘦、虫积者，知其可醒脾胃而养气血，改善全身营养状态。实践证明应用加入全蝎的方后，每见病者饭量渐增，体质日渐壮实有力。这也说明治疗中身体抵抗力渐渐恢复，实为各种疾病得以痊愈之重要条件和基础也。

（2）全蝎治五官科疾患也有较好疗效。全蝎治疗耳目之疾，古今有之，清·仇芭轩以"全蝎一个，去毒捣烂，酒调滴耳中，闻水声即愈"治疗耵聍暴聋。治肾虚耳聋，《杜壬方》中亦有用蝎之法，10年者两服可愈：小蝎49个，姜如蝎大49片，同炒，姜干为度，研末，温酒服之，至一二更时，更进一服，至醉不妨，次日即效。小儿痄腮，用全蝎1～2g，油炸至微黄，分2次吃，效果很好。全蝎治某些眼病常有奇功。首先，它有通窍明目之功，为诸家本草所未载，据四川泸州医学院王明杰医师介绍，将全蝎加入补益剂中，能增强其明目作用，单用1味亦有恢复视力之效。青光眼眼压升高时，常有眼珠胀痛，连及目眶、额颞，刺痛难忍，多属肝胆风火上攻头目，用龙胆泻肝汤加入全蝎3～5g研末吞服，不仅可缓解头目胀痛，还有助于降低眼压。对于眼部疾病，如眼胞振跳（俗称眼皮跳），甚至面部肌肉抽搐（西医称面肌痉挛），治疗较困难，取全蝎2～3g往往能收捷效。慢性泪囊炎急性发作者，单用全蝎1.5g，研末服，每日2次，往往肿消痛止而愈。全蝎研末内服，从小剂量开始，每日2次，每次1～2g，长期服用一般无毒性反应。

（3）全蝎是久病顽疾的克星。有些病在治疗的过程中相当麻缠熬人，百法用尽，不见进展，这时不妨加入一味全蝎，试一试，常能收到柳暗花明又一村效果。

我在治疗一些皮肤病时，诸如扁平疣、荨麻疹、牛皮癣等，在用效方无进展时，常加入一味全蝎，立时起效，病势速转。曾治一9岁男孩，先天性牛皮癣（西医银屑病）时，前2个月进展较快，全身溃烂处逐渐愈合干燥，但是继续用药，进步不大，白疕依次递出，患者和我均很焦急，后受有关医案启示，在常用的桂枝茯苓丸中加入全蝎，1周后病势迅速变化而减轻，后逐渐加量，终用9个月治愈。这是我治疗病情最重的一例，也是时

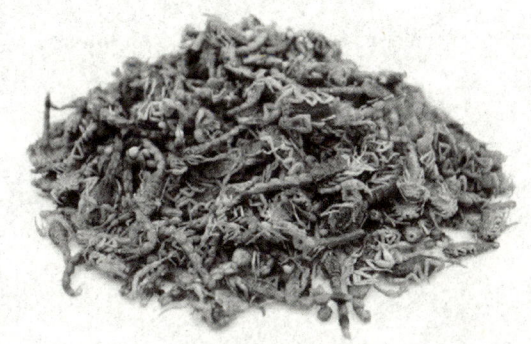

★ 全 蝎

211

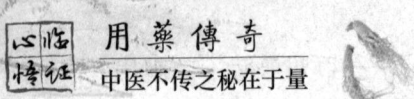

间最长的一例。其中全凭全蝎扭转被动局面，最终治愈。

曾听同道王某谈到在治疗一例糖尿病患者，尿蛋白（+++）长期不消，前医用中药几个月也解决不了这个问题，该医接诊后，一改前道，用六味地黄汤加土茯苓，冲服全蝎末，一周就消除尿蛋白（+）。速度之快，令人惊叹。

安徽名医胡国俊在谈到皮肤久溃，瘘管不敛时说：此类疾病多属邪毒聚于皮肤或腐蚀筋骨所致。西医称之下肢溃疡、骨结核、骨髓炎瘘管形成者。余尝以单味蜈蚣研细末撒布溃疡面，或以该末制成药捻入窦管内，既可使溃疡面愈合，又可使死骨退出管道，疮口闭合而愈。

总之，诸位同道不妨在治疗一些疑难杂证时，或久治顽疾无进展时，试一试加入全蝎看看，也许困惑你的难题会迎刃而解。

五六、水蛭——男科阳痿用上它就是好

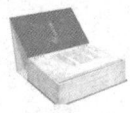

中药王国里有一味古老的动物药叫水蛭,俗名蚂蟥。我认识它是很早的事了,小时候下河摸鱼,一个小心小腿肚上就爬了条蚂蟥,只见流血不见疼,吓得用手直拍患处,生怕钻到肉里头不出来。长大才知道此君只吸血,不进入体内。

学医后方知《伤寒论》上的抵当汤主药之一就是水蛭,其主要作用是活血祛瘀、破癥散结。古人是这样用,现代人也是这样用的。冠心病、高血脂、周围血管等病,今人用水蛭常不出此范围,我也如此。这是大家的共识。

其实,水蛭还有另外的一个显著作用,兴阳。关于这方面的报道很少,对于水蛭的这个作用我也是在临床上偶然发现。一日,治疗一位"三高"患者,高血脂、高血黏度、高血压时,我用了以水蛭为主的专方后(方中其他药均无兴阳作用),不仅治好了"三高证",患者还反馈说,原来的阳痿也好了。说者无意,听者有心,无心插柳柳成荫,好事。多年来我一直想找一味能够壮阳的药物,苦觅不得,此真乃天赐良机。

过去,我在治疗阳痿和性功能较弱的病证时,常是用淫羊藿(仙灵脾)、仙茅、枸杞子、肉苁蓉(大云)、蜈蚣、鹿茸之类,效用好坏参半,总是不惬意。自从发现了水蛭的兴阳作用,就有意识地在治疗此证时,检验加与不加的作用,结果证明,凡是加入水蛭的方剂就起效快,作用显著,不加水蛭的就慢,甚止无效。这真一味好药,尤其用在高血压、高血脂、糖尿病、前列腺疾病等导致的性功能障碍的患者,屡用屡效。后经寻求古训,翻阅文献,得知水蛭用药功效范围亦有符合上述病证的。

(1)《神农本草经》:"主逐恶血,瘀血,月闭,破血逐瘀,无子,利水道。"

古道瘦马注:无子,乃肾虚居多,不仅指女子,男子亦然。其中也应该包括男子阳痿所致无子。

（2）《大剂量水蛭治疗阳痿》：曹某，男，26岁，1976年9月10日就诊。1年前因挑土过重扭伤腰部，经治疗，腰伤愈。但自此之后，渐觉阳事不举，迭经医治不愈，遂投以水蛭30g，雄鸡1只（去杂肠），同煮，喝汤吃鸡肉，隔3天1剂，5剂病愈。1977年年底结婚，1978年年底得一男孩。

【按】水蛭雄鸡汤的主要药物是水蛭，水蛭有逐瘀、破血、通经之功。此案阳痿的病机是瘀血阻塞络道，经气不通，宗筋失荣所致。水蛭常用量为1.5～3g，而此方用量高达30g，但未见任何副作用。水蛭雄鸡汤，从药理上看，适于瘀血型阳痿。

[曹是褒，曹四豪．水蛭雄鸡汤治疗阳痿．四川中医，1985，12：37]

临床上水蛭不仅可以治疗瘀血性阳痿，亦可治其他原因所致性功能障碍。现举两例示之。

案1 李某，男，40岁。最近感到房事力不从心，以致阳痿。在其他中医处服了大量鹿茸、高丽参、黄狗肾之类补肾壮阳药，越发不能勃起，心中甚为郁闷，经人介绍求诊于我处。

刻诊：体型高大，面红黑，舌红苔腻，脉弦滑实，心情烦躁，眠差多梦，饮食二便正常。新婚不久，阳事不举，妻子怨怒，要求赶快想办法解决病症。辨为肝经湿热，厥阴痿废。处方如下。

柴胡30g，枳壳15g，白芍30g，甘草15g，茯苓15g，猪苓15g，泽泻30g，阿胶10g（烊化），怀牛膝30g，生水蛭20g（其5g研粉冲服）。7剂，水煎服，每日3次。

一周后复诊，舌质红润，苔已不腻，心情略安，已有晨勃现象。效不更方，上方去阿胶，加当归30g，蜈蚣3条，淫羊藿30g，枸杞子30g，又7剂，情况继续好转。阳事已举，心情兴奋，嘱戒房事1周，再续上方3剂，可正常同房，病痊愈。[古道瘦马医案]

【按】前医治疗之所以不效，是违背了中医的辨证精神，不抓病机，一味用套方热药，故越补越实，造成阳痿愈重。我看病历来讲究在抓

五六、水蛭——男科阳痿用上它就是好

住病机的基础上施方用药，尤其是专药、特长药，一定要用在对证之方上，否则再有效的药也不灵，后学不可不知。另，水蛭在用法上一定要注意，必须是生的，最好是粉剂，切记！

案2 王某，男，28岁，工人，1984年11月4日诊。主诉阳痿伴右睾疼痛2年余。患者素体康健，2年前被人踢伤阳具，当即右睾疼痛异常，随即阳事不起。2年来遍尝中西诸药无效。现面色黧黑，齿龈青紫，腰腹时痛，纳谷二便如常，唇舌淡暗，苔薄黄，脉沉细涩。此肝络受伤，宗筋有损，瘀血内阻，气血失运。检视所服之方，皆温肾壮阳、补益气血之品，但收效甚微。因思紫河车入肝肾两经，为血肉有情之品，可峻补伤损之宗筋；水蛭也主入肝经，寇宗奭有"治折伤坠仆蓄血"之称。遂予水蛭30g，紫河车50g，另加露蜂房40g，以增强温肾壮阳之力，上药共研细末，每服5g，每日2次，温开水送下。

二诊，睾痛大减，阳事未起，但颜面唇龈紫暗之色均有消减，腰腹疼痛也有缓解。患者信心颇足，谓虽阳痿未起，但其他症状大有好转。又于原方减水蛭为15g，更增淫羊藿60g，3料，宗前法服用，尽剂而阳事能起。[《胡国俊内科临证精华》]

群贤见智录

（1）肠粘连：水蛭、紫河车、大黄、木香各100g，三棱、莪术、土鳖虫各200g，研细末日服，总有效率为100%。[浙江中医杂志，1995，30（3）：108]

（2）男科疾病：用水蛭100g，淫羊藿500g，研末冲服，治疗阳痿及精子成活率低于40%的男性不育，均获佳效。[中医杂志，1993，34（2）：70]

以水蛭、虻虫、大黄、桃仁为主，随证配伍利湿、补肾药，治疗15例慢性前列腺炎，痊愈12例，好转2例，无效1例。[毒性中药古今用．北京：中国医药科技出版社，1993：171]

（3）黄褐斑：生水蛭焙干研细粉（切忌油炙减效），装胶囊，日服5g。益母草、桃仁、炮山甲（代）、当归、何首乌、丹参、凌霄花、白芷水煎服，每日1剂。药渣加水200ml，煮沸后取药汁敷面斑处30分钟，每日数次。治疗20例，痊愈14例，好转5例，无效1例。[中医研究，2000，13（3）：43]

（4）卵巢囊肿：水蛭150g，炮山甲（代）50g，桃仁50g，生牡蛎200g，土鳖虫30g，夏枯草100g，大黄100g，莪术50g。研成细末装胶囊，每服10g，每日2次，20天为1个疗程，经期停服。治疗44例中，痊愈36例，有效5例，无效3例，总有效率为93%。[山东中医杂志，1996，15（1）：21]

五七、猪肉——滋补阴液之良药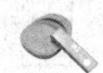

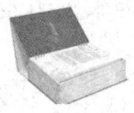

猪肉作为营养肴馔之品，人人皆知，但是说猪肉能起沉疴、治大病，听后恐怕使人生疑，难于相信。其实，这是少见多怪，在中医有识之士的眼中，猪肉不仅是美味佳肴，在某些情况下，于治疗上还有其特殊的价值。纵观医史，泛览古今用猪肉治病之例比比皆是。历史上，医圣张仲景就有用猪肤汤治少阴病下利、咽痛、胸满、心烦之说，猪肤就是猪皮。

当代《江苏中医》杂志也可以看到介绍用猪肤汤治愈一例吴姓患者音哑4个月的报道。

《续名医类案》曾载：汪赤匡治张姓，夏月途行受暑，医药半月，水浆不入，大便不通，唇焦舌黑，骨立皮干，目合肢冷，诊脉模糊，此因邪热熏灼，津血已枯，形肉将脱，亡可立待。若仅以草根树皮滋养气血，何能速生？于是嘱市猪肉四两，粳米三合，煮汁一碗。另以梨汁一杯，蜜半杯，与米肉汁和匀，一昼夜呷尽，目微开，手足微动，喉间微作呻吟。如是三日，唇舌转润，退去黑壳一层，始开目能言，是夜下燥屎，稍应指，再与养阴，匝月而愈。

现代已故名医沈仲圭认为："猪肉专滋肝肾之阴，热性病后，津血不复，以致胃呆便闭，骨立皮干者，乃极适应之食饵疗法，岂可狃于时令病后，忌食鱼肉之戒，而坐视病体之衰羸于不顾哉？"

王孟英在论及肉之功用时，认为猪肉能补肾液，充胃汁，滋肝阴，润肌肤，利二便，止消渴，起尪羸。用猪肉煮汤，吹去油饮，治疗液干难产，津枯血夺，火灼燥渴，干咳便秘者。

更有徐究仁氏，曾治久痢，夜热昏谵，口噤唇朱，现阴竭阳浮之状，治以猪肤汤。用火腿皮，浓煎如胶汁，两日痢减，辅以他方，匝月，痊愈。足见猪肉养胃滋阴、清热功效之卓著。

越医季明昌先生曾专门撰文论述用猪肉治病之经验。其曰：曾用猪肉施治于胃癌后期，收到改善临床症状、延长寿命的效果。

1982年7月4日，一胃癌后期女性患者赵某，年50岁，经某医院确诊为胃癌，住入该院。原想手术，但是打开腹腔后，发现已属晚期，且有转移，未能行手术切除而缝合复原，继而进行对症、支持疗法一段时间后，因未见明显好转而出院，并嘱提前准备后事。

出院后，疼痛加剧，邀余诊治。症见舌光如镜，红绛干涸，呕逆，饮食不进，消瘦疲惫，精神极度虚弱，语言无力，两目无神，诊脉细弱，大便少，呈脓血状，病情危笃。

此时如果单靠一般滋阴生津之药，恐难胜病，治疗颇为棘手。感谢病家之信任，遂施以西洋参、白术、炙甘草、白芍、川黄连、延胡索、麦冬、生地黄、藤梨根、炙黄芪，用益气扶元、清热养阴之法，并嘱另取五花猪肉四两，粳米二两，煎煮取汁，与药汁混合饮服。

5剂后，疼痛减轻，精神好转，目睛有神，并能饮食稀粥。其丈夫欢喜之余，感激不已。

经上方加减出入共15诊，服药80余剂（其中前8诊均用猪肉）后，已能步行上街，每餐能吃一碗软饭，精神、面色等好转，疼痛基本消除，舌转薄润，质仍偏红，唯有时咽喉仍有阻塞感，但能吞咽，再以益气、健脾、养胃等方法调治月余而停诊。后据其亲戚讲，赵某身体尚好，能抱小孩，做家务等事。直至1984年2月7日病情恶化而谢世。

综观此案例，虽未能根愈其绝症，然改善了临床症状，延长了寿命。

再如治一张姓患者，男，62岁，因干咳无痰2个月余，更医有二，或止咳化痰，或润肺止咳，或注射青霉素、链霉素等抗生素，皆罔效。

诊其脉细数，重按无力，舌质偏红欠润，咳时胸胁作痛，便干不畅，并自述因咳嗽而忌食荤腥肉食。

余曰：肺燥阴虚致咳，急需滋润，何忌于食肉？于是在润肺止咳剂中，嘱煎煮五花猪肉四两，取汁，与药汁和匀饮服。

病者初为惊疑，经劝说后虽照服，但仍半疑。3剂后，咳减见痰而畅，此肺燥得肉之润，阴虚得肉之滋，与药汁互济，遂咳减。此时病者才信服矣。

诚如《本草备要》所说："猪肉生痰。唯风、湿痰、寒痰忌之，如老人燥痰干咳，更须肥浓以滋润之，不可执泥于猪肉生痰之说也。"汪氏认为：诸家（食

五七、猪肉——滋补阴液之良药

忌猪肉）之说，稽之于古训则无征，试之于今人则不验，徒令食忌，不足取信于后世。

又治一23岁男性肺结核患者，来诊时，骨瘦如柴，潮热咳嗽，脉弦细无力，舌红苔薄，观其他医生仍用大量抗结核药攻邪，病不但不减，反而日趋加重。求医于吾，我认为阴虚过重，正不抗邪，加之药物过多，已不能吃药，于是改弦更张，先救本，后祛邪，以食疗为主，令其每日到饭馆专吃高汤做的生汆丸子汤，半个月后，患者体质好转，改用汤药，3个月治愈。此案之所以取得成功，猪肉汤功不可没。

猪肉功能滋阴润燥，凡热病伤津，或慢性病阴虚燥热，或肺燥干咳，或津枯便秘者皆可服之，在某种情况下，"猪肉起沉疴、治大病"并非夸言，唯对病初而风寒，非阴虚、燥热、津伤者，非所宜也。此法治病，不可不知。

附：猪肤汤医案

张石顽（清初医学家，名璐，字路玉，号石顽老人）治一人。素禀阴虚多火，且有脾约便血证。十月间患冬温，发热咽痛，医用麻仁、杏仁、半夏、枳壳、橘皮之类，遂喘逆倚息不得卧，声飒如哑，头面赤热，手足逆冷，右手寸关虚大微数，此热伤手太阴气分也，与玉竹、甘草等，均不应，为制猪肤汤一瓯，令隔汤顿热，不时饮服，三日声清，终剂而病如失。

猪肤500g，白蜜90g，米粉90g。

寥笙注：本案为虚火上亢咽痛证。患者阴虚多火，又有脾约下血症，则津液不足可知。又患冬温发热，易于伤津之病，而用半夏、枳壳、橘皮等辛温之味，使阴分更伤，故服后更增喘逆声哑等病变。最后制猪肤汤，终剂而病如失，足见本方确有独特的疗效。猪肤性味咸寒入肾，滋肾水而清热润燥；白蜜甘寒润肺，清上炎之虚火而利咽；米粉甘缓和中，扶脾止利，使下利止，津液来复，虚火降敛，则咽痛、胸满、心烦诸症，均可消除，为治少阴热化，津液下泄，虚火上炎之良方。少阴随热下注，不能上升，故心烦咽痛，如近世所称的白喉症。白喉忌表，不可发汗，亦不可下，当一意清润，仲景猪肤汤实开其先。咽痛一症，在少阴有寒有热，痛而肿者为热症，不肿而痛者为寒症，此为辨证要点。

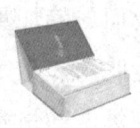

五八、蜂房——治疗乳腺增生有特效

蜂房就是我们平时说的马蜂窝。马蜂又名大黄蜂，其巢为露蜂房，露蜂房呈圆盘状或不规则的扁块状，有的呈莲蓬状，或重叠形似宝塔，大小不一，呈灰白色或灰褐色。腹面有许多整齐有序的六角形小孔，孔径大小不等，像莲房一般，背面有一个或数个黑色凸出硬柱。质轻，似纸，捏之不碎，为临床常用中药之一，其主要成分为蜂蜡和树脂。现代药理研究，露蜂房的醇、醚及丙酮浸出物有凝血、强心和短暂降压及利尿作用。其性味甘、平，有小毒。一般内服煎汤，每次 2.5～4.5g，或烧存性，研末；外用调敷或煎水熏洗。

露蜂房具祛风攻毒之功。治惊痫、乳痈、疔毒、瘰疬、风痹、瘾疹瘙痒、痔漏、风火牙痛、头癣、蜂蜇肿痛。如牙龈肿痛、口腔溃疡，可用露蜂房9g煎汤漱口。治蜂蜇肿痛，用露蜂房末，猪膏和敷之。临床报道：应用露蜂房治疗急性乳腺炎及手术后伤口感染、疖痈、烫伤、蜂窝织炎等，均有显著的疗效。尤其是在治疗乳腺病时，还有突出的散结止痛的效果，我在临床上常用于乳腺增生和乳腺癌病的治疗。

曾治疗一例45岁的妇女乳腺增生，乳腺两侧外上象限各有一个鸽子蛋大小的包块，西医钼靶检查为乳腺小叶增生，吃中成药乳癖消3个月效果不明显，时有胀痛，情绪郁闷，害怕转移成乳腺癌，求治于中医。

刻诊：包块如上所述，左脉浮滑，右脉浮濡，舌淡苔薄白，饮食二便基本正常。中医辨证为肝郁脾虚。治拟疏肝理气，散结化瘀。

处方：柴胡10g，香附12g，青皮10g，川芎10g，枳壳12g，赤芍12g，甘草10g，浙贝母12g，生牡蛎30g，炒僵蚕10g，露蜂房10g，海藻15g，郁金12g，莪术12g，白芥子15g，大蜈蚣3条，清水全蝎3g，蒲公英15g。

7剂后包块变软、略增大，20剂后缩小1/3，30剂后缩小2/3，45剂药后，痊愈。其中7剂药后，患者反馈已经不再胀痛，甚喜，要求继续服药治疗。

五八、蜂房——治疗乳腺增生有特效

　　此病的治疗，其中很重要的一味药就是露蜂房。我在多年治疗乳腺包块的病时，体会到有此药时效果就好，不加此药时效果就差。方中其他药可以增减，唯独此药不能去。由此可见，此药是治疗乳腺肿瘤包块的要药。

　　露蜂房除了上述这个突出的作用外，老中医陈胜威还用之于治疗过敏性感冒咳嗽（风咳），效果较好。小儿咳嗽，家长均很头痛，去医院则多用输液疗法，而由于支气管炎引起哮喘的患儿，医院多采用激素加平喘药静脉滴注。因为年年冬季天气一变，风寒袭来，小儿多会因寒凉诱发支气管炎或喘息型支气管炎，常多日不愈，一犯就用地塞米松，久而久之，一些小儿开始发胖，到了十几岁，有些成为"胖墩"，体重超常，其罪魁祸首就是过多应用了激素类药物。

　　其实小儿支气管炎，中医称咳嗽，多因风寒束肺而引起，风咳伊始，若能及时应用蜂房粉口服 1～2g，则能迅速达到消炎止咳之功效。蜂房攻毒杀虫，虽然有小毒，但经炮制后并无毒性，小儿一次口服 1～2g 安全可靠，一般风寒咳嗽用 1～3 天均能治愈。露蜂房性温，味甘，口服无异味，对于吃药困难的小儿，可用炒蜂房粉 1～2g 炒鸡蛋服之，甚为方便，特别对周岁以下小儿行之有效。露蜂房不仅对支气管炎咳嗽有效，对咽喉炎、慢性咽炎也有相当不错的疗效。成人支气管炎每次用蜂房粉 2g，每日 2 次，也有速效止咳的效果。

群贤见智录——蜂房临床应用

　　（1）治急性乳腺炎：取露蜂房，剪碎，置于铁锅中，以文火焙焦取出，碾为极细粉末，每次3g，用温黄酒冲服，每4小时1次，3天为1个疗程。1个疗程后未痊愈者，可再服1个疗程，重症者配合局部毛巾热敷。若已有化脓倾向者用本法无效，应考虑手术治疗。[中医杂志，1963（11）：407]

　　（2）治龋齿痛：①取露蜂房，放于适量纯乙醇中，点火燃烧，待露蜂房烧成黑灰，用指头沾灰涂于患牙，一般4～5分钟痛止。[新中医，1982（12）：51]

　　②露蜂房20g，煎浓汁含漱，几次即愈。[四川中医，1985（6）：31]

③露蜂房40g，白蒺藜20g，谷精草30g，焦栀子15g，生甘草6g。随证加减，水煎服。如牙痛剧烈，急用蜂房或蜂房蒂1块咬嚼，勿吞其渣，止痛速效。[四川中医，1986（12）：45]

（3）治鼻炎：取露蜂房如核桃大，放口中慢慢咀嚼，至鼻塞缓解为生效时间，继续咀嚼15分钟，吐出其残渣，为1次量。鼻黏膜炎症及鼻变态反应病，可每日咀嚼1～2次；鼻旁窦炎，可每日咀嚼3～4次，7天为1个疗程。[新医药研究，1975（2）：43]

（4）治产后缺乳：取露蜂房1个（约10g，以枣树上的为佳），入豆腐500g，丝瓜10g，加水适量煎煮。食豆腐，喝汤，每日2次，3天为1个疗程。[新中医，1990（3）：9]

（5）治痈肿疮毒：取露蜂房（炒至焦黄研末）粉20g，猪胆汁（加1倍水，煮沸，凉后待用）液30ml，混合，再加凡士林30g调成软膏。将药膏抹在敷料上贴患处，胶布固定，每日换药1次。[赤脚医生杂志，1974（3）：21]

（6）治痢疾：用露蜂房每次2g，研末冲服，每日4次，小儿减半。[陕西新医药，1979（11）：51]

（7）治脓疱疮：露蜂房6g，龙胆草5g，苦参10g，枯矾3g，共研细末，加黄豆8粒，炒黑研粉，用香油调成糊剂敷于患处，每日换药2次。[山东中医杂志，1990，9（3）：48]

（8）治化脓后组织坏死：露蜂房炭、生大黄、姜黄、蜈蚣、五倍子各10g，花椒3g，枯矾3g，冰片3g。共研细末，用时以蜂蜜调涂患处。每日1次，干则茶水润之。[中医杂志，1993（1）：21]

（9）治肛门湿疹：露蜂房、苦参、白鲜皮、蛇床子各30g，大黄、白芷、紫草各15g，五倍子12g，花椒10g。上药用冷水浸泡20分钟，煎煮取汁约1000ml，倒入盆中，加入冰片、芒硝各6g拌均匀，待药液转温后坐浴20分钟左右。早晚各1次。[上海中医药杂志，1989（9）：21]

（10）治早泄：露蜂房、白芷各10g，烘干研末，醋调成面团状，临睡前敷神阙穴上，外盖纱布，胶布固定，每日1次。[浙江中医杂志，

五八、蜂房——治疗乳腺增生有特效

1991（2）：86］

（11）治尖锐湿疣：露蜂房、板蓝根、苦参、生香附、木贼草各250g，加水5000ml，煎煮1小时，滤药液约2000ml，再兑入陈醋500ml，即成疣灵搽剂。用药前，常规消毒患处及周围组织，然后用棉签蘸疣灵搽剂涂于尖锐湿疣上，每日3～5次，2周为1个疗程。［江苏中医，1991（2）：22］

（12）治梅核气：露蜂房80g，鸡内金40g，研细末，蜂蜜120g，溶黄蜡120g，制丸（3g/丸），每日3次，每服3丸，空腹服。上方1剂为1个疗程，一般用药1个疗程即愈，如不愈，隔2天后继续用第2个疗程。用药期间，忌食辛辣刺激之品。［湖北中医杂志，1992（2）：21］

（13）治肺癌：①蛇泡簕30g，老鼠簕30g，铁包金30g，川红花30g，白茅根30g，入地金牛30g，土鳖虫12g，赤芍15g，桃仁15g，露蜂房6g，蜈蚣10条。每日1剂，12碗水煎至2碗，分4次服。［浙江中医学院学报，1990，14（3）：55］

②半支莲50g，露蜂房25g，白花蛇舌草50g，山豆根15g，山慈菇25g，紫花地丁30g，薏苡仁50g，海藻30g，昆布30g。水煎服，每日1剂，分3次口服。［辽宁中医杂志，1991（5）：31］

（14）治乳腺癌：八角金盘、露蜂房各12g，山慈菇、石见穿、预知子、皂角刺各30g，黄芪、丹参、赤芍各15g。水煎服，每日1剂，分2次服，同时用雄姜散撒于膏药上外敷患处。［浙江中医杂志，1987，22（9）：39］

（15）治食管癌：瓜蒌、浙贝母、清半夏、橘红各30g，半枝莲、重楼（蚤休）、白术各20g，生薏苡仁、露蜂房、砂仁、酒大黄各10g，黄连6g，胆南星、旋覆花各15g。每日1剂，水煎分2次服。治疗食管癌痰湿凝结型12例，取得满意疗效。［辽宁中医杂志，1989（5）：23］

（16）治胃癌：党参30g（或人参10g），茯苓、清半夏、陈皮各15g，白术、露蜂房、全蝎各10g，黄芪、料姜石各60g，瓦楞子30g，蜈蚣2条。气阴两虚者加麦冬、石斛、天花粉等，改党参为沙参；气虚血瘀者加丹参、土贝母、生薏苡仁等；气虚血瘀者加丹参、红花、桃仁、土鳖虫等。每日1剂，水煎分3次服。［陕西中医，1990，11（11）：487］

（17）治大肠癌：牡蛎30g，夏枯草15g，海藻、昆布、玄参、天花粉、露蜂房各9g，浙贝母、川楝子、贯众炭各6g，白花蛇舌草30g，蜀羊泉15g。每日1剂，水煎分2次服。主治晚期直肠癌。［新中医，1990（3）：50］

（18）治甲状腺肿痛：野菊花、夏枯草、海藻各24g，牡蛎、白花蛇舌草各30g，淮山药15g，露蜂房、南沙参各12g。上药制成糖浆500ml，分7天服完。　［浙江中医学院学报，1990，14（2）：55］

五九、五倍子——消除尿蛋白的特效药

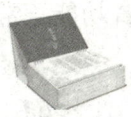

说起五倍子很多人都知道，其为漆树科落叶灌木或小乔木植物盐肤木、青麸杨或红麸杨叶片上或叶柄上的虫瘿，主要由五倍子蚜寄生而形成。我国大部分地区均有，而以四川为主。秋季摘下虫瘿，煮死内部的寄生虫，干燥。生用。

五倍子味酸、涩，性寒，主要入肺、肾、大肠经。本品酸涩收敛，寒能清热，入肺、肾、大肠经，故有敛肺、涩肠、固精、止汗、止血等多方面功能。

传统应用于敛肺止咳，涩肠止泻，固精止遗，敛肺止汗，收敛止血。此外，本品外用还有解毒、消肿、收湿、敛疮等功效，可用于疮疖肿毒、湿疮流水，溃疡不敛等。单味研末外敷，也可配合枯矾同用。但用于治疗蛋白尿的人可能不多。临床上，肾炎、过敏性紫癜、糖尿病、肾病综合征等都容易出现蛋白尿，而且治疗颇难见效，长时间用药都很难消除蛋白尿。

多年来，我用一法治疗蛋白尿较有效，而且经得起重复，是从上海老中医茹十眉那里学来的。即用五倍子胶囊。早年在读《上海老中医经验选编》时，看到茹十眉一则治疗"水肿"的医案颇受启发。现转录以下。

陈某，男，26岁。1975年8月起病。全身浮肿，尿蛋白（+++），住外院诊断为肾病综合征，经用泼尼松（强的松）、环磷酰胺、苯丙酸诺龙等治疗2个多月，效果仍不显著。后自服云南白药，尿蛋白有所下降。出院不久，尿蛋白（+++）以及管型。来我院门诊仍未能控制，由于肾功能试验明显减退，收入病房。

初诊：眼面及四肢水肿，小便短少，困倦无力，头晕腰酸，面时升火，口干不欲多饮，血压偏高，脉弦细，舌质偏红，苔薄腻。脾肾两虚。脾虚则水湿逗留，肾虚则肝阳易亢。拟平肝利尿，益气健脾。

处方：生地黄12g，生牡蛎30g（先煎），黑大豆30g，白术9g，茯苓12g，牡丹皮9g，车前子12g（包），金樱子15g，石韦30g，黄芪片3g（分吞），鲜白茅根 30g。7 剂。

二诊：四肢水肿渐退，尿较清长，尿蛋白（+++），仍有管型可见。血压下降，头晕减少。脉弦细，苔薄腻。再拟前法出入。原方去牡丹皮，加牛膝 9g。

三诊：水肿已退，唯晨起眼睑肿未消，头晕腰酸均见好转，肾功能正常，唯尿蛋白（+++）。脉弦细数。拟前法添用清热解毒。

处方：白花蛇舌草 30g，蛇莓 30g，蛇六谷 30g，生地黄 12g，茯苓 9g，白术 9g，车前子 12g（包），石韦 30g，黄芪片 3g（分吞）。7 剂。

四诊：诸症悉减，尿蛋白仍不下降。此后除上方加减外，控制尿蛋白曾用金樱子、石龙芮、淮山药、桑螵蛸、蝉蜕等效果均不显著。

十诊起改用五倍子粉 0.3g 入胶囊，每次 1 粒，每日 3 次，第二日尿蛋白显著下降，每次化验均（+）或见痕迹。5 日后一直正常。观察 2 个月左右未见反复，始出院。服五倍子粉以来，除便秘外，无其他不良反应，隔日加润肠片 6 片，大便即转正常。

在没有看到这则医案前，我治尿蛋白一直沿用大剂黄芪，或真武汤，效果都不理想。自从看到茹十眉老中医这则医案后，有意在临床上试用。十几年来，屡用屡效，故敢托出，以供同道应用。

案 1　2006 年 3 月，曾治一位 10 岁男孩。由其母亲带来就诊。

据述，患过敏性紫癜，开始为腹痛，后双小腿出现小片出血紫斑，在医院治 3 个月有余，其他均愈，唯尿蛋白消不了，尿蛋白（+++）。人胖，体乏无力，不想活动。刻诊：舌淡苔白，脉沉滑微数，纳食一般，二便基本正常。辨证：热毒已去，脾肾气虚。

拟用健脾强肾剂加服专药五倍子胶囊。

处方：淫羊藿 30g，仙茅 6g，巴戟天 10g，黄柏 10g，知母 10g，生黄芪 30g，当归 10g，太子参 30g，茯苓 15g，白术 10g，甘草 6g。10 剂。水煎，送服五倍子胶囊 1 粒（0.3g），每日服 3 次。

10 天后二诊：人稍有力，活动已不气喘，尿蛋白（+）。其母甚为高兴，要求继续治疗。效不更方，前方续服 15 剂，嘱咐宜食清淡，适当锻炼。

1 个月后再诊，经化验，尿蛋白消失，基本痊愈，又服前方 10 剂善后。2 个月后电话追访，未再出现尿蛋白。［古道瘦马医案］

五九、五倍子——消除尿蛋白的特效药

案2 陈某,男,58岁,西电公司退休职工。糖尿病患者。2008年6月来我处要求给治疗尿蛋白。该患者为一长年老病号,长期服中药,现糖尿病血糖基本上控制在正常范围,唯尿蛋白(++)消除不了。特慕名而来。经过四诊分析,我认为是湿热郁结,灼伤肾阴。方用五味消瘅饮加减。

处方:青木香15g,桑椹30g,僵蚕30g,黄连6g,红花3g,墨旱莲30g,女贞子15g。10剂。水煎送服五倍子胶囊1粒(0.3g),每日服3次。

10天后二诊:尿蛋白(+),血糖正常。又续服10剂,尿蛋白化验消失,巩固10剂,痊愈。[古道瘦马医案]

【按】茹老中医不欺我也。多年来临床上用五倍子胶囊治尿蛋白已成为我一绝招,疗效在90%以上。该法操作简单,服用方便,效果显著,这里不愿私秘,故而献出,供同道用之。

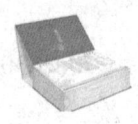

六十、斑蝥——头癣生发外用它好使

斑蝥性辛、热、有大毒。归肝、胃、肾经。有攻毒蚀疮、破血癥、祛瘀生新、发泡冷灸等功效。

斑蝥是一种毒性很强的小昆虫，内服剂量不易掌握，但外用则十分安全。斑蝥主产在南方各省，以河南、广西最多，有大小之分，大者也不过 2～3cm，小者 1.0～1.5cm，斑蝥的外治作用是其他任何一种药物也代替不了的。在诸多疑难杂症中，斑蝥功效卓著。例如治头癣就是一味效果很好的药。

处方：斑蝥 5g，生半夏 15g。用 200ml 白酒浸泡 1 周后，用棉签蘸药水每日涂患处 2 次或 3 次。注意：不得涂到正常皮肤上。

【验案】 2009 年 5 月，一日，我所在坐诊的药房之房东，饮食服务公司经理赵某，看到一老年妇女拿一盒西湖龙井茶感谢我用药治好了她的头癣时，问我，你还能治这病。说完把帽子一摘，叫我看他满头的癞痢子，说是遗传的，一直治不好，药店里卖的各种治癣药水药膏都用遍了，包括激素类药膏，也只是时好时坏，不能除根。曾到各大医院皮肤科治疗过，还是这样，甚是苦恼。一年四季剃个光头带个帽子，冬天还好说是装饰，夏天捂个帽子能把人热死。其父亲亦患此症，至死未愈，甚为遗憾。问能否帮他治好该病，随即我开出上方，令其用百老泉 70 度白酒泡 1 周后外用。

半个月后，赵经理不失其约专程来请我喝酒，第一次脱了帽，整个头光净无疵，神采奕奕，只有个别几个地方留瘢无毛，系毛囊根被破坏所致。

斑蝥除了能治头癣外，还可以治斑秃生新发。如斑秃毛发不生，可用"斑蝥酊"外涂，能刺激毛根，加速毛根血液循环，改善头皮局部营养，有使脱发速生之效。

"斑蝥酊"的配制为 60 度白酒或 75% 酒精 100ml 加入大斑蝥 5～6 只，1 周后取出清液，以棉签涂擦秃发患处，每日 1～2 次，生发速度比其他方法快捷。

六十、斑蝥——头癣生发外用它好使

老中医陈胜威用斑蝥治面瘫和肝腹水也是一绝。

斑蝥外治面瘫（即西医谓"面神经炎"）要配合巴豆仁。斑蝥、巴豆仁按1∶1的比例磨细以姜汁或蜜调和为膏外用。主穴为患侧的下关、太阳、地仓三穴，轻者只贴下关即可，一般2～4小时取下（时间根据皮肤的老与嫩决定）。老年人可贴3～4小时，青年人可贴2～3小时，儿童、婴儿不宜，另选不发泡法，皮肤十分稚嫩的女孩子不能采用本法。笔者过去曾治过一些新得的面瘫患者，在4小时后就可以痊愈。"斑蝥膏"治疗周围神经型面瘫是祖国医学一绝。"斑蝥膏"治疗面瘫是其他任何疗法无法比拟的。

斑蝥治重症肝硬化腹水也功效卓著，老中医陈胜威在2002年曾用斑蝥膏治一位生命垂危的病毒性肝硬化腹水患者。女，37岁，多次住院，院方已下病危通知书，令家人准备后事，陈老采用特制斑蝥膏在三阴交、足三里、阳陵泉、章门、肝俞等穴，每次发泡四个穴位，穴位处流出大量病毒黄水后，患者感觉十分轻松，配合口服汤药，将者从死神中救起，2个月后患者奇迹般恢复，1年后则上班工作。

【按】此方不仅可以治头癣等病，而且亦可以治局限性银屑病（牛皮癣），医者不可小觑。但是要特别注意药水安全存放，因斑蝥有剧毒，以防误服入口。其次，仅限于患处不大可用，面积太大不宜用此方，防止吸收中毒。使用过程出现发红起疱现象不必惊慌，停止使用即可自愈。

斑蝥现代已经制成斑蝥素片，用来专治肝癌，初见成效。斑蝥因为有大毒，开发和利用尚不普及。但从以上可见，斑蝥虽小，但有大用途，名不虚传。

六一、红景天——心血管病治疗的藏药

认识红景天这味药,还是从上西藏旅游的朋友那里知道的。为了适应高原气候,我的朋友常找我开些红景天胶囊备用。于是引起了我注意,开始研究红景天这味药。

红景天味甘,性寒。红景天生长在雪域高原,因终年积雪、高寒、干燥、紫外线照射强烈,草木难以生存,但是红景天却能在恶劣的环境中生存,其药用价值非同一般。红景天具有很强的生命力和特殊的适应性。西藏红景天根茎粗壮,花色艳红,是高山藏药中仅次于"冬虫夏草"和"雪莲"的上品中药,具有滋补强壮、扶正固本、抗衰老、抗疲劳、抗辐射、抗肿瘤、改善心肌功能等作用,是一味难得的藏药名品。

现代药理研究,红景天主含红景天苷及多种维生素、十几种微量元素,对心脑血管病,清除血脂、防止动脉粥样硬化、降低血黏度、抗心肌缺氧、解除疲劳、增强脑力均有疗效。近年药学家已经从红景天中分离出高浓度的红景天苷,临床证实对心脑血管病引起的胸闷、气短、心悸、神疲乏力、记忆力减退等效果不错。红景天性味平和,长期应用也不会上火、口干,特别适于登山运动员、飞行员及宇航员的体力恢复、消除疲劳、增强脑力。

自从发现了红景天的这些作用,如获至宝,立即用于临床中验证,发现红景天比人参好用,一不假,二不贵,三效著。尤其用在心血管病上疗效特好。它集强心、活血、祛瘀、抗疲劳于一体,见效快,稳定强。先举一例示之:

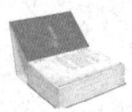田某,女,62岁。陕西省渭南人,患有冠心病和主动脉弓硬化症,胸闷气短,心慌怔忡,上不来气,口唇发钳,同时还兼有高血压、糖尿病,在四医大西京医院住院,被要求立即手术治疗,病人因手术昂贵,无法支付,特求治于中医。刻诊:人胖,面黑红,舌质红,苔厚腻,脉滑有力,除上述症状外,

六一、红景天——心血管病治疗的藏药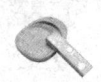

饮食二便基本正常。中医辨证：胸痹证。阳微阴盛，血瘀痰阻。处方：景天瓜蒌薤白汤。红景天 30g，夏天无 15g，银杏叶 30g，丹参 15g，瓜蒌 30g，薤白 30g，桂枝 15g，清半夏 30g，陈皮 30g，茯苓 30g，甘草 10g。10 剂。水煎服，每日 3 次。

10 天后复诊，胸闷气短、心慌怔忡、上不来气等症状大有改善，病人甚为高兴，要求继续治疗。后以此方为主，方方不离红景天，半年后，诸症消失，基本痊愈。《古道瘦马医案》

我以前治疗心血管疾病方中均用红参，疗效参半，自从发现了红景天的功效，运用于临床，治疗效果大幅提高。所以以后在治疗这类病时主要就用红景天，得心应手，屡用屡验。故在此推荐给大家。

红景天除了用于汤药，还可以充当茶叶泡沸水饮服，每次取红景天 10～15g，若感到疲劳，可以加桂圆肉、枸杞子同用，也可以泡酒。将红景天浸泡白酒中，1 周后即可饮用，每日 1 次，每次不超过 50ml。也可以与肉类煲汤应用，每次取红景天 20～30g、黄芪 15g、枸杞子 30g、大枣适量，炖汤食用，具有强壮作用。民间常用来煎水或泡酒，以消除劳累或抵抗山区寒冷。

老中医王绪前用此药调理癌症的虚损证效果也很好。王老说：红景天为强壮药物，对于虚损病证，尤其是对于癌肿患者因使用放疗、化疗以后身体虚弱、抗病力下降者，笔者尤喜用之。其能明显提高抗病能力。使用此药，一般多在 30g 以上的剂量，若配伍绞股蓝补益作用更好。常年使用，未发现有不良反应。肿瘤病人经过手术、西药抗癌药应用后尤其显得疲劳，而红景天能增强人体对不利环境的抵抗力，具有明显增强机体抵抗力的作用，能够改善机体状态。

六二、夏天无——便宜无毒的吗啡药

夏天无这味药对于经常使用经方的医生来说，可能不太熟悉，它是近代发现的一味草药，功能：活血通络，行气止痛。一般用于高血压和中风证治疗。但是我在临床上还发现它镇痛效果也很好。

现代药理研究认为它属于罂粟科植物，我们都知道，罂粟俗名叫大烟，具有吗啡样的镇痛作用。一般来说同科属的植物都具有相同的作用。比如元胡索，也属于罂粟科植物，所以也就有止痛作用。同理，夏天无也是属于罂粟科植物也就应该具有止痛作用。临床上镇痛作用药物使用的比较多，比如癌症病人后期一大突出症状就是疼痛，常需要镇痛药。西医用吗啡、杜冷丁之类，但容易上瘾，时间长了有时也不起作用了。为了解决这个问题，很多病人寻求中医治疗，一般大夫都喜欢用罂粟壳止痛，但是这个药又属于国家控制管理药品，不易购到。于是我就翻书查资料，发现了夏天无这味药，应用于临床，效果很好，不次于西药吗啡和罂粟壳。一般用量为：30～60克。现举例示之。

我曾在藻露堂医馆治疗一例男性晚期肝癌患者，60岁。病人家属找到我，说病人现在疼痛得受不了，家里人和本人实在受不了这种痛苦的折磨，哀求我给予想想办法，止止痛，安静地度过最后的日子。我当时就开了一周用的罂粟壳，每天50g，回去煮水喝。一周后家属又找到我，罂粟壳起作用了，并不太疼了。但是，我们现在实在是买不

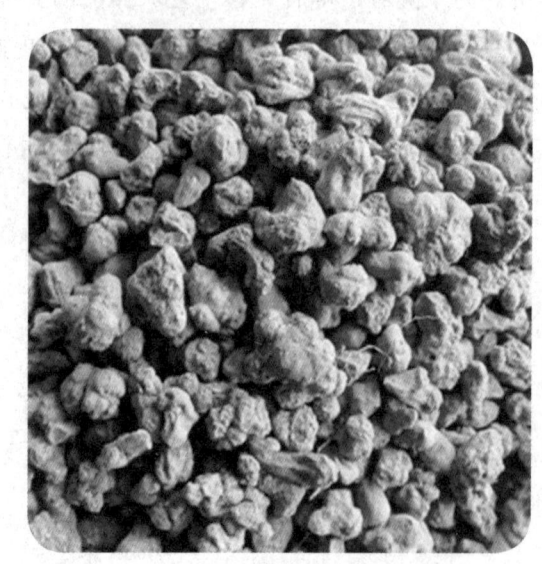

★ 夏天无

232

六二、夏天无——便宜无毒的吗啡药

到了,你看能不能再想点其他办法。我考虑了一下,就用四逆散加大量的夏天无和元胡索代替罂粟壳,回去叫他试一试。结果效果很满意。后来就一直用这个方子,直到3个月后病人去世,患者未发生强烈疼痛,安然离去。后来我用这个方子治了很多癌症病人的疼痛,效果都很好。

除了治癌症病人疼痛外,在治其他病症的疼痛,用夏天无一样有效。夏天无的原有作用就更不用说了,治疗高血压和中风一样好使,这里就不多说了。

 附:各家论述

1.《浙江民间常用草药》:行血,活血,止血,止痛,镇痉。

2.《全国中草药汇编》:祛风湿,降血压。主治风湿性关节炎、腰肌劳损,高血压病,脑血管意外引起偏瘫。

3.江西《中草药学》:降压止痛,行气活血。治各型高血压、偏瘫症,风湿性关节炎,腰肌劳损。

六三、七叶莲——风湿骨疼一良药

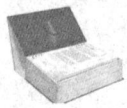

七叶莲,又叫龙爪叶,是一味名不见经传的中草药。为五加科植物密脉鹅掌柴的干燥全株,是一种生长于云南、湖北深山中的珍稀植物,也是彝族、哈尼族、壮族用于治疗风湿关节痛,跌打损伤的民间验方,被彝族、苗族、壮族称为很灵验的"救命草"。《广西实用中草药新选》记载:行气止痛,活血消肿,壮筋骨。治急性风湿性关节炎,胃痛,骨折,扭挫伤,腰腿痛,瘫痪。

现代药理研究证实,七叶莲中含有丰富的"七叶莲多肽",它以可强效杀灭窜引于人体骨髓和血液中的风湿复合原,迅速消除酸、麻、肿、痛等病理症状。七叶莲叶子的镇痛作用比茎强,民间常捣烂外包治疗骨折肿痛及外伤出血。20世纪60年代末大搞中草药时便有七叶莲止痛赛过杜冷丁的说法。

对于这么一种治疗风湿性疼痛的好药,我们却是认识不多。我平时在治疗类风湿关节炎时,常常遇到病人疼痛不已的症状,往往在方中加乌头、麻黄、细辛、马钱子之类的药物,均能收到良好的效果。但是此类药好用是好用,但是风险也很大,往往使我掣肘不敢用,为此很是苦恼。一直想寻找一味比较安全又有疗效的止痛药代替,多年未有结果。一日在和一位老病号的交谈中偶然发现了七叶莲这味药。这病人是一位68岁的男性类风湿关节炎的病人,在我处治疗近半年左右,开始一段时间,血沉、类风湿因子、C反应蛋白均恢复得比较理想,但是骨节疼痛一症减轻的不明显,调整了几次药还是不好,又不敢用乌头、马钱子之类药,心中比较郁闷,想随着治疗的时间可能会解决。这样一直到治愈时,也未加止疼类药,中途病人也未再提疼痛一事,心中有点疑问。在病人来感谢我时,交谈中问道此事,有否中途用其他药?病人嘻嘻一笑,没敢告诉大夫,在疼的时候曾用过一种中成药,叫七叶莲酊,加进去就止疼了。后来不疼了也就不用了。还剩了一点舍不得喝,防止以后再疼时用。说者无意,听者有心。我像发现了新大陆一样,心里很高兴,这不就是我要找的药么?回家后,急忙翻资料查书,得悉了七叶莲的知识。纸上得来终觉浅,绝知此事要

六三、七叶莲——风湿骨疼一良药

躬行。此后，我在临床进一步验证其功效，确如其然，这是一味治疗风湿性疼痛的安全之良药，值得推广使用。现举一例示之：

验案 孙某，女，28岁。患类风湿关节炎1年多，在西医类风湿医院治疗半年多，效果不明显。各种指标居高不下，脚手小关节肿胀疼痛不已，经人介绍找到我，要求中医治疗。我用治疗类风湿关节炎专方处之，10天后病人说还是疼痛，能不能先解决一下关节疼痛的问题。我在原方中加入七叶莲30g，再服10剂，病人吃后反映疼痛减轻了，以后就在方中把七叶莲一直加到不疼为止。半年后该患者病治愈，未在发生疼痛现象。

附当时治疗处方：生黄芪200g，秦艽25g，防己20g，桃仁15g，红花15g，海风藤20g，青风藤20g，桂枝15g，地龙15g，白芷15g，白鲜皮15g，怀牛膝15g，炮甲珠10g，甘草10g，女贞子30g，七叶莲30g。水煎服，每日3次。

附：七叶莲临床应用

七叶莲，味苦甘，性温，有活血散瘀，止痛消肿，舒筋活络，祛风除湿功效。用于治疗风湿关节痛，跌打损伤，胃痛，骨折，可泡酒服或水煎服。治疗外伤出血，取七叶莲鲜叶适量捣烂敷患处。

七叶莲叶外敷跌打损伤、走腕脱臼、疔疮等；茎可治肺炎，有解毒、消肿、利尿、解热等功效；根治跌打、腰痛、神经痛、风湿痛、风火牙痛、皮肤炎、肿毒、痈疮。

治跌打损伤：以驳骨消叶、艾草、山泽兰、白花益母草、接骨筒、文殊兰、山葡萄、一条根等四五样药草，捣烂后加酒推拿并外敷患处，每日2次，可消炎消肿止痛。

治淋病：用七叶莲叶、仙草、苦菜、球茎甘蓝、鱼腥草、黄瓜、丝茅瓜，加西瓜、菠萝、杨桃、柳丁等水果作汤服用。

治肺痈、肺脓疡：用驳骨消根、山葡萄、络石、仙丹、老公根、牛筋草、金钱薄荷、鱼腥草等数样，以半酒水煎服。

目前临床上应用的制剂有七叶莲注射液，适用于治疗跌打损伤、风湿关节痛、胃及十二指肠溃疡疼痛、三叉神经痛、手术后疼痛等；七叶莲酊，用于治疗胃痛、跌打骨折、外伤疼痛。

六四、断血流——民间止血的立效药

断血流，顾名思义就是说是一味止血药。《中国药典》记载：微苦、涩，凉。归肝经。临床多用于崩漏、尿血、鼻衄、牙龈出血、创伤出血、子宫肌瘤出血等。然而对此一般中医用的很少，原因是不熟悉，不了解，其止血功效到底如何？实际上，仅从药名上就可以看出一二来，止血是其强项，断血流嘛。

我在临床上用了多年，其效果超过一般止血药，名不虚传断血流。我曾治过一例崩漏的病人，32岁，月经10天不绝，而且还有越来越多的趋势，医院用了黄体酮也止不住，病人已有头昏、乏力、心慌之贫血症状。无奈寻求中医治疗，开始我用了专方崩漏灵，加大黄芪、人参、仙鹤草等药，一二天后仅减少，但仍然止不住。又加了中成药宫血宁也不行，后突然想起断血流这味药，急忙加大量用上，第二天就止住了，真乃神奇，断血流，伟哉！通过这个病例，引起了我对断血流这味药的注意。由于这个病例我用的是断血流胶囊，不知用原生中药如何？实践是检验疗效的标准。文献记载，断血流清热解毒，凉血止血。性偏凉，于是我又在鼻衄的病人身上验证，结果仍然是效如桴鼓，药到血止。

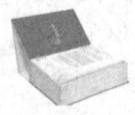 李某，男，10岁，陕南人，随父母打工来西安。一日该母亲将其领来，说孩子最近老流鼻血，有时多得吓人，请给予治疗一下。我看小孩发育基本正常，饮食二便无恙，据中医理论阳常有余，阴常不足，肺胃火盛，处方：黄芩10g，枇杷叶15g，元参30g，藕节15g，断血流30g，生甘草10g。七剂。水煎服，每日3次。之后无音讯。3个月后其母来诊其他病时，告知我，上回给孩子开的止鼻血的药真灵，七副药吃完后再未出现流鼻血的现象。我听后，安然一笑。我认为是必然的，因为断血流是民间止血的立效药，我已经屡用屡验了。

六五、九死还魂草——凉血止血笑堪夸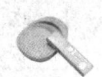

九死还魂草，又名卷柏、回阳草、不死草、长生不老草、还魂草、见水还阳草等。九死还魂草，系卷柏科植物，为多年生草本，春秋两季均可采取。而以仲春绿色质嫩者为佳。全国多数省份均产。其性平、味辛，或曰味淡微涩、性，微寒，炙用则温。入足厥阴、足少阴经。功能：凉血止血。笔者经验生用止血效果更好。

《现代实用中药》记载：治尿血。

《南宁市药物志》：治热性肠出血及子宫出血，外用接骨。

《江西草药》：治吐血、便血、尿血。卷柏（炒焦）一两，瘦猪肉二两。水炖，服汤食肉。

《本草汇言》治肠毒下血：卷柏、嫩黄芪各等份。为末，米饮调。每服三钱。

《湖南药物志》治血崩、白带：卷柏五钱。水煎服。

从以上文献记载所得，我在临床上频繁的使用卷柏一药治各种热性出血效果相当好。可以说是一味物美价廉的不可多得的中草药。主要用于痔疮出血，小便潜血，子宫出血等。

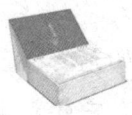验案 李某，男，72岁。平时有高血压病，经常在我处中医调理。一日告吾曰，这两天痔疮犯了，又疼又出血。叫在方子中兼治一下。该患者平时脉象玄滑有力，舌质偏红苔黄腻，大便偏干，性属热。我就在原方中加入生卷柏30g，一剂血少，三剂血止。灵验得很。此经验我在治疗痔疮出血症中屡用屡验，已成为我的专药。此经验湖南中医学院李彪老中医也有介绍。他在《长江医话》中写到：

卷柏30g，瘦猪肉50g，同煎。服汤食肉。治内痔出血。

治验例：谢某，女，60岁，农民。患内痔，出血颇多，因家贫，屡用单方10余首，皆无效。就治于余，即介绍上方，连服2剂，其血即止。李老云以此方治内痔出血 100 余例，皆验，无论寒热之证，虚实之体，皆可服用。但又云气虚者与黄芪配伍，便结者与草决明同煎，脾虚者与大枣相配，肾虚者与枸杞煎服，出血太多者，伍入当归补血汤，血脱者与独参汤相配，大便不爽者与地榆、银花同煎。

中医治病十分重视辨证施治，内痔出血治疗当然也不例外。如无全身症状或症状不明异者，可以单用卷柏与瘦猪肉煎服。但血止后应戒饮酒、忌食辛辣。注意大便通调，经常适当运动，方可杜其复发。

我除了在治疗痔疮出血外，还大量的用于泌尿系感染出血，主方以导赤散加大量卷柏，常收到一剂知、二剂已的效果。在治疗肾病尿潜血中，加卷柏也是常常药到病除。

【验案】 张某，女，10岁。长年尿潜血，++～+++号。医院诊断为隐匿性肾炎，屡治不效，尿潜血就是除不了，家长十分焦急，寻求中医治疗，我用补中益气汤，加减。其中人参用仙鹤草代替，重用卷柏和生地榆，一个月就治愈。

实践证明，九死还魂草确实是一味止血凉血的妙药，值得广泛使用。

中医要练童子功		
书　名	作　者	定　价
汤头不忘歌	徐慧艳，周羚	29.80
四诊不忘歌	徐慧艳，周羚	29.80
本草不忘歌	徐慧艳，孙志文	29.80
针灸不忘歌	徐慧艳，周羚	29.80
运气推算歌	王文静，徐慧艳，孙志文	29.80
仲景方使用手册	周羚，王冠一，孙志文	29.80
古中医传承丛书		
书　名	作　者	定　价
四圣心源	黄元御	19.80
圆运动的古中医学	彭子益 著，陈余粮 校	38.00
系统的古中医学	彭子益 著，陈余粮 校	33.00
古中医脉法精要	陈余粮	58.00
经方系列		
书　名	作　者	定　价
经方讲习录	张庆军	48.00
打开经方这扇门	张庆军	45.00

出版社京东自营
官方旗舰店

幸福中医文库系列		
书　名	作　者	定　价
用药秘传	王幸福	58.00
医方悬解	王幸福	58.00
医境探秘	张　博	49.00
医案春秋	张　博	58.00
医海一舟	巩和平	45.00
临证实录：侍诊三年，胜读万卷书	张　光	49.00

书　名	作　者	定　价
医灯续传	王幸福	45.00
杏林薪传	王幸福	35.00
杏林求真	王幸福	35.00
用药传奇	王幸福	35.00
临证传奇1——中医消化病实战巡讲录	王幸福	35.00
临证传奇2——留香阁医案集	王幸福	35.00
临证传奇3——留香阁医话集	王幸福	35.00

出版社官方微店